mrace

D1637350

Libera tu cerebro

Libera tu cerebro

Las cuatro reglas de oro para
romper tu adicción a la comida,
alcanzar tu peso ideal ¡y ser feliz!

Dra. Susan Peirce Thompson

Prólogo por John Robbins

Traducción:
Natalia Herrero Martínez

Grijalbo *vital*

El material presente en este libro tiene fines meramente informativos y de ningún modo sustituye las recomendaciones y cuidados de su médico. Al igual que con otros regímenes de pérdida o control de peso, el programa nutricional descrito en este libro debe seguirse después de consultar a un médico para asegurarse de que sea apropiado para sus circunstancias individuales. Tenga en mente que las necesidades nutricionales varían de persona a persona, dependiendo de la edad, el sexo, el estado de salud y la dieta total. El autor y la editorial no se hacen responsables de cualquier efecto adverso que ocurra como consecuencia del uso o la aplicación de la información contenida en este libro.

Libera tu cerebro
Las cuatro reglas de oro para romper tu adicción a la comida, alcanzar tu peso ideal ¡y ser feliz!

Título original: *Bright Line Eating*

Primera edición en español: marzo, 2018

D. R. © 2017, Susan Peirce Thompson
Originally published in 2017 by Hay House Inc. USA

D. R. © 2018, derechos de edición mundiales en lengua castellana:
Penguin Random House Grupo Editorial, S. A. de C. V.
Blvd. Miguel de Cervantes Saavedra núm. 301, 1er piso,
colonia Granada, delegación Miguel Hidalgo, C. P. 11520,
Ciudad de México

www.megustaleer.com.mx

D. R. © 2018, Natalia Herrero Martínez, por la traducción

Penguin Random House Grupo Editorial apoya la protección del *copyright*.
El *copyright* estimula la creatividad, defiende la diversidad en el ámbito de las ideas y el conocimiento,
promueve la libre expresión y favorece una cultura viva. Gracias por comprar una edición autorizada
de este libro y por respetar las leyes del Derecho de Autor y *copyright*. Al hacerlo está respaldando a los autores
y permitiendo que PRHGE continúe publicando libros para todos los lectores.

Queda prohibido bajo las sanciones establecidas por las leyes escanear, reproducir total o parcialmente esta
obra por cualquier medio o procedimiento así como la distribución de ejemplares
mediante alquiler o préstamo público sin previa autorización.
Si necesita fotocopiar o escanear algún fragmento de esta obra diríjase a CemPro
(Centro Mexicano de Protección y Fomento de los Derechos de Autor, http://www.cempro.com.mx).

ISBN: 978-607-316-291-3

Impreso en México – *Printed in Mexico*

El papel utilizado para la impresión de este libro ha sido fabricado a partir de madera procedente
de bosques y plantaciones gestionadas con los más altos estándares ambientales, garantizando
una explotación de los recursos sostenible con el medio ambiente y beneficiosa para las personas.

Penguin
Random House
Grupo Editorial

Para David

Y para ti

Índice

Prólogo por John Robbins 11

Prefacio: La epidemia de obesidad: más que un problema,
un misterio a plena vista 15

Introducción: Mi historia 19

PARTE I

¿Cómo bloquea el cerebro la pérdida de peso?

1. La brecha de la fuerza de voluntad 35
2. Hambre insaciable 44
3. Antojos irresistibles 57
4. La escala de susceptibilidad 69
5. El saboteador 86

PARTE II

La solución de *Libera tu cerebro* o cómo acortar
la brecha de la fuerza de voluntad

6. Las cuatro reglas de oro de *Libera tu cerebro* 101
7. Automaticidad: tu nueva mejor amiga 119

PARTE III

El mapa de ruta: cómo empezar

8. El plan alimenticio para bajar de peso 133
9. Tu día 1: entrar en acción 154
10. Las herramientas de *Libera tu cerebro* que lo hacen
    funcionar 168

PARTE IV

El mapa de ruta: cómo mantenerse en el camino

11. Vivir según las reglas de *Libera tu cerebro* 189
12. Restaurantes, viajes y ocasiones especiales 207
13. ¿Qué pasa si rompo mis reglas? 222

PARTE V

Peso objetivo, mantenimiento y más allá

14. Llegar al peso objetivo 239
15. Conclusión: vivir feliz, delgado y libre 252

Recursos 261
Notas 265
Agradecimientos 285

Prólogo

Durante más de tres décadas he abogado por la elección de alimentos saludables. Como autor *bestseller* y presidente de la Red de la Revolución Alimentaria (Food Revolution Network), he tenido el gran privilegio de ayudar a millones de personas a mejorar su dieta y, en muchos casos, a transformar su salud y su vida.

A lo largo de estos años he visto a muchas personas sentirse inspiradas para comer de una manera nueva. Algunas de ellas tuvieron éxito y experimentaron resultados en su salud que ni en sueños imaginaron. Pero muchas otras lucharon por mantenerse firmes en sus elecciones de comida saludable, incluso a sabiendas de que eran en su beneficio. A pesar de contar con suficientes conocimientos y fuerza de voluntad, sucumbieron ante sus impulsos adictivos. Sin importar sus buenas intenciones, vieron deteriorarse su salud y su autoestima en el proceso.

Una pregunta comenzó a arder dentro de mí. ¿Por qué cuando se trata de comida hay tanta gente que es incapaz de actuar de manera consistente en su propio beneficio? ¿Por qué tantas personas exitosas, bondadosas e inteligentes comen hasta la miseria y la muerte prematura?

Como neurocientífica, Susan Peirce Thompson ha estudiado este problema por décadas. Asombrosa e increíblemente, creo que ha encontrado la solución.

Susan también predica con el ejemplo: está dentro del pequeñísimo porcentaje de la población que ha pasado de ser obesa a delgada y que se ha mantenido así por más de diez años.

Susan es profesora asociada y adjunta de Ciencias Cognitivas y del Cerebro en la Universidad de Rochester, presidenta del Instituto para la Pérdida de Peso Sostenible y fundadora y directora general de Bright

Line Eating Solutions. Ha dedicado su vida a ayudar a la gente a mejorar su salud y a transmitirle el entusiasmo por la vida que acompaña a la pérdida de peso permanente. Aquí la palabra clave es permanente. Porque, por sorprendente que parezca, no existe un solo artículo reseñado por pares en alguna revista especializada que muestre cómo un programa de pérdida de peso reúne a un grupo de personas con sobrepeso, les ayuda a conseguir un peso saludable y les enseña a mantenerse ahí.

Pero si observamos los datos de *Libera tu cerebro*, veremos que el nivel de éxito obtenido por Susan es espectacular.

En 2015 y 2016 mi red de 350 000 miembros colaboró con Susan para organizar y realizar un par de cursos de ocho semanas. Entre ambos cursos tuvimos 5 600 participantes, cuya gran mayoría se unió al programa con la esperanza de perder peso. En ocho semanas, juntos lograron bajar más de 40 823 kilogramos.

Cuando veo este tipo de resultados —40 823 kilos perdidos en ocho semanas— me siento anonadado. Y aún más porque sé que esos números, por impresionantes que parezcan, no incluyen una buena parte del peso adicional que los participantes perdieron después de que los programas de ocho semanas habían terminado.

Y éstos no son sólo números para mí. Pienso, con gratitud, en todos los casos de diabetes que se han evitado. Pienso, con inmenso agradecimiento, en los muchos ataques al corazón y casos de cáncer que se han prevenido. Pienso, con alegría, en toda la gente que ahora está más presente en su propia vida porque se siente más cómoda y segura en su propio cuerpo y que, por ende, puede estar más presente para sus seres queridos.

Por supuesto que casi todos los programas de pérdida de peso prometen lo imposible. Pero el único que conozco que siquiera se acerca a este nivel de éxito es el de Susan. De hecho, el contraste con otros programas de pérdida de peso no sólo es notable, sino sorprendente.

Esto es lo que muestran los datos preliminares: al parecer la gente que utiliza el programa de Susan pierde dos y media veces más peso y lo hace siete veces más rápido que la gente que utiliza el programa de pérdida de peso más popular en Estados Unidos.

Y a diferencia de ese programa, el modelo de negocio de *Libera tu cerebro* no se basa en la reincidencia. Se basa en que la gente alcance su peso objetivo y lo mantenga, y viva "feliz, delgada y libre".

Recientemente organicé un retiro en un centro turístico de aguas termales curativas en Oregón. Entre los participantes se encontraban ocho personas que habían tomado el curso de Susan. Les pedí que compartieran con el grupo cuánto peso habían perdido, de haberlo hecho, tras seguir su programa. No sabía si responderían. Y de hacerlo, no sabía qué contestarían.

Finalmente, todos decidieron participar. Y esto es exactamente lo que dijeron:

"Veinte kilos."
"Veintiocho kilos."
"Treinta kilos."
"Dieciséis kilos."
"Veintitrés kilos."
"Treinta y seis kilos."
"Treinta kilos."
"Dieciocho kilos."

Mientras hablaban, todos sonreían de oreja a oreja. Cada uno se veía radiante, vibrante y feliz.

En los últimos años he tenido el gran placer de tratar a Susan Peirce Thompson como colega y como amiga. Ahora, mediante este libro, tú tendrás la gran fortuna de conocerla, así como de familiarizarte con su increíble trabajo.

Felicidades. Estás a punto de entrar en contacto con una de las personas más brillantes y extraordinarias del planeta. Y si eres alguien que ha batallado contra los problemas del peso, podrías estar a punto de encontrar la respuesta a tus plegarias.

Prefacio

La epidemia de obesidad: más que un problema, un misterio a plena vista

Algo anda mal.

Más o menos durante el último medio siglo ha habido un cambio en la manera en que nuestro cuerpo y cerebro reaccionan ante la comida. En consecuencia, como especie, engordamos cada vez más y no hay educación o esfuerzo que parezca ayudar a resolver este problema.

Las estadísticas son tan malas como piensas. Hoy aproximadamente 2 mil millones de personas a nivel mundial tienen sobrepeso y 600 millones de ellas son obesas.[1] Tan sólo en Estados Unidos, 108 millones de personas están a dieta. Esta cifra proviene del reporte titulado *El mercado de control de pérdida de peso y dieta de EE.UU. (U.S. Weight Loss and Diet Control Market)*,[2] que simplemente mide el número de personas que gastan dinero activamente en productos y servicios dietéticos. No considera a todas las personas que intentan comer menos o ser más saludables por su cuenta.

Y esto no es sólo un asunto estadounidense. Ahora la obesidad es un problema más grave que la desnutrición en las naciones en desarrollo.[3] El Medio Oriente tiene una de las tasas per cápita de diabetes tipo dos más altas en el mundo: 20% de la población adulta.[4] La combinación de un clima caluroso, la prohibición del consumo de alcohol y los altos ingresos disponibles resultan en un aumento en el consumo de bebidas embotelladas sin alcohol, en ocasiones cuatro o cinco refrescos al día. *Pum*, diabetes tipo dos.[5]

Las consecuencias de este problema no podrían ser más terribles: 63% de la gente muere prematuramente por enfermedades relacionadas con la dieta, que incluyen enfermedad cardiaca, cáncer, diabetes y derrame cerebral.[6] Durante los próximos 20 años el Foro Económico

Mundial (World Economic Forum o WEF) estima que las naciones desarrolladas gastarán 47 billones de dólares en enfermedades ocasionadas por la dieta industrial global.[7] Comemos hasta enfermarnos, y perdemos nuestro dinero en el proceso.

Pero ésta es la estadística en la que me quiero concentrar: entre la gente obesa que intenta perder peso, la tasa de fracaso es de 99%. Literalmente. El 99% no tiene éxito y no logra adelgazar.[8] Y para ese preciado y exitoso 1%, el triunfo es sólo temporal. La gran mayoría recupera el peso a los pocos años. La persona promedio a dieta gasta muchísimo dinero y realiza entre cuatro y cinco nuevos intentos cada año,[9] con casi nada de esperanza de conseguir el éxito.

Esto es verdaderamente extraño. Tal vez no lo veamos porque nos hemos acostumbrado a la futilidad de la lucha. Pero consideremos qué pasaría si esto sucediera en otro terreno: si los colegios y las universidades sólo graduaran al 1% de sus alumnos, y los investigadores encontraran que el 99% restante abandona sus estudios y se reinscribe entre cuatro y cinco veces al año mientras gasta millones de dólares al hacerlo, eso sería noticia de primera plana. Estaríamos indignados. Diríamos que algo anda mal y exigiríamos que se arreglara. Ciertamente no pensaríamos que 99% de estos estudiantes son flojos o que carecen de fuerza de voluntad.

No, algo raro sucede aquí, y claramente nos hacen falta algunas piezas importantes del rompecabezas. Creo que todos podemos coincidir —y las investigaciones son muy claras— en que la gente está genuinamente motivada para perder peso.[10] E incluso gasta grandes cantidades de dinero para hacerlo. Pocas cosas son tan codiciadas en nuestra cultura occidental como ser delgado. Entonces ¿por qué la gente no tiene éxito?

Cuando tenía sobrepeso, quería adelgazar con cada fibra de mi ser. Me sentía desesperada por perder ese peso. Recuerdo la dedicación e intención que ponía en cada nuevo intento —siempre tenía la seguridad de que finalmente lo lograría—. Me pesaba, me medía, escribía mis metas, me desvelaba al leer sobre el plan alimenticio que iba a empezar, y comenzaba con bombo y platillo, y toneladas de entusiasmo. ¡Y funcionaba! ¡Comenzaba a perder peso! Luego… experimentaba una especie de salto en el tiempo, como de *La dimensión desconocida*, y, unos meses después, estaba más gorda que antes y me preparaba para intentarlo una vez más.

¿Qué pasaba entre el punto A y el punto B? ¿Y por qué no estaba consciente del desenlace de ese intento?

Retomemos el dato del 99% de la gente que no consigue perder su exceso de peso. Primero, es extraño que la gente fracase tanto. Segundo, es extraño que no nos demos cuenta de lo raro que es esto. Es insólito que este fenómeno suceda justo frente a nosotros y pase desapercibido. ¿Por qué nadie se pregunta la razón por la cual personas inteligentes, capaces, educadas, exitosas y motivadas, que realmente quieren adelgazar, simplemente no pueden hacerlo?

Realmente quiero que, como sociedad, entendamos que no tenemos un problema de obesidad. Lidiamos con un misterio de obesidad. El problema en sí mismo no tiene ningún sentido. No conozco otro campo de trabajo en el que la inteligencia, la determinación, el talento y la capacidad tengan tan poca influencia en el resultado.

Cuando trataba de bajar de peso me sorprendía que no podía hacerlo, a pesar de ser capaz de muchas otras cosas. Había obtenido un doctorado en Ciencias Cognitivas y del Cerebro. Tenía buenos amigos y estaba felizmente casada. Corrí un maratón. Cuando corrí ese maratón estaba gorda, pero de todos modos lo corrí. Ni siquiera podía trotar hacia mi buzón cuando recién empecé, pero me dediqué a ello y, con algunos amigos del posgrado, entrenamos duro y lo hicimos. Corrimos un maratón de 46.2 kilómetros sin caminar un solo paso. Y perdí 4.5 kilos. Tenía que bajar 27 kilos pero sólo bajé 4.5. El ejercicio no es la respuesta.

Entonces ¿cuál es?

Eso es lo que voy a explicar en este libro. Te voy a presentar información sobre cómo el cerebro bloquea la pérdida de peso y qué puedes hacer al respecto.

Sí existe una solución. Cientos de personas en mis campamentos de *Libera tu cerebro* han utilizado este método para bajar de peso —más de 136 mil kilos entre todos ellos—, y el número de participantes que ha perdido todo su sobrepeso y que se ha mantenido sin subirlo continúa en aumento. Hablo de personas que han vivido toda su vida adulta con sobrepeso y que ahora son delgadas, algo que nunca creyeron posible.

Libera tu cerebro les devolvió la esperanza. Cumplió su promesa.

Resolvió el misterio.

Escribí este libro porque quiero que todos tengan esta solución. La información contenida en estas páginas es vital para cambiar nuestra forma de entender, culturalmente hablando, lo que significa tener sobrepeso: no una falta de fuerza de voluntad ni un defecto moral, más bien la consecuencia de un cerebro que ha sido tomado como rehén por la comida moderna. Y de forma más crucial, quiero enseñarte cómo se ve realmente una solución que sí funciona. No se trata de seis comidas pequeñas al día, días libres o incluso mucho ejercicio. Te hablaré sobre las reglas de oro, la automaticidad y el apoyo. Estas reglas son límites precisos y sin ambigüedad que simplemente no cruzas, de la misma forma en que un no fumador simplemente no fuma. Funcionan porque se alinean con la manera en que funciona el cerebro.

Nadie debería sufrir en un cuerpo que no le trae alegría. Nadie debería sentirse como un fracaso porque las dietas convencionales, que no funcionan con nuestra química cerebral, le fallan.

Si has estado a punto de darte por vencido en tus intentos por bajar de peso porque te sientes cansado de esforzarte tanto y no tener éxito, si tu salud se ha convertido en un problema y necesitas un cambio, o si sólo tienes que perder unos cuantos kilos y realmente te gustaría hacerlo y mantenerte en ese peso sin subirlo, entonces tengo buenas noticias. Puedes aprender por qué tu cerebro te ha impedido bajar de peso y adoptar un sistema sencillo que cambiará esta situación de manera permanente.

Ya no tienes que sentirte perdido en un mar de información confusa y contradictoria sobre cómo comer. O quedarte postrado en el sillón, y comer de más hasta altas horas de la noche, consciente de que eliges un suicidio a plazos. Tampoco es necesario sentir que tu peso te impide vivir tus sueños y ser la persona que estás destinada a ser.

Prepárate para recuperar el control de tu cerebro y vivir tu vida como nunca antes lo habías hecho: feliz, delgado y libre.

Introducción

Mi historia

Déjame contarte una historia. Aunque pueda parecer colorida a ratos, pienso que, en el fondo, representa el sufrimiento común de millones de personas con sobrepeso, adictas a la comida y desesperadas por una solución.

Después de todo lo que he vivido, puedo decir esto: tengo un cerebro altamente adictivo. En un momento o en otro me he subido al tren de una buena parte de las sustancias adictivas del planeta y nada, en verdad nada es más difícil de dejar que la comida.

El comienzo

Uno de mis primeros recuerdos de la infancia es haber recibido dos malvaviscos. Creo que tendría como unos cuatro años. Mis padres, dos *hippies* de hueso colorado, se acababan de divorciar e intentaban ganarse la vida en San Francisco, él como taxista y ella como empleada en una pequeña tienda del barrio Fisherman's Wharf, que vendía suéteres y tapetes de alpaca que habían descubierto durante sus viajes en motocicleta por América del Sur. Ambos trabajaban largas horas para mantenerme, y esto era aún más evidente durante el verano, cuando la tienda permanecía abierta hasta las nueve de la noche. Durante esos largos y calurosos meses solían enviarme por avión con amigos de la familia a Sunshine Mesa en Colorado. Me encantaban los caballos, los estanques, y el fuerte a un costado de la colina; amaba la atención que recibía de los amigos de mis padres, quienes aún no habían podido tener hijos propios. Pero más que nada, amaba esos malvaviscos. Aún recuerdo la sensación de tenerlos entre mis manos, su olor polvoso y la luz que los iluminaba sobre mis palmas extendidas en anticipación.

Pronto me di cuenta de que vivían en la alacena. Que cuando los adultos salían a alimentar a los animales, yo podía jalar una silla y ponerla encima del mostrador, treparme, y tomar lo que quisiera sigilosamente. Éste es mi primer recuerdo sobre el sentimiento de necesidad de comer más de lo que sabía sería permitido por los adultos a mi alrededor, y el comienzo de un largo viaje de esconder y robar comida. También aceptaba lo que ofrecían abiertamente: cuando era el día de los encargos, rápidamente me apuntaba para ayudar; trabajaba duro todo el día, parada al rayo del sol, y compraba alimento para los animales, porque sabía que en algún punto visitaríamos una tienda que vendería dulces. Un día en el pueblo, un adulto me regañó enérgicamente con el dedo y me dijo: "Ten cuidado, pequeña. Eres una adicta al azúcar". En realidad no sabía exactamente qué era eso, pero de cierta manera sabía que era cierto.

Cuando crecí un poco más no sólo pasaba mucho tiempo sola en casa, sino que, además, sabía cocinar. A los ocho años podría haber preparado la cena de Acción de Gracias completamente sola y lograr que todos los platillos se sirvieran en tiempo y forma. En la familia de mi madre había verdaderos gourmets: mi abuela Polly era amiga de Julia Child y ella y mi tío Hafe hablaban sobre el *Larousse gastronómico* mientras bebían vino durante la cena y debatían si era aceptable utilizar una cebolla blanca en vez de chalotes en una emergencia. Me sentía orgullosa de cocinar para mí misma desde cero, de que lo que comía no venía en bolsas o en cajas de comida para llevar. Pero lo que comenzó como un amor por la cocina y de pasar tiempo con mi madre, a los nueve años se convirtió en una obsesión por la masa cruda de las galletas. Llegaba a casa de la escuela y preparaba una porción completa sin ninguna intención de hornearla. Sólo me sentaba en el piso frente a la televisión con el plato en mi regazo, comía hasta sentirme mal, y luego me apuraba para limpiar todo antes de que mi madre llegara.

A mi madre no le gustaba tanto la comida elegante como la saludable. Amaba la astrología, el yoga y consultar el I Ching, y por su influencia crecí con las filosofías nutricionales de Adelle Davis y Nathan Pritikin. La primera vez que decidimos realmente hacer juntas una dieta Pritikin yo tendría como unos 10 años. Ninguna de las dos tenía que bajar de peso en ese entonces, era más bien una forma de estar totalmente sanas. Recuerdo que me sentía empoderada y emocionada, pero no recuerdo que ese sentimiento haya durado mucho.

Fue más o menos durante esa época que experimenté mi primer episodio de depresión. Estaba de vuelta en Sunshine Mesa, pero, a diferencia de otros veranos, no me divertía. No quería ir a recoger cerezas, atrapar grillos en un frasco, o hacer cualquiera de las cosas que usualmente me gustaban. Sólo quería dormir. Los amigos de mis padres, con quienes me hospedaba, creían que extrañaba mi casa y que tal vez hablar con mi madre mejoraría la situación. Pero no fue así. Al finalizar el verano todos nos sentimos aliviados, pues por fin volaría de regreso a San Francisco.

Cuando tenía 12 años, decidí dejar el azúcar. Recuerdo que me sentía emocionada por ello y que pensé cuidadosamente en todo lo que contaría como "azúcar". ¿Comería miel de abeja? ¿Miel de maple? ¿Yogurt con fruta? Tracé una línea estricta y declaré que si algo sabía un poco dulce, simplemente no lo comería. Al mirar hacia atrás, ahora veo que ésta fue mi primera regla. Se mantuvo bien definida por más de dos meses y lo que más recuerdo de esa época es que me sentía muy bien. Completamente empoderada. Y luego un día fui seducida por una deslumbrante delicia azucarada... Por un lado me debatía, mientras que por el otro me convencía de haber sido virtuosa por un buen rato. Finalmente me la comí. Y aquí terminó el experimento de dejar el azúcar.

Un año después un nuevo factor apareció en el panorama: la pubertad. Y con ella surgió la insatisfacción corporal. De alguna forma había llegado a los 13 años sin realmente preocuparme por mi peso o mi silueta, pero después de la pubertad todo cambió. Sólo tenía 6.8 kilos de más, pero todos se concentraban en el centro de mi cuerpo y, comparada con mi pequeña y delgada madre, me sentía enorme. Pero de ahí en adelante cualquier intento por hacer dieta fue coartado por mi depresión y aislamiento. En la escuela me sentía fuera de sintonía con mis pares porque mi IQ había resultado alto incluso para alguien que doblaba mi edad, pero mis habilidades sociales se quedaban muy atrás. Me sentía diferente y rechazada. La comida era mi compañía, mi diversión y, muchas veces, mi única amiga. Pero creo que, aunque ninguna de esas cosas hubiera sido así, mi cerebro aún habría estado programado para la adicción. Ahora. Más. Otra vez.

Cayendo en espiral

Mis receptores de dopamina estaban programados para necesitar más de lo que podía obtener con la comida. En medio de mis exploraciones adolescentes encontré la única dieta que siempre parecía funcionar: las drogas. Cuando tenía 14 años una amiga del campamento de verano me ofreció hongos alucinógenos en un concierto de UB40. En contra de mi mejor juicio, los probé. Exploramos el parque Tilden y luego manejamos en el auto hasta el amanecer. Nunca antes me había sentido tan libre, tan conectada con el universo, tan cercana a otras personas sin esfuerzo. Colapsé en mi cama y cuando desperté, 20 horas después, recorrí el pasillo hasta el baño y me subí a la báscula: había bajado tres kilos. Mi mundo se tambaleó.

Me había vuelto adicta.

A lo largo de los siguientes seis años mi vida comenzó a salirse de control lentamente. Mi extraordinaria educación primaria me sirvió de mucho: logré mantener un promedio de 10 con el mínimo esfuerzo y poca asistencia. Cuando mis padres me confrontaban con respecto a mis salidas nocturnas o sobre el hecho de que faltaba dinero en la bolsa de mi abuela, les respondía que mis calificaciones eran perfectas, que mi vida estaba en buen camino, que yo estaba bien.

Pero no estaba nada bien.

De cada cosa nueva que se me presentaba, quería más: ácido, éxtasis, cigarros, alcohol, sexo. No existía la palabra "suficiente". Y cuando el vendedor de droga no contestaba su bíper, cuando no había dinero para comprar nicotina, ni identificación falsa para comprar alcohol, siempre había un gran plato de pasta o masa de galletas para sentirme mejor. Mi peso seguía atormentándome.

Luego, en el otoño de mi último año de preparatoria, cuando debía estar en clase de Química Avanzada, conocí a un chico mientras jugaba billar a mediodía. Nos hicimos inseparables y en el curso de esa semana me ofreció mi primera probada de metanfetamina de cristal.

Eso fue todo. Había encontrado mi solución.

De pronto podía pasar días sin sentir hambre. Más allá de no tener hambre, no tenía ningún interés por la comida. Y por fin adelgacé.

Era mágico.

Estaba delgada, claro, pero definitivamente no estaba bien. Mi consejero estudiantil vio cómo me alejaba cada vez más de mi futuro, de la esperanza, así que me sacó de clase un día e insistió en que llenara unos papeles para un programa en UC Berkeley, una prestigiosa universidad, pero también para mi universidad local. Gracias a los buenos resultados de mis pruebas podría ser admitida automáticamente como una estudiante de primer año en el otoño con tan sólo graduarme de la preparatoria y pasar una clase en el campus de Berkeley durante mi último año. En ese momento, cuando puso los papeles frente a mí, me burlé al pensar en qué tan poco los necesitaría —aún asumía que Harvard estaba en mi futuro y no tenía idea de qué tanto me alejarían las drogas de mi camino—. Ahora, mientras rememoro, lo único que puedo decir es: "Gracias a Dios". Las cosas rápidamente caían a pedazos. Ya no podía levantarme de la cama para ir a la escuela. Pero dejarla significaría dañar mis oportunidades de entrar a Berkeley. Así que encontré un camino alterno: podía tomar un examen de equivalencia. Y eso fue lo que hice —drogada con ácido— y pasé. Y de alguna manera también había logrado asistir a la clase de Berkeley, Introducción a la Sociología, y aprobarla. Así que dejé una pequeña ranura en la puerta de mi futuro y corrí en la dirección opuesta.

Decidí que todos mis problemas eran culpa de Estados Unidos y me mudé a Canadá. Lo único que puedo decirle a mi yo de 18 años es: *o-key*. Algo positivo resultó de todo esto: al estar desconectada de la "comunidad" que tenía en casa, logré superar mi adicción al cristal. Pero aún no es momento de aplaudir. Todavía no estaba completamente sobria y durante los largos y fríos meses del invierno me quedé en casa y subí 18 kilos. Fumaba cigarros y comía nada más y nada menos que… granola. Me fumé paquetes y paquetes de cigarros y me comí cajas y cajas de granola. Finalmente, me percaté de mi error y regresé a California. En ese punto, mi madre había vendido la tienda por la que tanto había luchado y se había mudado a San José. Me mudé con ella e intenté rearmar los fragmentos de mi vida para convertirla en algo que tuviera algún propósito, alguna dirección.

Así que me inscribí en la Universidad de la Ciudad de San José y conseguí un trabajo en un cine, donde vendía palomitas. El gerente del cine consumía crack después del trabajo y yo quería probarlo. Sabía que era peligroso, pero pensé que como había podido dejar el cristal, sería capaz de manejarlo. En pocas semanas era una experta fumadora de crack. El sobrepeso se esfumó, me sentí como yo misma de nuevo y dejé a mi madre en San José para irme a pasar lo que creí sería un divertido verano de regreso en San Francisco.

Todo empeoró a partir de ahí. A medida que me hundía cada vez más en el abismo del submundo, mantenía mi vicio tal como imaginas que lo haría una imprudente niña de 19 años. Me las arreglaba para nunca dormir afuera, pero, tras agotar la buena voluntad de todos mis conocidos, acabé en la calle. Todos los que me rodeaban consumían drogas, o se aprovechaban de mí, y había alejado a la gente que más me quería.

Un poco después de mi cumpleaños número 20, un martes por la mañana, en agosto, finalmente toqué fondo. Estaba en un hotel de mala muerte en la avenida South Van Ness. Había fumado crack durante días. En un momento de profunda claridad, tuve una visión de la persona en que me había convertido —contrastaba fuertemente con mis sueños infantiles de tener una educación prestigiada y de contribuir con algo importante al mundo—. De pronto, supe que si no me levantaba y me largaba de ahí en ese *preciso instante* nunca me convertiría en nada más que lo que era en ese momento. Tomé mi abrigo, salí de la habitación y cerré la puerta tras de mí.

Fui al departamento de un amigo; me permitió entrar para dormir un rato y bañarme. Una vez descansada, guardé mi bíper y me preparé para regresar al trabajo. Pero el destino se interpuso y me recordó que había hecho una cita para esa noche con un lindo chico con el que había estado ligando en una gasolinera a las tres de la mañana, unos cuantos días atrás. Milagrosamente, a pesar del caos de mi vida, acudí a la cita. Milagrosamente, en vez de ir a cenar y al cine, en la "primera cita" decidió llevarme a una reunión de 12 pasos para la adicción al alcohol y a las drogas. Milagrosamente, desde ese bendito día, 9 de agosto de 1994, una fecha que permanecerá por siempre grabada en mi mente, no he consumido drogas ni alcohol.

Me comprometí con mi recuperación tan fervientemente como lo hice con mi adicción. Iba a reuniones todos los días, terminé el año en la Universidad de la Ciudad de San José, finalmente me reinscribí en UC Berkeley, y me gradué con honores dos años después con 10 de promedio y una especialidad en Ciencias Cognitivas. Tras mis años de adicción, no me podían haber presentado un mejor tema de estudio. Quería saber cómo funcionaba el cerebro y por qué uno como el mío podía salirse tanto de control. Mi profunda investigación sobre las reacciones del cerebro ante la comida vendría más tarde, pero la curiosidad central comenzó ahí.

Académicamente, había recuperado mi vida. Había reconstruido la confianza con mi familia. Pero si crees que estamos cerca de un final feliz, supongo que no tienes ni idea de lo que es vivir bajo la tiranía de la adicción a la comida.

Muy lejos de ser libre

De los cientos de estudiantes en Berkeley, *yo* fui elegida para dar la conferencia magistral en la graduación de mi división. Fue un gran honor, uno que me había ganado con gran esfuerzo tras regresar del borde del abismo. Mis padres no podían estar más orgullosos. Pero en lugar de sentirme emocionada el día de la graduación, me sentía triste.

¿Por qué?

Porque estaba gorda.

Cuando dejé las drogas sabía que subiría bastante de peso, pero había olvidado lo tortuoso que era ir a lugares en un cuerpo que sólo me hacía desear esconderme. Bajar de peso sonaba increíble, en teoría, pero cada vez que me sentaba a escribir un ensayo me reconfortaba con un plato de comida. A veces esa "comida de confort" era simplemente un bote de azúcar morena y una cuchara.

Un día al anochecer, me encontraba parada en una colina admirando el campus y las brillantes luces del Golden Gate a lo lejos, sintiéndome totalmente drenada y exhausta, como si tuviera pesas de 40 kilos atadas a mis tobillos, y pensaba: *así es como se siente estar envenenada.* Y luego busqué en el bolsillo de mi enorme abrigo, saqué un malvavisco y me lo comí. Lo hice una vez más, 30 segundos después, y otra vez, 30 segundos después. No podía parar. Ni siquiera podía ir más lento. Cada vez que trataba de controlar mi forma de comer, terminaba en un atracón. Sí, mi adicción a las drogas me había llevado a lugares más peligrosos, pero mi adicción a la comida parecía ser más dolorosa y mucho más insidiosa. Se escondía a simple vista. No podría haber inhalado líneas de cristal a la mitad del campus, pero nadie llamaba a seguridad cuando me comía esos malvaviscos.

Me gradué y logré mudarme al otro lado del país a la Universidad de Rochester, en Nueva York, institución que lideraba las investigaciones en el campo de las Ciencias Cognitivas y del Cerebro. Tan pronto como llegué ahí, me enamoré del trabajo y de la comunidad de mi departamento, pero lentamente comenzaba a perder el control. Abrumada por los desolados y oscuros inviernos, comencé a dormir hasta el atardecer mientras la ropa y los platos sucios se acumulaban a mi alrededor. Mis atracones escalaron, al igual que mis intentos por bajar de peso. En algún momento u otro probé todos los métodos: En forma para la vida, Cuerpo para la vida, la dieta Pritikin (una y otra vez), Detén la locura de Susan Powter, el Programa de cambio de estilo de vida y nutrición activa (Lifestyle Education Activity Nutrition o LEAN) de USANA, Weight Watchers (múltiples veces), el Programa de belleza total y salud física de Raquel Welch, la dieta Atkins, Dexatrim, Mindful Eating (Comer intuitivamente) y el sistema Comer competentemente de Ellyn Satter. Leí los libros de Geneen Roth e intenté escuchar a mi propio cuerpo. Levanté pesas, corrí un maratón, fui a terapia individual, terapia grupal e hipnosis. Intenté olvidarme de bajar de peso y sólo enfocarme en quererme más. Y asistí a miles y miles de reuniones de 12 pasos para dejar de comer. Con cierta finalidad, a veces me paraba e iba al bote de basura para tirar la comida de mis atracones, e incluso le echaba vinagre encima por si acaso me sintiera tentada a regresar por ella más tarde. Pero esta determinación nunca parecía durar.

Una semana en noviembre, me atraqué de tal manera que un líquido inflamatorio se acumuló en mis rodillas y a la mañana siguiente ni siquiera podía ponerme de pie. Le llamé a mi padre, quien rápidamente me compró un vuelo de regreso a California y me hizo una cita con una respetada especialista en desórdenes alimenticios.

Gentilmente, me explicó que las señales que el cerebro envía para indicarnos cuándo debemos dejar de comer simplemente no funcionaban en mí, que mi cerebro funcionaba de una forma diferente. Me mostró un par de gráficas de un artículo publicado en fechas recientes. Una de las gráficas mostraba una línea recta. Ella dijo: "Cuando una persona que come de manera normal se sienta a comer, comienza por sentirse hambrienta y gradualmente se empieza a llenar". Y luego señaló la otra gráfica, que mostraba una curva en forma de "U". Ella dijo: "Cuando tú te sientas a comer, comienzas por sentirte hambrienta, gradualmente empiezas a llenarte, pero luego, a la mitad de la comida, comienzas a sentir hambre de nuevo, por lo que al final de la comida te sientes tan hambrienta como cuando comenzaste".

¡Eso tenía mucho sentido! Al parecer yo era incapaz de llenarme. Al final de la consulta me envió a casa con una receta por una alta dosis de antidepresivos que, según dijo, ayudarían a disminuir mi compulsión por comer.

No lo hicieron.

Así que me receté mi propio tratamiento, uno que estaba segura que funcionaría: la bulimia.

Un año después conocí a mi esposo, David. Él me aceptaba y apoyaba incondicionalmente, y con frecuencia tenía más fe que yo en que lograría superar esto. Nos casamos, compramos una pequeña casa cerca del campus y juntamos a su perro y a mis tres gatos en una sola y gran familia. Pero pronto nos dimos cuenta de que nuestro hábito de recién casados de comer en restaurantes todo el tiempo había hecho crecer nuestras cinturas —la mía más que la suya—. En ese momento no lo sabía, pero oficialmente había cruzado una línea invisible pero significativa: estaba obesa.

Nos pusimos un reto, obtener un cuerpo de bikini. Nos miramos a los ojos y juramos que nos mantendríamos cien por ciento comprometidos y que completaríamos el reto de 12 semanas juntos. El plan incluía comidas prescritas y ejercicio para seis días de la semana. El domingo era un día "libre", cuando podías comer lo que quisieras. Seguimos el programa al pie de la letra y en el curso de unas semanas David había regresado a ser el tipo delgado y saludable que había sido cuando nos conocimos. Yo, por otra parte, me volvía loca. En el día libre, mientras David se comía su hamburguesa, una orden de papas a la francesa, y un plato pequeño de helado —sólo algo para palomear la casilla de "indulgencia" y retomar la rutina el lunes por la mañana—, yo me comía todo lo que estuviera a mi alcance. Y el resto de la semana la voz de mi obsesión era ensordecedora. *El miércoles vendrán unos amigos a cenar y quiero cocinar algo increíble, así que creo que pasaré la mitad de mi día libre al miércoles. Pero luego el domingo, si no puedo dejar de comer a la mitad del día, habré fracasado. Aunque puedo hacer algo de ejercicio extra y quemar esas calorías y estaré bien —a menos que no me dé tiempo de hacer ejercicio e ir a todos los restaurantes y tiendas que necesito visitar para conseguir toda la comida que me quiero comer antes de que llegue la medianoche y termine mi día libre—. Y si llega el fin de mi día libre y he olvidado comerme algo que realmente quería comer, tendré que esperarme toda una semana, así que mejor... y así hasta el infinito.* Se suponía que debía concentrarme en escribir mi tesis, pero sólo había una estación en mi cabeza, y estaba sintonizada a la señal de "todo lo que puedas comer, todo el día". Algo de alternar entre seis días de control y lo que le hacía a mi cuerpo los domingos tenía un gran impacto en mi estado mental. El plan no funcionaba para mí. Tenía que abandonarlo.

No sólo estaba terriblemente decepcionada conmigo misma, también sentía que había defraudado a David. Había roto mi palabra. Era claro para ambos que no tenía ningún control sobre mi relación con la comida.

Pero también había obtenido mi primera pista. Algo resonó con la investigadora dentro de mí. ¿Por qué el día "libre" funcionaba para David y no para mí? ¿De qué manera —cuantificable— éramos distintos? Aún no tenía la respuesta, pero finalmente me hacía la pregunta correcta.

Reglas claras

Había asistido a reuniones de 12 pasos para comedores compulsivos desde el otoño de 1995, y aunque el apoyo de la comunidad había sido sumamente positivo en términos de sentirme menos sola, no me había ayudado a mejorar —era el año 2003 y me sentía tan miserable como siempre—. Por un lado, mi plan alimenticio corría completamente por mi cuenta, por lo que inevitablemente mantuve mi adicción al azúcar y a la harina. Desesperada por el fracaso —no sólo del reto del cuerpo de bikini, sino de mi matrimonio—, encontré otro programa alimenticio de 12 pasos que sí ofrecía una guía específica sobre qué comer.

Acudí a mi primera reunión un miércoles por la noche a finales de mayo y decidí intentarlo. Y he aquí, funcionó. En unos cuantos meses no sólo había logrado adelgazar, sino que me sentía más ligera e inmensamente feliz. ¡Por fin era libre!

Estaba segura de que había encontrado la solución a la epidemia mundial de obesidad, y trabajé arduamente para correr la voz. Sin embargo, con el tiempo comencé a dudar sobre si ésta sería una solución para las masas. Primero que nada, me habían dicho que debía darle mayor prioridad al programa que a la familia. Segundo, mis reuniones, llamadas y obligaciones de servicio —todas parte del programa— consumían más de 20 horas a la semana. Y por último, había una arbitrariedad exasperante y carente de bases científicas en muchos de los requerimientos y reglas alimenticias. Por ejemplo, en varias ocasiones y con varios padrinos, se me dijo que no podía comer sopa, nueces, semillas, maíz, chícharos, cerezas, mangos, uvas, frijoles, lentejas, hamburguesas vegetarianas o incluso verduras mixtas —no eran lo suficientemente "simples"—. Mi esposo se hartó de todo esto y comenzó a cuestionarse si realmente quería seguir casado conmigo. Literalmente. Encontré un nuevo padrino y eso ayudó un poco, pero aún le preocupaban varias cosas. Mi esposo no era el único que se sentía molesto con el proceso intensivo. Sólo una pequeñísima parte de la gente que yo sabía que necesitaba bajar de peso estuvo dispuesta a darle una oportunidad. En ese momento no lo creía, pero ahora puedo ver que este programa de 12 pasos sólo funcionaba para un pequeñísimo segmento de la población.

Aun así, le estoy eternamente agradecida. Me dio exactamente lo que necesitaba en ese momento: un mandato de no comer azúcar o harina. Nunca más.

Una vez que dejé el azúcar y la harina por completo mi cerebro tardó meses en reponerse y sanar. El daño a mis receptores de dopamina era extremo, por lo que no entraron en acción automáticamente. No fue espontáneo, pero gradualmente el mundo comenzó a recobrar su color. Milagrosamente, la depresión que me había plagado intermitentemente desde mi niñez desapareció por completo y dejé los antidepresivos para siempre. Estaba delgada. Estaba sobria. Podía pensar. Podía funcionar.

Terminé mi tesis. Nos mudamos a Australia, donde había obtenido una beca posdoctoral de dos años para investigar y enseñar Psicología en la Universidad de Nueva Gales del Sur. Cuando terminó, nos mudamos de regreso a Estados Unidos y obtuve un puesto como profesora titular de Psicología. Comencé a dar un curso sobre la psicología de la alimentación. Regresé a la pregunta que me había hecho tras abandonar el reto del cuerpo de bikini: ¿cuál era la diferencia entre la reacción de mi cerebro y el de David ante el acto de comer sin estructura? Me sumergí en la investigación de la neurociencia y la psicología detrás de una pérdida de peso realmente sostenible.

También comencé a trabajar con varias personas de forma individual, para ayudarlas a bajar de peso y a mantenerse así. Personalmente, logré sobrevivir sin el apoyo de la comida durante tratamientos de infertilidad, el nacimiento de gemelas sumamente prematuras, un segundo embarazo sorpresa, y todos los altibajos de la vida.

Trasladémonos varios años más adelante a una fría mañana de enero. Eran las cinco de la mañana y, de acuerdo con mi rutina matinal, era hora de meditar. Sentada en silencio en mi banca de meditación apareció en mi corazón y en mi mente un gran y claro mandato: escribir el libro *Libera tu cerebro*. La información que tenía en mi cabeza podría ayudar a tanta gente; necesitaba ser compartida. Podría ayudar a cambiar nuestra narrativa cultural sobre la pérdida de peso de una de "moderación" y "control" a una de principios claros y libertad. Me las había visto negras; luego de largos años de sufrimiento y más de 20 años de mirar a cientos de personas tener éxito o fracasar en distintos tipos de programas alimenticios sabía qué funcionaba, qué no y por qué, y tenía la fortuna de contar con la experiencia académica que me permitiría unir los puntos. Podría explicar la ciencia detrás de todo esto. Sé que hay millones de personas en el mundo con sobrepeso y con mala salud, que todos los días sufren y rezan por una solución. En la calma de esa mañana, me sintonicé con sus plegarias y sus necesidades. La solución debía salir a la luz.

El problema era que, en ese momento, tenía una vida sumamente ajetreada. Después de mi sesión diaria de meditación a las cinco de la mañana me la pasaba en el teléfono durante 90 minutos, en los que tomaba llamadas continuas de 15 minutos y compromisos alimenticios de toda la gente a la que ayudaba a bajar de peso. Luego David y yo teníamos que arreglar a nuestras tres pequeñas hijas para ir a la guardería y a la escuela. Y luego me iba al trabajo, donde daba clases en la universidad y era tutora de algunos estudiantes.

Pero sentí que este libro tenía que escribirse. Así que a partir de la mañana siguiente comencé a levantarme a las 4:25 de la mañana para escribir mi propuesta editorial —antes de mi meditación matutina—. Fui diligente y avancé, aunque a medida que pasaban las semanas descubrí que para que el libro tuviera el alcance que esperaba primero necesitaba construir una "plataforma". No podía imaginar cómo encontraría el tiempo para hacer un podcast o cómo lograría irme de gira para presentar el libro. La única plataforma que, imaginaba yo, encajaría en mi vida era un boletín electrónico. Me comprometí a escribir un correo electrónico, una o dos veces a la semana, que pudiera ayudar a otros a entender la psicología y neurociencia detrás de la pérdida de peso verdaderamente sostenible. Y eso hice.

El 5 de agosto lancé el boletín. Al final de ese año ya tenía 800 suscriptores. Seis meses después tenía 10 000. Seis meses más adelante, 100 000. Y después de otros seis meses, 200 000. En suma, la lista creció de cero a más de 200 000 suscriptores en menos de dos años, algo sumamente inusual. Y a medida que la comunidad creció, también lo hicieron sus necesidades. Empecé a ofrecer lo que entonces llamé "campamentos". El primer campamento contó con 40 personas. Compartí y enseñé el material en conferencias telefónicas en vivo durante las noches, después de acostar a mis tres hijas y calificar los trabajos de mis alumnos universitarios. Muy pronto las inscripciones en línea a los campamentos crecieron a cientos de personas y creé un curso completo en línea con tutoriales en video.

Al poco tiempo también se hizo evidente que ya no podría dar clases y satisfacer las necesidades de este floreciente movimiento. ¿Qué debía hacer? Había imaginado que sería profesora universitaria hasta mi retiro. Pero *Libera tu cerebro* ayudaba a tanta gente, aliviaba tanta miseria.

El mandato de hacer crecer el movimiento no podía ser ignorado. Así que dejé mi puesto como profesora titular y me dediqué cien por ciento a este movimiento.

Contraté un equipo y juntos comenzamos un programa de investigación para monitorear los resultados observados en los campamentos. De acuerdo con las respuestas de la investigación, sabemos que el campista alimenticio promedio baja poco más de ocho kilos y medio en ocho semanas. Muchos bajan bastante más, y continúan hasta alcanzar su peso objetivo. Al finalizar la edición de este libro hemos ayudado a personas de más de 75 países a perder más de 136 000 kilos. Creemos que *Libera tu cerebro* es el programa de pérdida de peso más exitoso del planeta, y reunimos datos que lo sustentan.

Con este esfuerzo de recopilación de datos y el éxito del programa *Libera tu cerebro* surgió una nueva oportunidad. Recibí una invitación para convertirme en profesora adjunta asociada de Ciencias Cognitivas y del Cerebro en la Universidad de Rochester, mi alma máter del posgrado. Por ahora hemos trazado una ambiciosa agenda de investigación, misma que se presenta en el capítulo 15, al final de este libro.

Tan sólo recientemente mi equipo y yo nos fijamos lo que llamamos nuestra meta Everest. Es grande y escandalosa, pero creo que la conseguiremos: para el año 2040, o antes, queremos ayudar a un millón de personas a conseguir su peso objetivo y a mantenerse ahí, de manera permanente. Un millón de personas que finalmente vivirán felices, delgadas y libres.

El viaje ha sido una locura, pero en esencia es bastante simple. La dieta moderna pone al cerebro en nuestra contra, pero podemos programarlo de manera que trabaje a nuestro favor. No somos débiles. No somos estúpidos. Simplemente estábamos atrapados en una rueda de hámster química y no contábamos con las herramientas para escapar. Hasta ahora.

En la parte I de este libro te presentaré toda la información científica que necesitas para entender lo que pasa dentro de tu cerebro y cómo bloquea tu pérdida de peso; también comprenderás cómo la dieta estadounidense estándar secuestra nuestras hormonas y neurotransmisores y nos deja con un hambre insaciable y antojos irresistibles, vulnerables a algo que llamo la brecha de la fuerza de voluntad.

En la parte II explicaré cómo *Libera tu cerebro* soluciona esos problemas al reconectar, literalmente, tu cerebro para que trabaje con tus metas y no en su contra. Introduciré las cuatro reglas que cambiarán tu vida y que acabarán con tu ciclo de hacer dieta para siempre: harina, azúcar, comidas y cantidades. Y te daré la fórmula para integrarlas a tu vida de una forma que no dependa de tu fuerza de voluntad.

En la parte III te presentaré el plan alimenticio de *Libera tu cerebro*. Es sumamente variado porque quiero hacer de tu pérdida de peso un proceso tan libre de dolor como sea posible. También se adapta fácilmente a cualquier régimen que ya sigas. No importa si eres vegetariano, vegano, paleo, intolerante al gluten, tienes una condición médica específica o debes evitar ciertos alimentos, *Libera tu cerebro* funcionará para ti sin dudarlo.

Las partes IV y V hablan sobre empoderarte con las herramientas que hacen de la pérdida de peso permanente una realidad sostenible. Ésa es la diferencia de *Libera tu cerebro*. No te decimos qué hacer y luego te dejamos solo para que descifres cómo lograrlo a largo plazo. Estamos contigo a cada paso del camino por el tiempo que nos necesites. Me he mantenido delgada por más de una década, y aún disfruto el apoyo de esta comunidad todos los días.

Libera tu cerebro marca el fin de los antojos, el fin de las dietas, el fin de ese constante, agotador y desolador círculo vicioso en tu cabeza sobre la comida, las calorías y los kilos de más. No me interesa ayudarte a *adelgazar*, me interesa ayudarte a ser *feliz* y *libre*. Vivir feliz, delgado y libre es tu derecho. Yo lo hago. Mis campistas alimenticios lo hacen. Y tú también puedes hacerlo.

Así que acompáñame. A mí y a los otros miles que recorren este glorioso camino junto a ti. No importa cuáles sean tus antecedentes, cuánto hayas sufrido o no con la comida, cuántos kilos de más tengas, muchos o pocos, o si tienes un cuerpo sano pero estás obsesionado con la comida, nosotros tenemos la visión de un mejor futuro, en donde eres la mejor versión de ti mismo: la más feliz, sana y actualizada. Queremos que seas feliz, delgado y libre para que puedas liberarte y hacer lo que estás destinado a hacer en esta tierra, sin ser limitado por tu peso o tu relación con la comida. Tienes dones que dar, un propósito que cumplir, y queremos que los vivas.

Si yo pude liberarme, cualquiera puede hacerlo. No tengo la menor duda. Tú puedes.

Así que gracias por dejarme compartir mi historia.

Y ahora prepárate, porque *Libera tu cerebro* está a punto de cambiar tu vida.

Con amor,
SUSAN

Parte I

¿Cómo bloquea el cerebro la pérdida de peso?

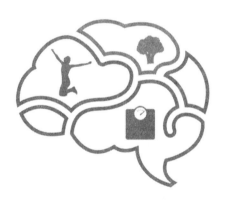

Capítulo 1

La brecha de la fuerza de voluntad

¿Qué sucede con esos 108 millones de estadounidenses a quienes mencioné en el prefacio que están a dieta? ¿Esas personas que, sin éxito, tratan de bajar de peso entre cuatro y cinco veces por año? Yo sostengo —y la ciencia lo apoya— que su cerebro bloquea su pérdida de peso. Te preguntarás: "¿Por qué?" "¿Por qué harían eso?" Parece contradecir la idea de que nuestro cuerpo puede monitorear, regular y sanarse a sí mismo. Y muy probablemente, bajo circunstancias evolutivas normales, podría haberlo hecho. Pero los tiempos modernos han modificado muchas de nuestras conductas y circunstancias. Las investigaciones muestran que tanto la comida como los patrones alimenticios actuales se apoderan de tres procesos críticos en nuestro cerebro y ocasionan que la pérdida de peso sostenible sea casi imposible. El objetivo de *Libera tu cerebro* es justamente revertir estos procesos y hacer que el cerebro retome las riendas de nuestros objetivos de pérdida de peso. La razón por la que alguien se compromete con *Libera tu cerebro* y se mantiene firme hasta perder todo su sobrepeso y no recuperarlo es que, con este programa, el cerebro y el cuerpo trabajan en sintonía con un objetivo en común: vivir feliz, delgado y libre.

A lo largo de los siguientes tres capítulos describiré estos tres procesos críticos, uno a uno; el resto del libro se concentrará en explicar la solución. Es de vital importancia que no te saltes esta sección para ir directamente al plan alimenticio porque tu vecino, que ya bajó 45 kilos, te dio el libro y quieres empezar ahora mismo. Necesitas entender exactamente qué sucede en tu cerebro por qué *Libera tu cerebro* tendrá éxito en donde tus otros intentos han fallado.

En este capítulo hablaré de algo que la mayor parte de la gente cree entender: la fuerza de voluntad.

¿Qué es la fuerza de voluntad?

Por lo general creemos que la fuerza de voluntad es un aspecto de nuestro carácter moral, una herramienta que es más efectiva a medida que incrementamos nuestro compromiso. ¿Cómo la usamos? Le ordenamos qué hacer. Esta frase común revela nuestro sesgo —sugiere que toda la fuerza de voluntad que necesitamos está ahí, lista para ser movilizada, reunida y convocada. Si no logramos hacer el esfuerzo, la culpa es nuestra.

Pero la fuerza de voluntad no es lo que crees y no funciona como crees que funciona.

Cada año, en enero, miles de personas en Estados Unidos inician dietas. Correos electrónicos inundan las bandejas de entrada, anuncios abundan en internet, todas las revistas y noticieros matutinos hablan de la última dieta o el programa de ejercicio de moda, y la gente se convence de que esta vez sí funcionará. Lo que no ven es que estas dietas están diseñadas para depender de la efectividad de su "fuerza de voluntad". Detallan qué comer, qué no comer, cómo hacer ejercicio y por qué, y luego nos dejan solos para lidiar con la ejecución del programa a largo plazo.

Ésta es la razón por la que los gimnasios están a reventar en enero y los niveles de asistencia regresan a la normalidad en febrero. Éste es el motivo por el que el estadounidense promedio inicia su segunda dieta desde la primavera.

Les he preguntando a los estudiantes universitarios en mis clases de Introducción a la Psicología y Psicología de la Alimentación cómo definirían la fuerza de voluntad. La mayoría cree, erróneamente, que es algo que forma parte de tu personalidad, con lo que naces, o una especie de barómetro de la entereza moral inherente en cada persona.

En realidad no es ninguna de estas cosas.

La fuerza de voluntad es una simple función cerebral. Y mientras que algunos estudios han demostrado que existe un componente genético que determina su firmeza,[1] en realidad se relaciona con algo más que los genes. Es importante entender que la fuerza de voluntad no sólo es una facultad mental que resiste a la tentación también gobierna otras cosas, como la habilidad para concentrarse. Es responsable de monitorear nuestro desempeño de tareas, regular nuestras emociones y, lo más importante, ayudarnos a tomar decisiones. Alguna vez has pensado al final del día: "¡Ya no puedo tomar otra decisión!" Le dices a tu pareja o compañero de casa que elija la cena o la película porque tú simplemente no puedes más. Eso es lo que los científicos llaman "fatiga de decidir".[2] Y es real.

Roy Baumeister es profesor de Psicología en la Universidad Estatal de Florida y es quizá el mayor experto en el estudio de la fuerza de voluntad a nivel mundial, o como él la llama, "agotamiento del ego". En 1998 fue coautor de un artículo en la *Revista de Psicología Social y de la Personalidad* (*Journal of Personality and Social Psychology*), que logró poner a la fuerza de voluntad en el mapa como materia de investigación científica.[3]

En su artículo describe lo que ahora es conocido como "el experimento del rábano". Se le pidió a un grupo de participantes que ayunara la noche anterior a la prueba para llegar con hambre al laboratorio a la mañana siguiente. Fueron conducidos a un cuarto impregnado del aroma de galletas recién horneadas. Luego se les pidió a los sujetos que se sentaran en una mesa en donde había dos cosas: un plato lleno de rábanos crudos y un plato rebosante de galletas de chocochips y dulces de chocolate. A un grupo se le informó que podía comer los rábanos mientras llenaba un cuestionario, pero se le advirtió que no tocara las galletas o los dulces, porque éstos se utilizarían en otro estudio. A un segundo grupo se le dijo que podía comerse las galletas y los dulces, pero no los rábanos. El tercer grupo simplemente no encontró nada de comida en la mesa. Cada participante tuvo 15 minutos para completar el cuestionario, luego se les llevó a un cuarto contiguo, en donde se les dijo que se realizaría el "verdadero estudio". Los hicieron creer que era un examen de inteligencia. En realidad era un set de rompecabezas geométricos imposible de resolver. Los investigadores tomaron nota del número de intentos que harían los participantes y cuánto tiempo persistirían para tratar de resolverlos.

Los participantes que se habían resistido a las galletas durante 15 minutos tenían poca fuerza de voluntad para obligarse a resolver esos imposibles rompecabezas geométricos. Después de ocho minutos se daban por vencidos. Pero los participantes que habían tenido permiso de comerse las galletas, así como los sujetos que no habían encontrado comida en el cuarto, trabajaron en los imposibles rompecabezas geométricos por casi 19 minutos, a pesar de que no tenían solución. Simplemente no dejaban de intentarlo. Tenían fuerza de voluntad.

Éste fue el primer experimento en el que los investigadores dijeron: "Guau, la fuerza de voluntad realmente existe". Hasta 1998 los científicos no sabían que la fuerza de voluntad era medible. Lo que Baumeister comprobaría más adelante es que ejercer control en un área de nuestra vida agota este precioso y finito recurso y previene la regulación de otras funciones.[4]

Es muy importante entender esto porque casi todos disponemos, de manera natural, de aproximadamente 15 minutos de capacidad autorregulatoria en un momento dado.* Quince minutos. (¿Te imaginas si tu teléfono celular sólo tuviera 15 minutos de carga?) Y toda una serie de actividades y factores de estrés la agotan, en particular el tipo de cosas que muchos de nosotros hacemos todo el tiempo, como revisar nuestro correo electrónico. Tal vez no seas consciente de ello, pero cada correo que recibes requiere de una serie de decisiones por parte de tu cerebro. ¿Eliminarlo? ¿Leerlo? ¿Guardarlo? ¿Contestar? ¿Todos? ¿Ahora? ¿Después? ¿Cómo?

La regulación emocional también agota la fuerza de voluntad rápidamente. Por ejemplo: recoger a tus hijos de la escuela, llevarlos a casa y monitorear que completen sus actividades y tareas, luego preparar la cena, el baño y acostarlos, entre riñas y lloriqueos, sin perder la paciencia. Eso agota bastante la fuerza de voluntad. ¿Cuántas veces queremos ir directo a la cocina después de apagar las luces de la habitación de nuestros hijos? Esa conexión no está en tu imaginación. El vínculo está en la glucosa cerebral. Un estudio mostró que los presos a punto de calificar para la libertad condicional tenían sólo 15% de posibilidad de obtenerla si el juez asignado tomaba un receso al poco tiempo de iniciado el juicio —y, probablemente, un tentempié—. Después del receso del juez, las posibilidades de obtener la libertad condicional aumentaban 65%.[5] ¿Cómo funciona esto?

La fuerza de voluntad en el cerebro

La zona del cerebro en donde se asienta la fuerza de voluntad es la corteza cingulada anterior. Ésta se ubica por detrás de la corteza prefrontal, que regula las decisiones racionales del cerebro.

Todo el cerebro funciona con glucosa, pero la corteza cingulada anterior es especialmente sensible a sus fluctuaciones.[6] Cuando los niveles de glucosa en el cerebro disminuyen, la actividad en esta zona se

---

* En diversos estudios, exponerse a la tentación por tan sólo quince minutos fue suficiente para que una buena parte de los sujetos vieran afectado su desempeño en una tarea subsecuente.

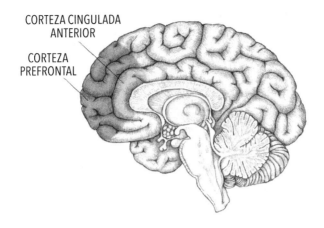

CORTEZA CINGULADA
ANTERIOR

CORTEZA
PREFRONTAL

ralentiza. El truco más cruel de la naturaleza es simplemente este: después de trabajar unas cuantas horas, o al final de un largo día, cuando los niveles de azúcar están en su punto más bajo, nuestro cerebro nos abandona y nos vuelve completamente incapaces de tomar buenas decisiones con respecto a qué comer.

Lo que nos trae de vuelta a las personas que hacen dieta durante esas primeras semanas de enero. Inician cada día con buenas intenciones. Hacen ejercicio, el cual agota su fuerza de voluntad. Experimentan un día promedio, ya sea en casa con los hijos o en el trabajo, se regulan emocionalmente, lo cual agota su fuerza de voluntad. Revisan su correo electrónico. Y se resisten a la tentación casi constante de comer. Para cuando llega la cena, muchos de ellos terminarán por decirle a su pareja: "Mejor pidamos una pizza", sin siquiera saber por qué.

Acaban de caer en la trampa de la fuerza de voluntad.

¿Cuántas veces has iniciado el día con buenas intenciones, para terminar por pedir algo de cenar porque estabas exhausto? Te dices a ti mismo: "Bueno, ni modo, empezaré otra vez mañana". O has trabajado durante horas en un reporte y te levantas para ir a la sala de descanso, y te encuentras con una caja de donas. Si te las comes no es porque seas débil. Es porque eres normal.

Ya que resistirse a la tentación es uno de los principales factores que agotan la fuerza de voluntad, Roy Baumeister y uno de sus estudiantes de posgrado se preguntaron qué tanto tiempo destinamos a esta actividad. Así que decidieron averiguarlo. Con un colega en Alemania, W. Hofmann,[7] reunieron a un grupo de sujetos y les dieron *bipers* para enviarles mensajes siete veces al día, en intervalos aleatorios, y preguntarles: "Hola, ¿qué haces ahora? ¿Acaso te resistes a algún tipo de deseo o antojo? De ser así, ¿qué es lo que deseas? ¿Qué se te antoja?". De 205 participantes, hombres y mujeres, reunieron más de 7 827 reportes momentáneos. Los datos fueron sorprendentes.

En promedio, la gente destina cuatro horas al día[8] a resistirse a algún tipo de deseo o antojo: dormir, divertirse, tener sexo, revisar Facebook. Todos ellos están en la lista. Pero el principal deseo que consumía la energía de las personas que intentaban resistirse a él era nada más y nada menos que comer. Por mucho. Es lo que más queremos. Pensamos en comida más horas al día de lo que puede resistir nuestro cerebro. Está en todas partes y ceder está aceptado socialmente, a diferencia de salirse del trabajo para ir al cine o tener sexo con nuestro compañero de cubículo, otros deseos populares. Ahora comienzas a ver por qué la idea de que alguien pueda bajar de peso por pura voluntad es bastante absurda.

Hay cosas que podemos hacer para reabastecer nuestras reservas de fuerza de voluntad. La glucosa las restablece.[9] Rezar,[10] meditar,[11] tener una conexión social,[12] dormir[13] y ser agradecido también las restaura.[14] Todo esto es muy útil, pero el científico Brian Wansink calculó que, en promedio, tomamos 221 decisiones relacionadas con la comida al día.[15] ¡Sí, 221! Tan sólo caer en una o dos pequeñas trampas de nuestra fuerza de voluntad serían suficientes para crear un estancamiento en la pérdida de peso. Y la mayoría de nosotros no cae en pequeñas brechas, sino en abismos, del tipo que descarrilan completamente nuestros esfuerzos por perder peso y nos regresan al mismo lugar en donde comenzamos. Una y otra y otra vez.

Los programas alimenticios que se enfocan principalmente en cómo hacer ejercicio y qué comer o qué no, pero olvidan incorporar un programa de intervención del comportamiento para acortar la brecha de la fuerza de voluntad, están destinados al fracaso.

Lo que necesitas es un plan que asuma que no tienes ninguna fuerza de voluntad —porque en cualquier momento podrías no tenerla— y que aun así funcione. *Libera tu cerebro* está diseñado para quitarle un peso de encima a la fuerza de voluntad. No importa cuánto sepas de nutrición, nunca tendrás éxito si tomas tus decisiones alimenticias de forma improvisada. Acortar la brecha de la fuerza de voluntad es esencial, y de eso precisamente trata el capítulo 6, en el cual te enseñaré las técnicas que son la base de *Libera tu cerebro*, técnicas que ayudaron a Pat Reynolds, uno de mis amigos más queridos, a bajar 86 kilos en 14 meses, y a mantenerse sin recuperarlos.

Lo que es más, dejarás de pensar que tienes poca voluntad. La realidad es que sólo has confiado en la parte de tu cerebro que no puede asumir ese tipo de responsabilidad y punto. Pero no te preocupes. También resolveremos eso.

Caso de estudio: Lynn Coulston

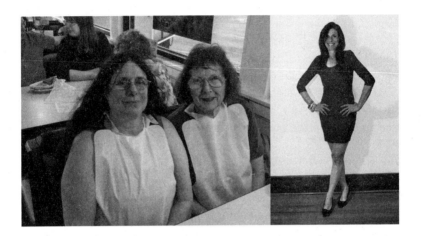

Peso máximo: más de 113 kilos
Peso actual: 47 kilos
Estatura: 1.57 metros

Es difícil de creer, pero era una niña sumamente delgada. Sin embargo, durante los últimos 35 años de mi vida he subido y bajado, subido y bajado, he probado todas las dietas y siempre he recuperado todo el peso. Probé la dieta macrobiótica, la dieta de la toronja, la dieta de la hormona gonadotropina coriónica humana (GCH), galones de SlimFast, galones de agua, Weight Watchers, el crudiveganismo... demasiadas dietas y demasiado ejercicio como para recordar. A veces adelgazaba. Cuando estuve en mi menor peso, el día de mi boda, llegué hasta la talla cinco con tan sólo matarme de hambre y tomarme un laxante llamado Ex-Lax. Me sentía miserable, pero estaba delgada. Intenté utilizar este mismo método una y otra vez, pero nunca obtenía los mismos resultados. Y lo peor de todo era que generalmente me tomaba unas tres semanas después de adelgazar no sólo para regresar, sino para rebasar mi peso anterior.

A lo largo de los siguientes años comía cada vez que me sentía estresada emocionalmente: desde ir a la máquina expendedora en aquellos trabajos en los que me sentía insegura, mientras sufría con el doctor tras recibir la noticia de que nunca podría tener hijos, cuando estaba preocupada por la escuela, hasta cuando intenté salvarle la vida a mi pobre madre. Tras su muerte, dejé de cuidarme por completo. Cuando alcancé mi mayor peso, pesaba más de 113 kilos. Fue en ese punto que dejé de pesarme. Lloraba por las noches antes de dormir y me sentía sorprendida cuando me despertaba y aún estaba gorda. Era como si pensara que, como por arte de magia, algo me haría bajar de peso. Comía de más para lidiar con la decepción. Llenaba el plato más grande que tenía con palomitas, las ahogaba en miel de agave y les agregaba mucha sal. Aunque no lo creas, yo veía esto como una alternativa saludable al maíz de caramelo.

Mi peor hábito alimenticio era ir regularmente a Taco Bell y comprar tres órdenes del paquete de 12 tacos. Me comía un paquete yo sola en el coche, y luego me llevaba los otros dos a casa para comérmelos con mi esposo. Mi esposo mide 1.85 metros. Yo me acababa un paquete completo en una sentada, pero ¡él sólo se podía comer la mitad!

Con el tiempo, mis rodillas me dolían tanto que ni siquiera podía bajar las escaleras. Mi esposo tenía que subirme la comida al cuarto. Era humillante y doloroso. Tenía neuropatía en los dedos de los pies. Estoy segura de que estaba a nada de ser diabética, pero me rehusaba a ir al doctor. Una vez, en una de mis pocas salidas, fui a un funeral y tuve que dejar abierto el cierre de mi falda y rezar por que mi grasa la mantuviera en su lugar.

Luego me hice vegana y eventualmente bajé a 68 kilos. Estaba contenta, pero aún me sentía constantemente apenada por el "cinturón" de grasa que rodeaba mi abdomen y que colgaba por encima de mis muslos. Pensaba en mi peso todo el tiempo, y la desesperanza me hacía comer cosas que me harían subir de peso otra vez. Estaba totalmente obsesionada con la comida.

Luego alguien en uno de los sitios web veganos que visitaba mencionó *Libera tu cerebro*. Vi los videos introductorios y no hubo vuelta atrás. Con *Libera tu cerebro* bajé esos últimos 22 kilos que me faltaban, ahora soy una cómoda talla 0 y mi vestido de bodas me queda perfectamente. He estado en mantenimiento por un buen rato, y ahora empiezo a darme cuenta de que por fin puedo confiar en que me mantendré en mi peso. Lo mejor de todo es que me siento muy relajada con respecto a la comida desde que sé exactamente qué voy a comer y sé que me mantendrá en mi peso objetivo.

Ya no tengo neuropatía, mi grasa corporal es de 17%, mi ritmo cardiaco en reposo es de 50, mi presión arterial promedio es de 90/60, no tomo ningún medicamento, y corrí un maratón en enero. Lento, pero lo corrí. Lo que es más, solía estar llena de odio y dudas. Estaba crónicamente deprimida. Ahora tengo una autoimagen completamente diferente y segura, y no estoy nada deprimida.

Pero mi mayor recompensa del programa *Libera tu cerebro* fue liberar mi mente para pensar en otras cosas, más allá de la comida. No hay nada como saber que siempre seré capaz de mantenerme en el peso que quiero. Hay una fórmula y funciona. Siempre funcionará. ¡Estoy increíblemente agradecida con mi nueva forma de vida!

Capítulo 2

Hambre insaciable

Después de leer el capítulo 1 ahora entiendes que en realidad no te "hace falta voluntad". Eres un ser humano con un cerebro humano. La falta de voluntad o debilidad no tiene nada que ver con eso, y los programas que confían en tu fuerza de voluntad, a largo plazo, te condenan al fracaso. Es un hecho científico que las limitaciones derivadas de la forma en que la fuerza de voluntad está conectada en el cerebro, aunadas a los factores de estrés y al acelerado ritmo de nuestro mundo moderno, te dejan vulnerable ante elecciones de comida que no ayudan en nada. Son esas malas decisiones las que desatan una cascada de actividad en el cerebro, la cual crea dos cosas: hambre insaciable y antojos irresistibles.

Eso es lo que discutiremos en los próximos dos capítulos. Ambos son fenómenos nuevos, históricamente hablando. El hambre no es algo nuevo, claro. El hambre es un impulso humano vital que asegura nuestra sobrevivencia. Lo que es nuevo es la disponibilidad y el sobreprocesamiento de la comida y esto tiene consecuencias no sólo interesantes, sino terribles. Altera nuestra motivación natural por comer y la transforma en una bestia completamente diferente.

Durante gran parte de la historia de la humanidad la comida era escasa. Teníamos que comer lo que podíamos cuando podíamos conseguirlo, cuando estaba maduro o cuando habíamos corrido lo suficientemente rápido como para atraparlo. Estamos diseñados para pasar largos periodos de tiempo sin comida porque anteriormente, con frecuencia, teníamos que hacerlo. Nuestro cuerpo rápidamente se adapta a la escasez de alimentos al reducir nuestras tasas metabólicas basales y nuestro funcionamiento para arreglárnoslas con menos.[1] En la ausencia de comida total, el cuerpo funciona con glucosa almacenada por hasta tres días y luego el hígado comienza a descomponer tanto los depósitos de grasa del cuerpo como el tejido muscular para que podamos seguir con vida.[2] Luego de unas pocas semanas de inanición los órganos comienzan a descomponerse para convertirse en combustible. Incluso durante una pérdida de peso normal, los intentos por quemar más calorías mediante el ejercicio vigoroso resultan en una reducción de la tasa metabólica en reposo.[3] En conclusión, el cuerpo es experto en adaptarse para sobrevivir hasta que pueda encontrar comida otra vez.

Curiosamente, resulta que el cuerpo no es bueno para adaptarse a un amplio e interminable bufet de calorías. Y no sólo cualquier tipo de calorías, sino calorías altamente procesadas y refinadas. El animal humano, en ninguna etapa de su evolución, tuvo que lidiar con esto. Pero es exactamente lo que proveen nuestros sistemas de comida y patrones alimenticios modernos: un exceso constante de calorías procesadas y refinadas. Las tasas de obesidad que observamos hoy son una representación visual del estado de shock colectivo en el que se encuentra nuestro cuerpo por lo que le estamos dando.

¿Esto qué ha hecho?

Nos ha destruido el cerebro.

Hambre insaciable

Entonces ¿a qué me refiero con hambre insaciable? En términos evolutivos, es un nuevo tipo de hambre. No es "dame combustible para comenzar mi día"; es "acabo de cenar y de comerme una bolsa de papas y ahora me dirijo al congelador por algo de helado". Hambre insaciable.

Cuando pienso en ello, recuerdo muchas ocasiones en las que, mientras ordenaba un postre tras una gran comida o regresaba a la cocina para servirme por tercera o cuarta vez, contactaba con mi cuerpo para ver si realmente tenía hambre. La respuesta contundente era "no". Pero mi cerebro rápidamente rechazaba ese pensamiento porque era irrelevante, incluso amenazante. Necesitaba más comida. El hambre insaciable se había apoderado de mí y no había forma de detenerla.

Los científicos han notado que este impulso que recuerdo con tanta nitidez difiere del hambre real en dos formas clave. La primera cosa extraña es que está acompañada por una fuerte necesidad de ser sedentario. Piensa en nuestras actividades modernas: comer frente a la televisión, comer mientras leemos un libro, comer mientras revisamos nuestro correo electrónico o navegamos en internet, comer en un evento deportivo, comer en el cine, comer en nuestros coches. ¡Y ésas ni siquiera son verdaderas comidas! Típicamente, éstas son comidas que se realizan entre horas y que hemos aprobado como colaciones o tentempiés. Hemos convertido la vida en un bufet. Un bufet continuo y sedentario. Resalto este punto porque más adelante conoceremos a un ratón que es nuestra contraparte roedora.

Ahora bien, histórica y evolutivamente éste no era el caso. Tener "combustible a bordo" o estar llenos solía ser un factor que detonaba el movimiento. Cuando los arbustos de moras estaban pesados y llenos de frutos, o tal vez un miembro de nuestra tribu había matado a un ñu, nos atracábamos por unos días y luego nuestro cerebro nos compelía a activarnos. Y eso era algo bueno. Era crucial que tomáramos esas calorías y las usáramos para asegurar nuestra futura sobrevivencia; teníamos que cosechar y almacenar más comida para los próximos tiempos de escasez, construir un refugio, o ir en busca de una pareja. El combustible nos impulsaba a la actividad. Pero ahora no lo hace. Ahora nos conduce a la pereza.

La segunda cosa que es diferente sobre nuestra hambre moderna es que comer en realidad no la satisface. Como lo mencioné en la introducción, una especialista en desórdenes alimenticios me explicó hace años que los sujetos con sobrepeso reportan sentirse con más hambre a la mitad de una comida. Y típicamente terminan la comida igual de hambrientos que cuando la iniciaron.[4] Ésa es la respuesta de un mecanismo de retroalimentación defectuoso. Hasta el día de hoy me siento completamente identificada con esos hallazgos. Recuerdo cuando estaba obesa, nunca parecía sentirme llena. Y si lo estaba, eso en ningún momento me quitaba las ganas de comer. Me sentía a punto de reventar, incómodamente llena, pero sólo me esperaba 30 minutos a que el dolor disminuyera para retomar mi comida.

No es así como se supone que debemos operar. Existe un mecanismo conocido como "compensación" que debería gobernar la forma en que regulamos nuestra ingesta calórica. Esto le resultará familiar a cualquier padre o madre que alguna vez haya sentido que sus hijos se comen todo lo que no esté guardado bajo llave y otras veces parecen sobrevivir a base de galletas y aire. Ésa es la compensación. Las investigaciones muestran que si los niños comen mucho en una comida determinada, de manera instintiva reducirán su ingesta más adelante, casi caloría por caloría.[5] Pero esa habilidad está casi perdida.

El profesor Brian Wansink, director del Laboratorio de Comida y Marcas (Food and Brand Lab) de la Universidad de Cornell, tenía curiosidad de conocer las señales que utilizamos para determinar si estamos llenos. Debería de ser simple, ¿no? Estar lleno debería ser una sensación. Bueno, pues justamente se le ocurrió la ingeniosa idea de evaluar eso, al utilizar platos soperos que se rellenaban automáticamente. Los platos soperos tenían mangueras escondidas por debajo, y por cada cucharada que los sujetos tomaban, los platos se rellenaban un poco de forma casi imperceptible.[6] ¿Qué sucedía cuando un plato sopero vacío no indicaba a los participantes que ya se "sentían llenos"? Éstos consumían 73% más sopa que los participantes que habían comido de un plato sopero normal. Sin embargo, al salir del laboratorio, ambos grupos dieron puntajes idénticos sobre qué tan llenos se sentían y cuánta sopa creían haber comido. A la mitad del experimento, cuando los participantes estaban a punto de vaciar el plato completo si éste no se hubiera rellenado automáticamente, Brian Wansink les preguntó si se sentían llenos. Miraron el plato medio lleno y luego, con una expresión enigmática, le contestaron: "No… ¿Cómo podría estarlo? Si todavía no me lo termino".

¿Qué significa esto? ¿Cómo llegamos aquí? ¿Qué es lo que sucede?

Bueno, pues podrían ser muchas cosas, una tormenta perfecta de factores. El doctor Alan Goldhamer es el fundador del Centro de Salud TrueNorth (TrueNorth Health Center) y un defensor de la alimentación a base de plantas. Él afirma que el aumento en la densidad calórica de nuestra comida es la responsable.[7] Históricamente, la densidad calórica de nuestra comida no era muy alta. Principalmente teníamos acceso a plantas, granos integrales, y pequeñas cantidades de proteína animal. Si comíamos una buena cantidad de verduras, aun así no habíamos consumido muchas calorías. Así que los receptores en las paredes de nuestro estómago fácilmente podían decirle al cerebro cuánto combustible acabábamos de consumir con base en qué tan estiradas se encontraban. Pero ahora podemos comer una dona y una mezcla de café de la tienda de 24 horas y consumir la mitad de nuestras necesidades calóricas diarias, y apenas llenar nuestro estómago. El volumen alimenticio y el consumo calórico ya no se correlacionan como antes lo hacían.

Otros culpables podrían ser los edulcorantes artificiales. Hablaré un poco más sobre ellos en el capítulo 6, pero aquí menciono lo básico: los edulcorantes artificiales no tienen calorías, por lo que no le dan nada al cuerpo para utilizar como combustible, pero en realidad sí tienen un impacto en el sistema de insulina, incluso uno muy similar al que tiene el azúcar. El sabor dulce toca la lengua, los receptores en el cerebro se activan, y el páncreas inunda el torrente sanguíneo con insulina para que estemos listos para procesar el bolo de azúcar… que nunca llega.[8] Eso por sí solo puede romper con el ciclo de retroalimentación.

Además, los edulcorantes artificiales nos mantienen ansiosos por algo que en realidad no contiene azúcar, y esto puede ocasionar que la próxima vez que esté disponible abusemos de ello. En 2010 el doctor Terry Davidson y sus colegas en el Departamento de Ciencias Psicológicas (Department of Psychological Sciences) de la Universidad de Purdue realizaron dos experimentos que mostraron que las ratas que comían yogurt endulzado con sacarina subían alrededor de 29% más de peso que aquellas que consumían yogurt endulzado con glucosa. Remplazar el azúcar con un edulcorante sin calorías incrementaba las ganas de comer alimentos dulces más adelante, y esto resultaba en un aumento de peso.[9]

Las comidas son otro factor. Hasta hace poco, las comidas no eran definidas por un horario personal sino por un horario comunitario. La tribu comía reunida para garantizar que los pocos recursos que tenían se repartieran equitativamente. Antes de la Revolución Industrial, cuando la vida giraba en torno a la agricultura, la familia se alimentaba en la mañana, tomaba una pausa durante su trabajo para hacer una buena comida a mediodía, y luego comía al anochecer antes de acostarse. Cuando la gente comenzó a trabajar en las fábricas o minas, los horarios de los turnos dictaban a qué hora podían comer los empleados e incluso pueblos enteros. Ahora no existe una hora del día en la que sea inaceptable comer. Si una junta de trabajo es antes del mediodía, hay pastelitos daneses en la mesa; si es después del mediodía, hay una charola de galletas. Hay donas en la sala de descanso, bagels y galletas en la reunión de padres y maestros. Hay café en todas partes, todo el tiempo, acompañado de sobres de azúcar y jarritas de crema. Cualquier hora del día es una buena hora para comer. Nuestros niños son las principales víctimas de esta mentalidad alterada. Cuando mis hijas eran muy pequeñas y las llevaba a clases, me di cuenta de que después de cada 30 minutos de jugar o escuchar música, les ofrecía galletas Goldfish o pasas. En todos los campus universitarios donde he dado clases los estudiantes regularmente llegan al salón con alguna botana. Y en mi clase de Psicología de la Alimentación siempre preguntaba: "¿Quién desayuna, come y cena todos los días, sin falta?" Los estudiantes, atónitos, me miraban fijamente. Ya no hacemos comidas. Pastamos.

Sí, todos estos factores desempeñan un rol. Pero también sucede algo mucho más profundo y, para entenderlo, debemos ver cómo el hambre se regula dentro del cerebro.

La leptina y el hipotálamo

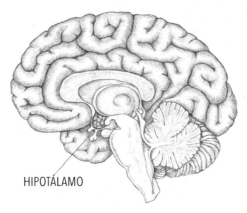

HIPOTÁLAMO

El hipotálamo es un área dentro del cerebro, con forma de avellana, que contiene un pequeño núcleo encargado de desempeñar una variedad de funciones. El hipotálamo es lo más cercano que tenemos a un termostato. Al secretar hormonas que a su vez estimulan la glándula pituitaria, controla tanto el hambre como la temperatura corporal, el apego parental, el deseo sexual, la sed, la fatiga, el sueño y los ritmos circadianos. Es un importante centro de comando, y muchas cosas vitales se regulan aquí. Se ubica justamente por encima del tronco encefálico, del cual hablaremos en un momento.

Por ahora quiero que nos concentremos en una hormona en particular y en cómo ésta afecta la habilidad del hipotálamo para controlar nuestra forma de comer. Esa hormona se conoce como leptina.

La historia de la leptina se remonta a 1949, cuando unos cuantos ratones, parte de una camada con peso normal, crecieron para convertirse en algo muy distinto al resto de sus compañeros.[10] Para sorpresa de los científicos, estos extraños ratones no eran activos ni curiosos; no corrían alrededor de la jaula como los roedores comunes. De hecho, casi nunca se movían. Nunca. Y aunque no se movían… comían. Sólo se sentaban junto al comedero y se alimentaban durante todo el día. A pesar de que lo único que tenían para comer eran *pellets* (pequeñas bolitas de comida) genéricos, actuaban como si no pudieran dejar de consumirlos. No tardaron mucho en ponerse muy, muy gordos. Amaban tanto comer, que la única forma de hacer que se movieran era cambiar la ubicación del comedero. Entonces se trasladaban, muy lentamente, hacia la nueva ubicación, se tumbaban y se ponían a comer. Los científicos sabían que algo importante estaba fuera de lugar con estos peculiares ratones, pero aún no lo podían descifrar, así que retomaron la crianza de esta raza hasta que el origen del defecto pudiera ser descubierto. Finalmente, en 1949, después de ocho años de trabajar con estos extraños y obesos ratones, Jeffrey M. Friedman, del Laboratorio de Genética Molecular (Laboratory of Molecular Genetics) de la Universidad de Rockefeller, descubrió su problema. Hacia 1949, una mutación espontánea había privado a los roedores de un gen recesivo específico del ratón, el gen ob.[11] Friedman y sus colegas siguieron las migajas genéticas y descubrieron que este gen crea una hormona en específico, cuya labor es enviarle una señal al cerebro de que el ratón necesita dejar de comer y comenzar a activarse. El grupo de Friedman nombró a esta recién descubierta hormona como *leptina*, del griego *leptos*, que significa *delgado*.

¿Acaso estos ratones eran moralmente defectuosos? ¿Carecían de inteligencia? ¿Eran flojos? ¿Necesitaban una campaña educativa para aprender a comer cantidades moderadas de alimento o para hacer una rutina diaria de ejercicio? No. Sólo necesitaban leptina. Resulta que, sin leptina, el cerebro piensa que se mueren de hambre. Nunca creerá que está lo suficientemente a salvo como para dejar de comer y empezar a moverse. Es la leptina la que dice: "¡Okey! La etapa de cargar combustible ha terminado, ahora ve a construir, ve a sembrar, ve a reproducirte".

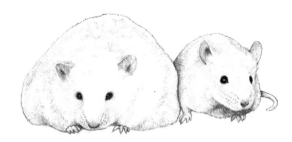

A ESTE RATÓN LE HACE FALTA EL GEN QUE PRODUCE LA LEPTINA

Y, efectivamente, después de recibir unas cuantas inyecciones de leptina, esos ratones perdieron su interés por la comida, comenzaron a escalar la rueda dentro de su jaula, y adelgazaron otra vez.

¡Eureka!

Claro que la industria farmacéutica de inmediato invirtió millones de dólares para tratar de descubrir cómo fabricar y patentar píldoras de leptina.[12] Una pequeña pastilla, y todos los humanos pronto seríamos capaces de despegarnos de los comederos y subirnos a las caminadoras. Pero por azares del destino —o de la biología— la leptina en forma de píldora no ayuda a que las personas con sobrepeso adelgacen. Así como tampoco las inyecciones de leptina. ¿Por qué no? Bueno, pues porque no tenemos el mismo problema que esos ratones. Ellos no poseen el gen que produce la leptina, por lo que no tienen nada de leptina. Nosotros sí. De hecho, resulta que las personas con sobrepeso tienen más leptina en su sangre que las personas delgadas.

Esto tiene sentido, puesto que la leptina es producida por las células grasas. La leptina es el eslabón perdido en nuestro mecanismo de retroalimentación de la saciedad. Cuando ingerimos una gran cantidad de comida, el exceso que no podemos quemar inmediatamente se va a nuestras células grasas. A medida que nuestras células grasas se llenan más, secretan más leptina. La leptina se regresa al cerebro y dice: "¡No más comida! Ve y busca algo útil que hacer con toda esta energía".

Entonces ¿por qué toda esta leptina nada en nuestra sangre sin indicarle a nuestro cerebro que mande la señal de que estamos llenos? ¿Qué causa la avería en este sistema afinado con precisión? La respuesta general que los científicos conocen desde hace años es que la gente ahora es resistente a la leptina.[13] Su cerebro no registra, o "ve", la leptina que circula en su sangre.

Sin duda recuerdo cómo se sentía eso. Estar sentada en el sillón noche tras noche, comer, sin disfrutarlo, incluso muchas veces sin saborear los alimentos, y rara vez, si es que alguna vez, sentir que estaba llena o satisfecha, sólo reconfortada, aletargada y repugnada en partes iguales.

Pero entonces ¿cuál es la causa subyacente de la resistencia a la leptina? Esto, mis queridos amigos, es el santo grial de la investigación sobre la obesidad. Resolver el rompecabezas de la resistencia a la leptina implicaría descifrar el código de la pandemia de obesidad. Y hace no tan poco tiempo, alguien lo logró. Un equipo en el Centro Médico UCSF

(UCSF Medical Center), liderado por el doctor Robert Lustig, descubrió la causa de la amplia epidemia de resistencia a la leptina.

La causa, amigos, es la insulina. La insulina bloquea a la leptina en el cerebro.[14]

La insulina

Hoy en día casi todos sabemos un poco sobre la insulina. Sabemos que tiene algo que ver con la diabetes y los niveles de azúcar.

Y ése es un buen comienzo.

Ésta es la cuestión: nuestro cuerpo necesita azúcar en la sangre para obtener energía a un nivel celular. Sin embargo, el azúcar en la sangre no puede entrar directamente en la mayoría de las células. Después de comer y de que tus niveles de azúcar en la sangre suben, el hipotálamo manda una señal al páncreas para que secrete insulina al torrente sanguíneo. La insulina se adhiere a las células y les dice que abran sus "puertas" y absorban el azúcar, por lo que con frecuencia se le conoce como la hormona "llave". La insulina puede decirle a tu cuerpo que ocupe el azúcar para obtener energía ahora, o que la almacene para más adelante; ayuda a que los niveles de azúcar en la sangre no sean muy altos (hiperglucemia) o muy bajos (hipoglucemia).

Cualquiera que haya escuchado sobre el aumento en los casos de diabetes tipo dos en todas las naciones desarrolladas sabe que el cambio en nuestra dieta a nivel global ha elevado los niveles de insulina mucho más allá de lo que nuestro cuerpo estaba destinado a soportar. Las investigaciones realizadas en niños con sobrepeso muestran que entre la primaria, la secundaria y la preparatoria los niveles de insulina basal se elevan un 45%.[15] Hablamos de niveles promedio, no del tipo de aumento que produce la comida de una máquina expendedora. Los cambios en nuestra dieta global implican que los niveles de insulina basal son demasiado altos prácticamente en todos nosotros.

Los científicos sabían que la obesidad estaba relacionada con el exceso de insulina, pero no fue hasta que el equipo en UCSF descubrió el vínculo entre la insulina y la leptina que entendimos exactamente qué tan dañino era este excedente.

Pero ahora lo sabemos. Bloquea a la leptina. Y en el peor lugar, neurológicamente hablando.

El tronco encefálico

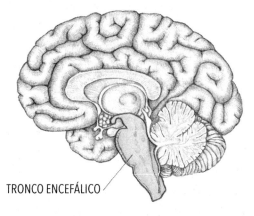

TRONCO ENCEFÁLICO

Solíamos pensar que la leptina era bloqueada por el hipotálamo, lo cual es cierto, y sería bastante malo en sí mismo, pero ahora sabemos que la leptina también es bloqueada en otro lugar: el tronco encefálico.[16] A veces el tronco encefálico es denominado el "cerebro de reptil". Se asienta en la base del cerebro y es estructuralmente contiguo a la médula espinal. ¿Por qué importa que la leptina sea bloqueada por el tronco encefálico? Porque ésta no es una de las partes del cerebro que nos ayudan a razonar, debatir o desarrollar posibles escenarios. El tronco encefálico está a cargo de las cosas que no podemos controlar; cosas básicas como respirar, tragar, nuestra presión sanguínea, funciones cardiacas y si estamos despiertos o adormilados. Es decir, no hay forma de no hacerle caso al tronco encefálico.

Puedes intentarlo, claro, y puede que tengas éxito por un segundo. Por ejemplo, si subes corriendo 10 pisos de escaleras, podrías "decidir" respirar lentamente por la nariz mientras lo haces. Pero, en algún punto, tu tronco encefálico tomaría el control y demandaría el oxígeno que necesita. Quieras o no, comenzarías a respirar con mayor fuerza. No está en tus manos. En lo que respecta a mantenernos con vida, el tronco encefálico es quien manda.

¡Y es aquí en donde está bloqueada la leptina! La parte más primitiva de nuestro cerebro no recibe la clave hormonal de que estamos llenos, que hemos consumido una cantidad adecuada de comida. En aquellos de nosotros con resistencia a la leptina, el tronco encefálico está absolutamente convencido de que en ese momento nos morimos de hambre. Así que nos sentamos en el sillón mientras acatamos la instrucción de comer. Y comer. Y comer.

¿Y qué comemos? ¿Qué es lo que la población mundial busca? Exactamente los alimentos que mantienen elevados nuestros niveles de insulina.

Caso de estudio: Linden Morris Delrio

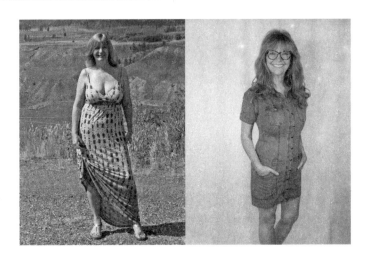

Peso máximo: 86 kilos
Peso actual: 57 kilos
Estatura: 1.73 metros

Nací en Edmonton, Alberta, en 1956, y fui la menor de cinco hijos. Nuestra familia era bastante pobre y no teníamos una buena vida doméstica. Había mucho consumo de alcohol, y disfuncionalidad y yo me sentía psicológica y físicamente insegura la mayor parte del tiempo. Mientras luchaba por encontrar algo de normalidad, también me sentía preocupada por tener que lidiar con un defecto físico relativamente menor, había nacido sin los cuatro dedos de mi mano izquierda. Y también resulté ser naturalmente zurda… qué locura, ¿no?

Aun así, sobresalí en la escuela desde pequeña y me adapté muy bien físicamente. Pero, mentalmente, la vida me parecía muy difícil. Tenía que soportar una cierta cantidad de burlas y groserías de otros niños y, entre los ocho y los once años, sufrí tocamientos sexuales inapropiados. Cuando lo pienso, no me sorprende haber recurrido al consumo de sustancias para sentirme mejor conmigo misma y con mis circunstancias. La comida me ayudaba a silenciar mis sentimientos de carencia, asco y culpa. Como éramos pobres, nuestras elecciones de comida no eran las más sanas. Durante los fríos y tristes inviernos de la pradera comíamos bollos ahogados en salsa y platos grandes de arroz al vapor bañado en salsa de soya. También utilizaba mi dinero de la iglesia para comprar pequeñas bolsas de papas los domingos.

Pero nada de esto era suficiente para eliminar la pobreza, la adicción o la oscura nube que sentía que la vida había puesto sobre mí.

En la secundaria descubrí que las drogas ayudaban a mantener mi peso. Y así comenzaron varias décadas de luchar por bajar de peso, lo cual hice, pero sólo para recuperarlo. Aún peor, con cada contienda para adelgazar, mi peso incrementaba cada vez más.

Pero nunca dejé de intentarlo. Era una aficionada al gimnasio, además de hacer Weight Watchers, la dieta del tipo sanguíneo, la Paleo, la Atkins, la baja en carbohidratos, la baja en grasas, la dieta sin grasa, la del doctor McDougall, la del doctor Fuhrman, la WFPB… y una lista interminable. Para 2014 estaba terriblemente desanimada y completamente desilusionada conmigo misma y con lo que la vida parecía ofrecerme. Más que nada, me sentía como un fraude y un fracaso. Claro, tenía otros éxitos en mi vida, pero, para ser honesta, no podía funcionar en las demás áreas con la cantidad de comida que consumía y con los comas alimenticios que mi sobreconsumo ocasionaba. Incluso rezaba por convertirme en bulímica para así poder controlar mi subida de peso. Día tras día me levantaba y planeaba mi atracón de comida para más tarde, y cuando me acostaba, prometía que el siguiente día sería diferente. Pero nunca lo era.

Cuando descubrí *Libera tu cerebro* comencé con mucho miedo. Pero tras cumplir el plan alimenticio durante 24 horas estaba lista para continuar. Estaba involucrada, enfocada y comprometida. Me apegué al programa, sin desviaciones, hasta que alcancé mi peso objetivo.

En seis meses había bajado un total de 29 kilos y he logrado mantener un peso de entre 56-58 kilos con facilidad desde hace algún tiempo. A mis 59 años de edad literalmente volé más allá de mis viejas nociones sobre el peso ideal. ¡Ahora vivo con un peso que nunca hubiera imaginado!

Casi todos los días siento que mi obsesión por la comida ha desaparecido. Puedo ponerme todo lo que yo quiera y verme realmente fantástica. También he superado una condición cardiaca debilitante, una arritmia del tracto de salida del ventrículo derecho (TSVD). Experimentaba eventos cardiacos potencialmente fatales con mucha frecuencia y todos ellos han desaparecido.

También he hecho amistades y he encontrado una familia en la comunidad de *Libera tu cerebro* que nunca creí posibles. Nunca imaginé que recibiría tanto cuidado y cariño, mucho menos que estaría en una posición para ofrecer lo mismo a otras personas. Mi trabajo evolucionó a mi posición actual como directora de Servicios Comunitarios de Apoyo en Línea, el mismo lugar en donde me liberé de mi obsesión con la comida.

Lentamente, a medida que pasó el tiempo y que bajé de peso, empecé a tomar medidas para avanzar en mi carrera pictórica y amo mis estudios de jazz para guitarra, cello, piano y voz, un área en la que eventualmente espero desempeñarme a nivel profesional. Lo que sea que pase, estoy más que lista para disfrutar del viaje y de lo increíble que es la vida cada día.

Todo ha cambiado. Me siento verdaderamente imparable casi todos los días. Ahora encarno los conceptos de vivir feliz, delgada y libre y sé que si yo lo puedo hacer… tú también puedes hacerlo. ¿Me acompañas?

¡Viva *Libera tu cerebro*!

Capítulo 3

Antojos irresistibles

Hasta ahora hemos aprendido que consumimos demasiados alimentos equivocados que causan el aumento de nuestros niveles de insulina. Ese aumento bloquea la leptina, lo que hace que nuestro cerebro piense que nos morimos de hambre. Así que pedimos más comida, mientras nuestra fuerza de voluntad está ilocalizable, porque la hemos agotado por revisar nuestro correo electrónico durante cinco minutos. Increíble.

Ya que has entendido la brecha de la fuerza de voluntad y la disfunción cerebral conocida como hambre insaciable, ahora hablaremos de la tercera manera en que nuestro cerebro bloquea la pérdida peso: los antojos irresistibles.

A primera vista, los "antojos irresistibles" pueden parecer similares al "hambre insaciable". Y es cierto que el resultado neto de ambos es que acabamos por comer más de lo que nuestro cuerpo necesita. Pero no son la misma cosa.

Entonces ¿cuál es la diferencia?

En esencia, sus diferencias surgen de distintos mecanismos en el cerebro. El hambre insaciable se origina debido a que la leptina es bloqueada en el tronco encefálico, lo que lleva a las personas a introducirse comida a la boca inconscientemente durante todo el día, sin la posibilidad de obtener retroalimentación del cuerpo sobre el hecho de que no la necesita. Esto se puede denominar como el mecanismo de "pastar" o "comer de más". Por otro lado, los antojos irresistibles son un mecanismo de "atraco". Son los que hacen que las personas —yo incluida— se desvíen de su camino diario para comprar una comida en específico, su "dosis". Puedes verlas por las noches en el supermercado, mientras vagan por los pasillos en busca de "esa cosa" precisa. Y hasta que la consigan, hasta que puedan abrir la bolsa y meterse un bocado o sentarse en el estacionamiento del supermercado y atragantarse de comida porque no pueden esperar hasta llegar a su casa, hasta que sepan que la liberación es inminente, todo su cuerpo estará rígidamente enfocado en una cosa: satisfacer esa necesidad en su cerebro.

Pero ¿en dónde se origina esa necesidad?

El núcleo accumbens

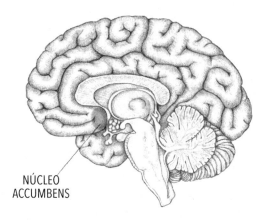

NÚCLEO
ACCUMBENS

El núcleo accumbens es el lugar en donde se asienta el placer, la recompensa y la motivación en el cerebro. En su capa exterior se encuentra un conjunto de neuronas que se activan con la dopamina y están diseñadas para motivar nuestra conducta; es por ello que tantas actividades encargadas de sostener la vida estimulan al cerebro para que libere dopamina: tener sexo, hacer ejercicio y, por supuesto, comer.

Al pensar en lo que sucede a diario en nuestro núcleo accumbens, quiero hablar de dos cosas en específico: la comida y el sexo. Por lo general, podríamos pensar que estas actividades no tienen ningún vínculo, pero ambas son esenciales. Con el fin de que nuestra especie sobreviva, hemos sido preparados para responder ante ciertos estímulos sexuales y alimentarios —imágenes y olores— con un "yo quiero un poco de eso". Curiosamente, esos estímulos han cambiado a lo largo de los años de formas paralelas. Simplemente hoy no tenemos la misma estimulación alimentaria y sexual disponible que la que teníamos hace cien mil, mil o incluso cincuenta años.

Concentrémonos en el sexo por un momento. Si pensamos en el tipo de estímulos sexuales que existían hace muchos años, es claro que éstos no eran más que simples atisbos. Si tenías suerte y en tu camino encontrabas un río en donde la gente de la siguiente comunidad se bañara, tal vez podrías vislumbrar un cuerpo desnudo desde un cierto ángulo, aunque estarías escondido, algo lejos, y tu vista estaría algo bloqueada. Es decir, no tendrías acceso a mucha estimulación bajo demanda en cualquier momento que la quisieras. En contraste, la pornografía disponible hoy las 24 horas del día en internet es grotescamente intensa.

El cerebro no es ningún rival para ese tipo de estimulación debido a la gran cantidad de dopamina que libera. Simplemente no fue diseñado para procesar una inundación química de tal magnitud. Cuando empiezas a bombear tanta dopamina en el núcleo accumbens, éste responde: "¡Guau, eso es en verdad excesivo! Necesitamos alejarnos de esos estímulos". Si haces eso una y otra vez, el núcleo accumbens se adapta mediante la regulación a la baja.

Regulación a la baja

La regulación a la baja es el proceso mediante el cual el cerebro adelgaza los receptores de dopamina para que se adapten a la sobrecarga. La próxima vez que llegue un embate similar su respuesta será más apropiada.

Suena increíble, excepto por el hecho de que esto cambia la fisiología del cerebro. Si la estimulación no llega pronto, la sensación no es muy agradable.

¿Cómo se siente eso?

Como una exadicta a las metanfetaminas y al crack —dos sustancias que prácticamente acaban con los receptores de dopamina en el núcleo accumbens— me siento calificada para intervenir aquí. Y diré esto: usar drogas no era placentero. Tal vez al principio, pero no después de un tiempo.

¿Cómo se sentía?

Se sentía como: "Quiero más".

Sólo quería más.

Pero una vez que la regulación a la baja de la dopamina empezaba, mi estado entre cada dosis se caracterizaba por una absoluta falta de placer. Era totalmente desolador. Se sentía como una comezón. Se sentía como una necesidad. Se sentía como algo que no estaba bien, y tenía que ir a conseguir más para escapar. No para drogarme, sino para sentirme normal. Esto es algo que mucha gente no comprende. Piensan que el adicto consume para drogarse, pero realmente consume para volver a la normalidad. Para sentirse bien aunque sea por un momento. Cuando nos enfocamos en la comida, es exactamente la misma historia. Si piensas en la disponibilidad e intensidad que tenían los alimentos dulces hace cien mil, mil, o cincuenta años, comparada con las de hoy, la diferencia es notable. Pensemos en hace cien mil años: tenías suerte cuando era época de moras y podías recolectarlas de los arbustos o cuando podías conseguir algo de miel de los panales de las abejas. Hoy las moras son un alimento que la gente recomienda comer cuando tratas de dejar los dulces.

El azúcar refinada no entró a nuestras dietas hasta el siglo XVI. Era difícil de conseguir y de procesar, por lo que estaba reservada para la nobleza o la gente con medios. Con el advenimiento de las plantaciones de azúcar todo eso cambió. Después de la Segunda Guerra Mundial, comenzamos a mecanizar la producción de comida. La comida se convirtió en un producto corporativo respaldado por las grandes fuerzas del mercado. Luego, en 1973, un cambio masivo en las políticas de subsidio a la agricultura en Estados Unidos trajo a escena el jarabe de maíz alto en fructosa como un edulcorante barato, y el consumo aumentó una vez más. Pero ya sea que hablemos de jarabe de maíz alto en fructosa, el azúcar de mesa tradicional, o cualquiera de las docenas de azúcares con otros nombres, la realidad es que 80% de los alimentos que se venden en los anaqueles de los supermercados están mezclados con azúcar.[1] Sabe bien y hace que nuestro cerebro se sienta bien. Como resultado, a lo largo de tan sólo las últimas décadas el consumo de azúcar se ha disparado hasta niveles ridículos, y eso significa que atacamos al cerebro con niveles de estimulación cada vez más altos y potentes. Una estimulación que simple y sencillamente no fue diseñado para soportar.

Antojos

Pero entonces ¿qué pasa en el cerebro? Hemos inundado sus receptores con dopamina y éstos se han debilitado. ¿Con cuánta frecuencia sucede esto? Bueno, piensa en todo lo que cubrimos en el capítulo 2: la leptina es bloqueada en nuestro cerebro, y esto nos hace regresar y regresar por más comida. Si alguien consume alimentos procesados en cada comida, o incluso con mayor frecuencia, esos receptores de dopamina reciben estimulación excesiva cada pocas horas o más.

Y por supuesto, hay muchos otros tipos de estimulación en nuestra vida moderna que inundan el cerebro con un exceso de dopamina: tomar café todo el día, fumar, ver pornografía regularmente, usar cocaína o metanfetaminas y tomar alcohol. Pero honestamente, sólo con comer mucha azúcar y harina es suficiente. Sí. Cuando se trata de comida, ésos son los dos culpables. El azúcar y la harina.

De hecho, me gustaría que vieras el azúcar y la harina de una forma completamente distinta. La gente suele ver el azúcar y la harina como alimentos. Te invito a que empieces a verlas como drogas.

El azúcar y la harina en el cerebro

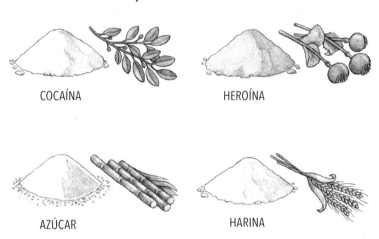

COCAÍNA

HEROÍNA

AZÚCAR

HARINA

Estos dibujos son interpretaciones de fotografías tomadas de internet. Es recomendable que hagas una búsqueda de imágenes en Google para estas mismas sustancias, de manera que puedas ver, con tus propios ojos, lo que estoy a punto de describir. Por razones obvias, no podía encargar una serie de fotografías de la heroína y la cocaína para este libro, pero vale la pena observar qué tan inquietantemente parecidas son estas sustancias. La esquina superior izquierda representa a la cocaína. La cocaína es una droga, en eso todos estamos de acuerdo. Pero ¿cómo es que se convierte en una droga? ¿De dónde proviene?

La cocaína se deriva de la hoja de coca, que crece en Colombia y en otras regiones de América del Sur. Por sí solas, las hojas de coca son bastante inofensivas. Los excursionistas en las montañas de los Andes las mastican todo el tiempo. ¿Qué pasa cuando introduces una hoja de coca a tu boca y comienzas a masticarla? Tu cachete se adormece un poco y sientes un aumento de energía, como el que experimentas tras tomarte media taza de té con cafeína.

¿Acaso el placer que obtienes de esto te hace irrumpir en casa de tu abuela y robarle su reproductor de DVD para poder comprar más hojas de coca? No, no lo hace. Las hojas de coca no son adictivas.[2] Pero cuando tomas la esencia interna de esas hojas de coca, la refinas y la purificas hasta convertirla en un polvo fino… ahora tienes una droga.[3] Una droga sumamente poderosa. La cocaína.

En la esquina superior derecha tenemos a la heroína. La heroína proviene de la planta de amapola. ¿Qué pasaría si te sentaras a comer plantas de amapola en un campo todo el día? Obviamente no pasarías un examen de orina que detectara la presencia de opio, pero no te volverías adicto. No te convertirías en un pobre y marchitado adicto a la heroína. Es sólo cuando tomas la esencia interna de esa planta de amapola, la refinas y la purificas hasta convertirla en un polvo café claro, que obtienes la droga a la que llamamos heroína.

Después viene el azúcar. ¿De dónde obtenemos el azúcar? De la planta de la caña de azúcar, la remolacha azucarera y el maíz. Éstos son alimentos que yo comería con total libertad. La caña de azúcar es difícil de conseguir en el noreste de Estados Unidos, por lo que realmente nunca la he probado, sin embargo le pongo remolacha a mi ensalada casi todas las noches. Me encanta el elote. De hecho, a poca distancia de mi casa hay un puesto que vende elote fresco durante todo el verano. Delicioso. Y no adictivo; sano. Pero cuando tomas la esencia interna de esas plantas, la refinas y la purificas hasta convertirla en un polvo (o, en el caso del jarabe de maíz alto en fructosa, un líquido espeso), ahora tienes una droga. Has tomado un alimento y lo has convertido en una droga.

Y finalmente, la harina. ¿De dónde obtenemos la harina? Bueno, pues de un buen número de plantas. Todas comienzan como alimentos saludables, en su forma integral. Pero cuando tomas su esencia interna, la refinas y la purificas hasta convertirla en una sustancia fina y polvosa, ahora tienes una droga.

Si, a medida que lees esto, te sientes desolado y desesperado por la simple idea de dejar el azúcar y la harina, sólo quiero puntualizar que eso es exactamente en lo que consiste la regulación a la baja de la dopamina. Es increíble qué tan poderoso puede ser ese sentimiento; pensamos que si estos alimentos no están en nuestra vida, entonces no hay nada bueno por lo que vivir. Conozco perfectamente ese sentimiento de desolación. Lo superarás, te lo prometo. Los receptores de dopamina sí se regeneran.

Estarás bien. Estarás mejor que bien, porque pronto tomarás el camino correcto hacia tu peso objetivo, y te sentirás más feliz, mucho más seguro y libre del daño que estas sustancias causan en tu cerebro.

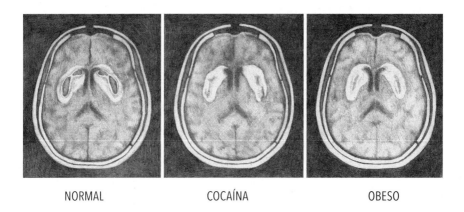

NORMAL   COCAÍNA   OBESO

Aquí tenemos la representación de tres tomografías por emisión de positrones (PET) de distintos cerebros y las respuestas de su dopamina en el núcleo accumbens. Del lado izquierdo se encuentra un cerebro normal que muestra una respuesta de dopamina saludable, representada por el sombreado más oscuro —entre más oscuro sea el sombreado, más fuerte será la actividad neurológica—. En el centro se encuentra la tomografía de un cerebro adicto a la cocaína. Nota que la respuesta de dopamina está bastante apagada. Pero mira, del lado derecho se encuentra el cerebro de una persona obesa. ¿Ves que hay muy poco sombreado oscuro? La respuesta de dopamina es incluso peor que la del adicto a la cocaína.

Ahora bien, uno de los principios rectores en la ciencia es que "la correlación no comprueba la causa". En otras palabras, es posible que comer en exceso no haya causado el debilitamiento de los receptores de dopamina, sino que podría haber sido al revés. Tal vez el cerebro obeso demanda tanta comida porque nació sin suficientes receptores de dopamina en primer lugar.

Los científicos consideraron esta posibilidad hasta mayo de 2010, cuando un artículo del Instituto de Investigación Scripps (Scripps Research Institute) fue publicado en la revista *Nature Neuroscience*.[4] Los doctores Paul Johnson y Paul Kenny utilizaron ratas con cerebros normales y saludables y las dividieron en tres grupos. El grupo de control fue alimentado con *pellets* estándar de laboratorio para ratas. El segundo grupo fue alimentado con tocino, salchicha, pastel de queso, pastel de libra, betún y chocolate, pero sólo una hora al día. El tercer grupo tuvo acceso a la dieta del grupo anterior pero por entre 18 y 23 horas al día. Es decir, todo lo que pudieran comer: un bufet para ratas. No es de sorprenderse que el tercer grupo haya desarrollado obesidad. Pero, aún más importante, comenzaron con cerebros saludables y terminaron con regulación a la baja en sus receptores de dopamina. La dieta causó que sus cerebros cambiaran.

La ciencia finalmente había comprobado lo que cualquiera que haya seguido un programa de 12 pasos por comer en exceso ya sabe: la adicción a la comida es real. Tan real como la adicción a la cocaína. Tan real como la adicción a la heroína. No existe ninguna diferencia fisiológica. En un principio los investigadores se preguntaban: "¿De verdad? ¿La comida es tan adictiva como la cocaína y la heroína?" Pero ahora muchos investigadores estiman que podría ser incluso más adictiva.

Adicción al azúcar y a la harina

En 2007 en la Universidad de Burdeos, el equipo del doctor Serge H. Ahmed inyectó cocaína intravenosa a un grupo de ratas hasta volverlas adictas. Después, el equipo les ofreció algo a lo que nunca habían sido expuestas: agua endulzada. Las ratas fueron obligadas a escoger entre la cocaína intravenosa, a la que ya eran adictas, y el agua endulzada. No hacía diferencia si el endulzante era azúcar o sacarina, esas ratas prefirieron el agua endulzada.[5] Con base en ese estudio, el doctor Mark Hyman estima que el azúcar es ocho veces más adictiva que la cocaína.[6]

En el Instituto de Investigación Scripps, los roedores cruzaban y se paraban en un piso electrificado de manera voluntaria sólo para conseguir su alimento alto en azúcar. Puedes medir la fuerza de una adicción al valorar el *shock* que un sujeto estará dispuesto a soportar para consumir la sustancia.[7] Y los niveles de las ratas se elevaban a los umbrales de la adicción a la cocaína y la heroína.

Otra cuestión que es importante mencionar es que cuando los investigadores retiraron esta "comida hiperapetitosa" y la cambiaron por comida tradicional para ratas, los roedores decidieron dejar de comer. No estaban interesados en comer otra cosa que no fueran alimentos procesados o con una alta recompensa. Los investigadores llamaron a esto la "opción de la barra de ensaladas", y las ratas no querían tener nada que ver con ella.[8]

Entonces ¿cómo sabemos qué comidas son adictivas? Algunos investigadores y autores famosos han sugerido que los elementos adictivos son el azúcar, la grasa y la sal.[9] No estoy de acuerdo con ninguna de estas tres. Primero que nada, para mi conocimiento, no existe ninguna evidencia que muestre que la sal es adictiva. Es cierto que la sal hace que la comida sea mucho más apetitosa, lo que deriva en el consumo de más calorías. En un estudio, la gente consumió 11% más comida cuando estaba placenteramente sazonada con sal.[10] Pero apetitoso no es lo mismo que adictivo.

¿Qué pasa con la grasa? Bueno, aquí las investigaciones son más complicadas, especialmente porque gran parte de la comida alta en grasa también contiene azúcar, harina o ambas. Pero en 2013 el panorama finalmente se aclaró. Tres científicos realizaron un ingenioso estudio que enfrentaba a la grasa directamente con el azúcar y observaron lo que sucedía en el cerebro de las personas que consumían distintas cantidades de cada una.

Los investigadores pusieron a un grupo de sujetos en una máquina de resonancia magnética y midieron la actividad en distintas partes del cerebro mientras bebían malteadas de chocolate con popotes. Los niveles de azúcar versus grasa en las malteadas fueron valorados para crear cuatro categorías: alto en azúcar / alto en grasa, alto en azúcar / bajo en grasa, bajo en azúcar / alto en grasa y bajo en azúcar / bajo en grasa.[11] Los resultados mostraron que era el contenido de azúcar, y no el de grasa, el que ubicaba la respuesta en los centros de recompensa del cerebro. Para mí, este estudio ayudó mucho a acabar con la idea de que la grasa es adictiva. Como la sal, la grasa ayuda a hacer que la comida sea más apetitosa, y ciertamente fomenta el sobreconsumo pasivo de calorías, pero eso no significa que sea adictiva.

Para aquellos de ustedes que aún no están convencidos, déjenme ponerlo de otro modo. Si le pones mantequilla y sal al brócoli, la gente comerá un poco más de brócoli porque sabe mejor. Pero creo que todos sabemos que nadie se hará rico al abrir restaurantes que sirvan brócoli a la mantequilla.

Otra forma de obtener datos claros sobre esto es simplemente preguntarle a la gente, como yo les he preguntado a los estudiantes en mi clase de Psicología de la Alimentación: "¿Qué tipo de comida te haría desviarte de tu camino para comprarla?" ¿Cuáles son las respuestas? Pastel, *cupcakes*, galletas dulces, dulces, helado, donas, chocolate, pizza, papas, pasta, bagels, pan, galletas saladas y *hot cakes*. La pizza, el chocolate y las papas son los tres alimentos más adictivos.[12] ¿Por qué la pizza es tan adictiva? Bueno, pues pensémoslo un momento. La pizza está hecha de masa, salsa y queso. La salsa es deliciosa. Y el queso puede ser un poco adictivo. El queso tiene casomorfinas, que emulan una respuesta opioide en el cerebro. Pero ¿qué pasa si le agregas queso y salsa al bró-coli? Obtienes una deliciosa guarnición para tu cena, aunque nada por lo que valga la pena salir en medio de una tormenta de nieve. Es la ha-rina la que impulsa la respuesta adictiva en la pizza. De hecho, date cuenta de que dos de los tres alimentos más adictivos, pizza y papas, están hechos a base de harina.

Si quieres lograr ser feliz, delgado y libre, es crucial saber cuáles son los alimentos adictivos, porque con las adicciones "una es demasiado, y miles nunca son suficientes". El consumo de otros alimentos en canti-dades moderadas está bien. La grasa y la sal pueden ser incluidas en tu dieta diaria frugalmente porque, con la ausencia del azúcar y la harina, no van a arruinar tus esfuerzos. Pero si le agregas azúcar o harina a la ecuación, habrás perdido el juego.

La vida con regulación a la baja

El doctor Robert Lustig, de UCSF, uno de los líderes expertos en el estu-dio del azúcar en Estados Unidos, afirma que sólo toma tres semanas de sobrestimulación regular para que la adicción surja y los receptores de nuestro cerebro se debiliten.[13] Y una vez que esos receptores se regulan a la baja, sucede una serie de cosas. Primero, como he mencionado an-teriormente, la vida entre comidas parece desoladora, y éste es uno de los vínculos entre la dieta estadounidense estándar y la depresión. Se-gundo, la habilidad para saborear la comida disminuye.[14] No sólo eso, algunos estudios han mostrado que la expectativa anticipada de comida en el cerebro de una persona obesa es mucho mayor que la de una per-sona delgada, pero cuando los primeros comen, el placer que reciben de la comida es menor.[15] En otras palabras, si actualmente realizas una de las dietas mencionadas en el capítulo 1, y comienzas a pensar en lo mara-villoso que sería comer algo fuera de tu plan, en realidad lo que sucede es que tu cerebro exagera la recompensa que esos alimentos te darán. Pero en cuanto los comas, esa recompensa no llegará. Vivirás con el ansia de la siguiente dosis.

Yo solía vivir así; pasaba largas noches en busca de ingredientes para masa de galletas, litros de helado, bolsas de papas y cajas de pizza en los pasillos del supermercado. Me iba a mi casa y comía compulsivamente, a la espera de una sensación, la de estar llena, que nunca llegaba. Acababa con todo. Me terminaba todo el plato, la bolsa y el litro, pero nunca estaba satisfecha.

Hasta que dejé el azúcar y la harina por completo.

Caso de estudio: Dennis Fansler

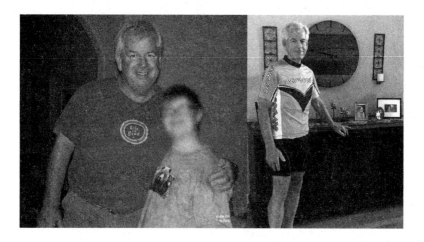

Peso máximo: 127 kilos
Peso actual: 82 kilos
Estatura: 1.83 metros

Crecí comiendo según la dieta estadounidense estándar: mucha carne y papas, muchos dulces. Añade a eso el estrés de la vida diaria y hace pocos años llegué a mi peso máximo de 127 kilos. Me sentía muy deprimido y aislado. Por 35 años traté de controlar mi relación con la comida, pero después de tantos intentos fallidos pensé que simplemente no había esperanza. Más adelante, después de que una exploración de mi corazón mostró un bloqueo en mis arterias coronarias, me asusté tanto que bajé 23 kilos durante los siguientes seis meses. Pero, como era común en mí, rápidamente comencé a recuperar ese peso.

Luego me topé con *Libera tu cerebro*. Estaba impresionado con la historia de Susan Peirce Thompson y la información que compartía en su videoserie *Liberarse de la comida*. Me comprometí con el plan y mi peso disminuyó rápidamente. Bajé 16 kilos en los primeros 70 días y llegué a un peso que es aún más bajo del que tenía cuando jugaba futbol americano en la universidad, cuando tenía un 10% de grasa corporal. Mi cintura pasó de cerca de 102 centímetros a 81. Mi presión arterial pasó de 120/80 a 100/60 y mi colesterol pasó de 237 con 20 miligramos de Lipitor al día, a 160 sin medicamentos.

Pero más que eso, agradezco la estructura y el apoyo que he encontrado en *Libera tu cerebro*. Sé que, aunque estoy mucho más feliz y menos estresado, todavía necesito trabajar en la transformación interna, y *Libera tu cerebro* me brinda un espacio y un marco de referencia para hacerlo. El mejor cambio es la nueva creencia de que puedo permanecer en este nuevo cuerpo y dedicar mi tiempo a apoyar a otros en lugar de obsesionarme con la comida. *Libera tu cerebro* me funcionó cuando nada en los últimos 35 años me había ayudado. Le digo a la gente: "Prepárate para cambiar tu vida, no sólo tu talla". Cualquier cosa que no exija un cambio total es una pérdida de tiempo.

Capítulo 4

La escala de susceptibilidad

Ahora entendemos las tres maneras en que el cerebro bloquea la pérdida de peso. Y que todos estamos igualmente expuestos. Todos podemos ser víctimas de la brecha de la fuerza de voluntad porque tenemos una corteza cingulada anterior que se agota al revisar nuestro correo electrónico o controlar nuestras ganas de comer. Y todos, a lo largo del día, tenemos oportunidades de caer en su trampa porque somos confrontados por azúcar y harina dondequiera que estemos.

Dado lo anterior, la pregunta que surge naturalmente es: "¿Por qué no todos son obesos?"

Es una duda completamente legítima.

Y tengo una respuesta para ti.

En esencia, todos están igualmente expuestos, pero no todos son igualmente susceptibles.

Déjame explicarlo. Mucha gente piensa que la adicción tiene que ver con la sustancia —que la heroína es inherentemente adictiva y, por ende, cualquiera que consuma heroína por un largo periodo de tiempo quedará, por definición, enganchado—. Si defines la adicción en términos de tolerancia y abstinencia, podría ser. Sin embargo, si mandamos a cien mil personas a su casa tras una cirugía con una provisión de Vicodin de varias semanas, lo que encontraremos es que algunas definitivamente no lo tomarán, otras dejarán de depender del medicamento fácilmente, incluso con los síntomas de abstinencia, y otras se harán verdaderamente adictas. El alcohol es adictivo y ampliamente consumido, pero todos sabemos que no toda la gente se vuelve alcohólica. Algunos pueden fumar de manera intermitente o tomar cafeína sólo cuando quieren un poco. En esencia, algunas personas pueden tomarlo o dejarlo.

Y otras simplemente no pueden.[1]

En lo que respecta al azúcar y a la harina, durante años asumí erróneamente que o eres un adicto a la comida o no lo eres. Ciertamente, en los programas de recuperación para la adicción a la comida, el primer paso es decidir si realmente te sientes impotente frente a la comida o no. Pero cuando analicé el problema como científica, empecé a ver cómo emergía una imagen mucho más matizada. Los rasgos humanos tienden a ubicarse en una curva de campana. ¿Por qué la susceptibilidad adictiva no podría obedecer también a este patrón? Esto no era producto de una simple y ociosa curiosidad intelectual. Entre más aplicaba esta idea a las personas con quienes trabajaba, también era más claro que había dado con algo. Había muchas, muchísimas personas que claramente no eran tan adictas a la comida como yo, y que no estaban dispuestas a obtener ayuda de un programa de 12 pasos para la adicción a la comida como yo lo había hecho, porque en el fondo no pertenecían ahí. Sin embargo, eran adictas a la comida hasta cierto punto, en definitiva tenían un problema de peso, y sabían que las dietas tradicionales nunca les iban a funcionar. Llegué a creer que, para que ellas pudieran ser realmente felices, delgadas y libres, primero tendrían que entender qué tan susceptibles era su cerebro y luego operar desde ahí.

Es por eso que inventé la escala de susceptibilidad.

La escala de susceptibilidad oscila entre 1 en el extremo bajo y 10 en el extremo alto, y te ayuda a entender con qué tanta fuerza reacciona tu cerebro ante el valor de recompensa de los alimentos adictivos.

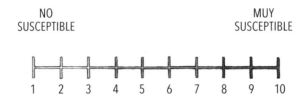

Cuando comencé a desarrollar esta idea tenía una lista de cientos de suscriptores en mi correo electrónico, y escribía sobre la escala de susceptibilidad de manera regular. La gente me preguntaba si tenía un cuestionario o un instrumento que les dijera qué tan susceptibles eran. La creación de dicho instrumento se convirtió en una de mis máximas prioridades.

Así fue como desarrollé un cuestionario de susceptibilidad, también conocido como el test "Libre de comida". Sólo contiene cinco preguntas, pero éstas abordan exactamente las dimensiones que diferencian a las personas sin problemas con la comida de quienes luchan contra la llamada de su adicción. El cuestionario está diseñado para analizar tu relación con la comida durante tus tres peores meses de conductas alimenticias. ¿Por qué? Porque una vez que te has involucrado en conductas nocivas, como atracarte regularmente, es cuando se forman nuevas rutas de conexión (tractos o fascículos) en tu cerebro. Tal vez ya no estén activas, pero nunca desaparecen, por lo que siempre tendrás que ser más vigilante ante la comida que alguien que nunca ha luchado de esa forma.

¿Te gustaría saber tu calificación? Las preguntas son simples, pero el método de calificación en realidad es bastante complicado, así que he puesto un cuestionario en línea para que lo calcule todo por ti. Ahora mismo puedes ingresar a www.FoodFreedomQuiz.com y descubrir tu nivel de susceptibilidad. Te explicaré tus resultados cuando regreses. Adelante. Tan sólo te tomará unos minutos. Te espero.

Resultados

1-3: Baja susceptibilidad

Es probable que en nuestro pasado evolutivo una baja susceptibilidad no habría otorgado ninguna ventaja para sobrevivir; sin embargo, en el entorno alimenticio obscenamente abundante de la actualidad puedes considerarte afortunado. Tu cuerpo te da señales confiables sobre en qué momento debes dejar de comer. De hecho, si te ubicas en los niveles más bajos, puede ser que incluso tengas el problema de no pensar lo suficiente en comida. Si estás muy ocupado durante un día de trabajo, es posible que te olvides de comer y que tengas que reorganizar tu vida para recordar consumir los alimentos adecuados a las horas adecuadas.

Cuando se estrenó la película *El curioso caso de Benjamin Button*, Brad Pitt y Cate Blanchett fueron al programa de Oprah, y una fanática que resultó ser chef les ofreció cocinarles sus platillos favoritos. Preguntó qué era lo que más disfrutaban comer. Ambos actores permanecieron sentados, desconcertados por la pregunta. Después de unos incómodos momentos, lo mejor que pudo decir Cate Blanchett fue: "Un plato de arroz es bueno a veces". Brad Pitt interrumpió para decir: "Sí, realmente la comida no está en mi radar". Yo estaba sorprendida. ¿Cómo era posible que no supieran qué era lo que más les gustaba comer? Mi experiencia no era para nada similar. Oprah se dirigió al público y declaró: "No sé ustedes, pero ¡yo nunca podría decir lo que estos dos acaban de decir!" Todos rieron y la tensión desapareció. Pero si te encuentras en la parte baja de la escala de susceptibilidad, ésta es exactamente tu relación con la comida. La comida es simplemente combustible, y no tiene ningún interés en particular, o es un placer momentáneo que se olvida rápidamente.

Entonces, si tu calificación está en el rango de 1-3, ¿*Libera tu cerebro* puede ser útil? En realidad, sí.

Una de mis campistas, Darlene Saeva, era una corredora empedernida. Entrenaba regularmente y había corrido en 28 maratones durante su adultez. Pero luego, en 2013, sufrió una seria lesión en el cuello cervical superior y tuvo que dejar de correr. A pesar de que ella siempre había sido cuidadosa con su alimentación, en tan sólo un año había subido casi 13 kilos. No era una gran cantidad de peso, pero le molestaba. Sabía mucho sobre nutrición e intentó realizar varias dietas, pero ninguna le daba una guía clara sobre qué y cuánto comer, por lo que permaneció con esos kilos de más. Finalmente, alguien le platicó sobre el campamento de *Libera tu cerebro*, y se inscribió. Bajó los casi 13 kilos bastante rápido, vive feliz en su peso objetivo, y sigue el programa hasta el día de hoy. A pesar de que ella es sólo un 2 en la escala de susceptibilidad, ama la estructura que *Libera tu cerebro* le brinda y la claridad que le otorga a su forma de comer. Para ella, mientras se apegue al plan, es sencillo mantenerse en su peso objetivo. Si se desvía, sube momentáneamente unos cuantos kilos. Pero, dado que se encuentra en la parte baja de la escala y realmente no tiene mucho interés por la comida, cumplirlo de nuevo es superfácil. Por ende, ama el programa y está fascinada de saber que éste ha resuelto su problema de peso.

Sorprendentemente, muchas personas con sobrepeso o incluso obesas se encuentran en la parte baja de la escala de susceptibilidad. La combinación de un metabolismo lento-a-normal y el consumo inconsciente de comida rápida, barata y apetitosa, sin duda harán que la gente suba de peso, con o sin adicción. Y si perder ese peso se vuelve de suma importancia, *Libera tu cerebro* fácilmente puede salir al rescate. Otras personas que se encuentran en la parte baja de la escala de susceptibilidad buscan *Libera tu cerebro* simplemente porque quieren ser la mejor versión de sí mismas, comer alimentos integrales y vivir en un cuerpo con un sistema de insulina balanceado que tenga la energía suficiente para enfrentar todas las aventuras de la vida. Para la gente que se ubica en la parte baja de la escala es una elección, no una necesidad.

4-7: Susceptibilidad de rango medio

Si te encuentras en el rango medio, es probable que la comida sea un pequeño reto para ti. El tamaño del reto probablemente depende de si tienes sobrepeso y si tienes o no algún problema de salud. Pero los antojos no son algo desconocido para ti. Dada la cantidad de alimentos hiperapetitosos que existen hoy en día y su disponibilidad casi constante, la gente que se encuentra en el rango medio está en peligro de tener sobrepeso tan sólo por comer demasiados alimentos equivocados, ¡o incluso comer demasiados alimentos aparentemente saludables! Recientemente tuve a una mujer en uno de mis campamentos que consumía muchos alimentos a base de plantas y era muy consciente de su salud. Pero antes del campamento comía demasiada harina, lo que la volvía más sedentaria, y la hacía sentirse deprimida y frustrada, porque pensaba que lo que hacía estaba "bien". Finalmente, ahora ha bajado los 18 kilos que la atormentaron durante años y está llena de energía. Cerca de 24% de la gente que se inscribe al campamento de *Libera tu cerebro* se encuentra en el rango medio de la escala de susceptibilidad, y tiende a obtener resultados fabulosos. Cuando has experimentado antojos, subidas de peso constantes, y comes en exceso con regularidad, a pesar de tu deseo de adelgazar y ser más sano, lograr ser feliz, delgado y libre es un gran alivio.

Mi madre también se encuentra en el rango medio de la escala de susceptibilidad; ha asistido al campamento y es una ferviente seguidora de *Libera tu cerebro*. Conozco su relación con la comida casi tan bien como conozco la mía. Cuando se desvía de sus reglas para ella no es devastador ni es un problema que consuma todo su tiempo, como lo es para mí. Le resulta mucho más fácil retomar el programa. Pero a lo largo de los años ha descubierto que hay una relación muy fuerte entre qué tan libre se siente y qué tan fiel es para cumplir sus reglas. Ella las acepta porque la liberan total y completamente de cualquier diálogo interior sobre su comida, y porque ama tener su comida bajo control y, por supuesto, vivir sin esfuerzo en un cuerpo del tamaño apropiado.

8-10: Alta susceptibilidad

Si eres altamente susceptible, es probable que hayas tenido problemas con tu forma de comer y tu peso por años, si no es que décadas. Las señales que les indican a otras personas que dejen de comer simplemente no funcionan de manera confiable, y es posible que nunca lo hayan hecho. Quizá seas un conocedor *gourmet* con una vasta colección de libros de cocina, o puede que no te interese la sofisticación de lo que comes y que en las mañanas sólo pienses en tu café y tu dona. O en tres.

En la escala de susceptibilidad, yo soy un 10 perfecto. Hay muchas ocasiones en la vida en que es maravilloso ser un 10 perfecto. Ésta no es una de ellas. De hecho, citando un diálogo de la película *Esto es Spinal Tap*, probablemente llego hasta el número 11.

¿Esto qué significa? Significa que no puedo contar puntos. No puedo tener un "día de derroche" o incluso una "hora de derroche". (Me refiero a ti, Dieta del adicto a los carbohidratos.) No puedo comer una rebanada de pizza el domingo y regresar a comer ensalada el lunes. Y si sí como una rebanada de pizza, quiero muchas más. Luego voy a buscar unas galletas o papas o helado para pasarme la pizza. He llegado a modificar mi agenda de todo un día para poder ir hasta el otro lado del pueblo y satisfacer un antojo específico. Comer mucho más allá de llenarme era una ocurrencia común. Y todo esto me molestaba. Mucho. Pensaba en ello mucho más de lo que deseaba hacerlo, y trataba hasta el cansancio de controlar mis elecciones de comida y mi peso. En ocasiones sentía que un cierto plan o enfoque me funcionaba, pero esos periodos nunca duraban, y pronto los problemas regresaban. En esencia, mi cerebro está conectado de tal manera que garantiza mi fracaso en cualquier dieta tradicional. Sólo el enfoque de *Libera tu cerebro* funcionó para mí.

(i) Ésta es la pura verdad. Los planes que se basan en la moderación no funcionan para la gente que se ubica en la parte alta de la escala de susceptibilidad.

Un dato importante sobre las personas que desarrollan programas de dieta y salud es que, en general, tienden a ubicarse en los niveles bajos o de rango medio en la escala de susceptibilidad. Dado que no son demasiado susceptibles a la seducción de los alimentos adictivos, son capaces de "resolver" sus problemas de peso con dieta y ejercicio (o tal vez nunca tuvieron un problema de peso). Luego escriben un libro sobre su éxito y venden su plan como una solución para las masas. Bueno, pues si te ubicas en la parte alta de la escala de susceptibilidad, como yo, entonces tú y yo sabemos que no funcionará. Porque los hemos probado todos. Y ninguno ha funcionado.

Ya sea que sigas el programa de *Libera tu cerebro* o no, quiero que te conviertas en un consumidor inteligente de programas de dieta y ejercicio. Cuando te presenten un nuevo plan, quiero que te preguntes: "El creador de este programa, ¿en dónde se encuentra en la escala de susceptibilidad?" y que luego busques pistas en su historia para responder a esa pregunta. Si es un plan diseñado por una persona cuyo nivel de susceptibilidad parece ser más bajo que el tuyo, la probabilidad indica que la solución que vende no va a ser lo suficientemente potente para atacar la forma en que está conectado tu cerebro.

Pequeñas subidas y grandes bajadas

Si respondiste el cuestionario y tus resultados te sorprendieron dada tu apariencia, por favor no asumas que sólo porque eres delgado te encontrarás en la parte baja de la escala, o que sólo porque eres pesado te ubicarás en la parte alta de la escala. Sí, la susceptibilidad está relacionada con el peso, pero como puedes observar en la siguiente tabla, no tan relacionada como lo esperarías.* De hecho, 22% de las personas cuyo peso es normal se encuentran en la parte alta de la escala de susceptibilidad.

Categoría de Índice de Masa Corporal (BMI)	Baja susceptibilidad	Susceptibilidad de rango medio	Alta susceptibilidad	Total
PESO BAJO	26%	27%	47%	100%
PESO NORMAL	34%	44%	22%	100%
SOBREPESO	32%	43%	25%	100%
OBESO	19%	48%	33%	100%
MUY OBESO	12%	32%	56%	100%

* Dado que nuestro mensaje trata sobre la pérdida de peso y la adicción a la comida, la gente que visita nuestra página de internet y realiza el cuestionario nunca conformará una muestra representativa de la población. Así que, para obtener una muestra representativa de nuestros encuestados, contratamos a una compañía de investigación independiente para reunir datos de una muestra representativa de 1 300 adultos a lo largo de Estados Unidos.

En mi clase de Psicología de la Alimentación solía dibujar un círculo grande en el pizarrón y decirles a mis estudiantes: "Esto representa sus acciones, su atención, su vida; la suma de todos sus pensamientos, todo lo que hacen y todo lo que les importa". Luego les preguntaba: "¿Qué proporción ocupan sus pensamientos sobre lo que han o no han comido, si han hecho ejercicio o no, si han seguido su dieta o no?". Y semestre tras semestre, mis estudiantes delgados exclamaban con pena y horror: "95 por ciento".

¿En qué se relaciona esto con todo lo que hemos visto? Bueno, pues éstas son las personas que, generalmente, se inscriben 20 años después, a mis campamentos y dicen: "No entiendo qué es lo que ha sucedido. Siempre fui delgado". Delgado hasta que. Hasta que aceptaron un trabajo sedentario, dejaron de hacer deporte, se embarazaron o entraron a la menopausia. En promedio, los adultos estadounidenses suben 2.3 kilos cada temporada vacacional[2] y no logran bajarlos. Esos kilos suman.

Una persona delgada que se encuentra en la parte alta de la escala de susceptibilidad y que no tiene recursos podría enfrentar problemas con su peso en algún momento. O tal vez no. Tal vez viva su vida como una persona delgada que se restringe, se atraca, se purga, se ejercita de más, abusa de los laxantes, cuenta calorías y se obsesiona con cada porción de comida y cada kilo. Su calidad de vida se verá disminuida todos los días mientras sufre en silencio con un problema que no tiene sentido y que nadie parece entender. Lucha, con la única diferencia de que su cuerpo no muestra la evidencia.

En el otro extremo del espectro están las personas con sobrepeso que se ubican en la parte baja de la escala de susceptibilidad. Y ésta es la cuestión: a la gente se le olvida que las sustancias adictivas han intensificado el valor de la recompensa incluso para las personas que no son adictas. En otras palabras, el azúcar y la harina saben bien y nos hacen sentir bien. Cualquier cerebro ama esa liberación de dopamina, de manera que, incluso si no existe regulación a la baja, el azúcar y la harina fácilmente pueden engañarte y hacer que las consumas en exceso. Así es como, en nuestra sociedad actual, la gente que posee un nivel bajo o de rango medio en la escala de susceptibilidad fácilmente desarrolla sobrepeso. Los alimentos hechos principalmente de harina y azúcar siempre están disponibles, son fáciles de conseguir, y además piden a gritos que los consumamos. Dentro de poco, nuestro nivel de insulina basal ha aumentado y nuestra leptina ha empezado a bloquearse. Así que nuestro cerebro piensa que nos morimos de hambre e inconscientemente comemos más y más. En la vida moderna, esta situación se ha convertido en el estado natural promedio.

Los datos

La comunidad de *Libera tu cerebro* es grande y crece con gran rapidez, y ocasionalmente lanzamos campañas para educar a la gente sobre su nivel de susceptibilidad y lo que significa para su vida. Hasta el momento, más de 350 000 personas han contestado el cuestionario.

Es importante considerar que esta cifra no está cerca de ser una muestra representativa de la población estadounidense en general. A lo largo y ancho del país las personas se acercan a *Libera tu cerebro* porque están inconformes con su peso, su relación con la comida, o ambas. Por supuesto, tiene sentido que la distribución de los encuestados esté sesgada hacia la parte alta de la escala. Así que mi equipo y yo decidimos descubrir cuál es la distribución en la población de Estados Unidos. Las muestras representativas de toda una población son difíciles de conseguir, pero existen compañías de investigación que realizan encuestas como la nuestra, y que lo hacen muy bien, así que contratamos a una de ellas para que lo descubriera por nosotros. Éstos son los datos:

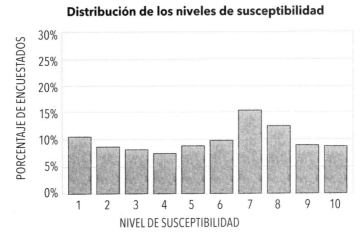

Distribución de los niveles de susceptibilidad

PORCENTAJE DE ENCUESTADOS

NIVEL DE SUSCEPTIBILIDAD

Como puedes ver, las calificaciones son relativamente parejas, con un pequeño aumento en el rango de 7-8. Más o menos un tercio de las personas se ubica en el rango bajo, un tercio se ubica en el rango medio, y otro tercio en el rango alto, con cerca de 18% de las personas en el rango muy alto (9-10). Esto coincide con investigaciones de la Universidad de Yale que muestran que 19% de la población es adicta a la comida.[3] Algo muy interesante, porque tenemos datos sobre la susceptibilidad adictiva en ratas, es que, curiosamente, las ratas son iguales a nosotros en este aspecto. Un tercio es altamente susceptible a la adicción, un tercio es moderadamente susceptible y un tercio no es susceptible.[4] A ese tercio no susceptible no le importa mucho la cocaína intravenosa. Una vez que desaparece, no buscan más. Se comportan como si pensaran: "Eso estuvo bueno, pero no lo extraño". Podrían ser el Brad Pitt o la Cate Blanchett de los roedores.

Busca-objetivos y busca-señales

Quiero profundizar un poco más aquí sobre cómo los científicos descubrieron que un tercio de las ratas es susceptible a la adicción y un tercio no. Esta investigación nos ofrece una ventana a lo que hace que alguien sea susceptible a la adicción en primer lugar. ¿Qué hay en nuestro ambiente que genera tal vulnerabilidad en algunos de nosotros? Es una pregunta importante que produce algunas respuestas muy empoderadoras.

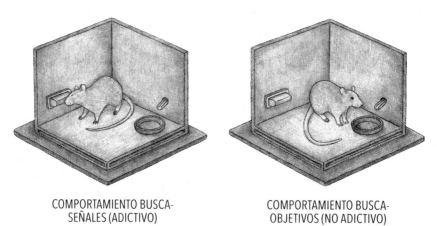

COMPORTAMIENTO BUSCA-
SEÑALES (ADICTIVO)

COMPORTAMIENTO BUSCA-
OBJETIVOS (NO ADICTIVO)

En 2006, en el Instituto de Neurociencia Molecular y del Comportamiento (Molecular and Behavioral Neuroscience Institute) de la Universidad de Michigan, Shelly Flagel realizó algunos experimentos reveladores en ratas.[5] Ella y su equipo colocaron a un grupo de ratas dentro de jaulas estándar que incluían una palanca retráctil y un plato de comida. En determinados momentos al azar, la palanca se metía en la jaula y se quedaba ahí durante ocho segundos. Al final de los ocho segundos, la palanca se retraía y un *pellet* de comida era servido en el plato. Las ratas rápidamente asociaron la llegada de la palanca con la llegada de la comida. Eso es simple porque tanto las ratas como los humanos somos rápidos para identificar las señales que nos dicen que la comida viene en camino: el olor a tocino, el sonido de los platos al poner la mesa antes de la cena, el vistazo de un platillo preparándose en la estufa, todos nuestros sentidos reciben señales que nos hacen salivar.

Lo que impresionó a los investigadores es lo que sucedió a continuación. Cuando la palanca apareció, algunas ratas inmediatamente corrieron al plato y esperaron que llegara la comida. Éstas fueron las ratas "busca-objetivos", y el comportamiento era esperado. Fueron motivadas por el objetivo: la comida. Pero otras ratas, muchas de ellas, ¡corrieron hacia la palanca! No hacia el sustento vital que proporciona la comida. No: ellas amaban la palanca. A esa fría palanca de metal que no les ofrecía ningún beneficio tangible la acariciaban con el hocico, la olfateaban, se correteaban alrededor de ella. No podían comer o beber, pero su cerebro rápidamente se adaptó a buscarla y liberaba dopamina cuando la veían. Su vida rápidamente se orientó hacia la palanca. Los investigadoras llamaron a estas ratas "busca-señales", porque eran motivadas por la señal asociada con la comida.

Lo que esto significa para nosotros: comida, señales y emociones

Tal vez te preguntes: "¿Esto cómo se aplica a mí, si yo ni siquiera tengo una palanca que se aparezca en mi cocina antes de que me ponga a preparar algo?" Bueno, pues si eres un ser humano que se siente poderosamente atraído por las señales que predicen las recompensas de comida en nuestra sociedad, entonces la vida debe ser más o menos así...

Cuando caminas en un centro comercial, de repente te llama la atención un pasillo. Te diriges hacia él sin saber por qué, ni siquiera recuerdas haber visto de reojo el letrero de Cinnabon. Pero lo hiciste. Tu cerebro detectó una señal que predice una recompensa. O eres un profesor y al caminar por el salón de maestros de pronto vislumbras una caja rosa a través de la ventana y, antes de que lo sepas, "decides" ir a platicar con uno de tus colegas que se encuentra ahí. Y, por supuesto, comerte una dona. O dos. Nuestras carreteras son largos caminos llenos de señales de recompensa: arcos dorados, una campana morada, un cono de helado gigante. Estamos inundados de señales visuales de recompensa.

Pero las señales visuales no son las únicas. La hora del día también es una poderosa señal. Si siempre manejas a un Starbucks para comprar un antojito en el camino a casa, estás programado para querer cafeína a esa hora del día. O cuando finalmente has logrado acostar a tus hijos, para ti significa que es momento de sentarte en el sillón y obtener tu recompensa. Esta señal es muy común y está estrechamente vinculada con la brecha de la fuerza de voluntad; piensa en cuánta fuerza de voluntad fue agotada tan sólo para llegar a ese momento.

De hecho, la brecha de la fuerza de voluntad entra en juego en todos los ámbitos, porque aunque seas vigilante casi todo el tiempo, habrá momentos durante el día en los que tu corteza cingulada anterior falle y te deje vulnerable ante el llamado de esas señales. Tal vez comes más porque es viernes en la noche, o porque tu programa favorito está en la televisión, o porque estás de vacaciones, o porque siempre comes cuando lees. Para ti no son sólo hábitos las cosas que en el pasado has asociado con comer pueden convertirse en fuerzas gravitacionales capaces de atraparte y hacerte girar alrededor de su órbita.

Las emociones también son señales poderosas. Ya sea por aburrimiento, enojo, alegría celebratoria, miedo, inseguridad, dolor, soledad, frustración, felicidad o tristeza, comer emocionalmente es tan común hoy como comer inconscientemente. Incluso la llamamos "comida de confort", ¡por el amor de Dios! Y estos mensajes comienzan desde que somos jóvenes.

No hace mucho tiempo, cuando mi hija tenía dos años, hicimos un viaje en auto a las cataratas del Niágara con una amiga que también es una adepta al programa de *Libera tu cerebro*. Tuvimos una gran aventura, pero cuando era momento de regresar al coche e irnos a casa, mi hija se rehusó a que le pusiera el cinturón de seguridad en su silla. Comenzó a arquear la espalda, a empujar el asiento, y a gemir, un comportamiento común para su edad. Mi pobre amiga observó el alboroto por unos minutos y luego comenzó a buscar algo en nuestra hielera. Me dio una bolsa de plástico llena de galletas y pasas para que se las diera a mi hija.

La tiré en el piso del coche y terminé de ajustarle el cinturón del asiento a mi hija. Luego, mientras me subía al asiento delantero antes de marcharnos, respiré profundo y decidí ofrecer un tipo de comida diferente —comida para la reflexión—. De la forma más amorosa que pude, le dije a mi amiga: "¿Te diste cuenta de lo que acabas de hacer? Maya no tenía hambre. Estaba enojada porque no le gusta que le abroche el cinturón de su asiento. Querías que le diera comida, pero su comportamiento no tenía nada que ver con la razón de su enojo. Haz eso con la suficiente frecuencia y le enseñarás a tu hijo que las emociones negativas son una señal para comer".

Ella se quedó impresionada y, mientras manejábamos de regreso, hablamos de cómo su mamá le había hecho lo mismo cuando era niña. Si esas conexiones entre las emociones incómodas y la válvula de liberación de dopamina son programadas desde la niñez, con el paso del tiempo las emociones se convierten en señales que predicen recompensas de comida. Cuando un niño llora, sus padres nunca le dicen: "¿Quieres un poco de brócoli?". Por lo general lo que se ofrece es una galleta, dulce o salada, u otra delicia hecha de azúcar o harina.

La gente habla mucho de comer emocionalmente. De acuerdo con la visión que mencionamos anteriormente, si las emociones son tus señales, entonces son tus señales. Todos los que somos busca-señales tenemos un repertorio de señales que nos motivan a comer, y por lo general las emociones se encuentran mezcladas por ahí. Con frecuencia la gente que recientemente se ha incorporado a mis campamentos me dice: "Sólo necesito sanar esta emoción, y así jamás comeré de más". Yo diría que más bien lo que necesitas es un sistema que te enseñe cómo romper con la conducta de reaccionar ante una señal.

Una última cosa sobre esto. Si eres un busca-objetivos y la comida es una recompensa, pero las señales que la predicen no lo son, entonces te resultará muy fácil dejar de comer de más. Debes dejar de comer en exceso y punto. Pero si eres un busca-señales y te sientes poderosamente seducido por la cantidad de señales que predicen recompensas de comida, entonces dejar de comer es un juego completamente distinto. Toda tu vida se ha convertido en una serie de señales para comer, la motivación es invisible e increíblemente fuerte y escapar puede parecer casi imposible. Imposible, claro está, hasta que adoptes un método alimenticio que ha sido diseñado para resolver este preciso problema.

Naturaleza contra crianza

Antes de que terminemos esta discusión sobre la búsqueda de señales y la búsqueda de objetivos, quisiera abordar una pregunta persistente que tal vez te hayas hecho: ¿la susceptibilidad adictiva es genética o ambiental?

Los científicos han realizado investigaciones al respecto y resulta que, al menos en el caso de las ratas, es poderosamente genética. Las ratas busca-señales que se aparean con otras ratas busca-señales de raza pura casi siempre paren ratas busca-señales bebés. Las ratas busca-objetivos que se aparean con otras ratas busca-objetivos de raza pura casi siempre paren ratas busca-objetivos bebés.[6] La adicción corre por sus genes.

Después los investigadores realizaron otro ingenioso experimento. Eligieron a dos ratas no adictivas y busca-objetivos y las aparearon para que parieran toda una camada de bebés no adictivos. Luego se llevaron a algunos de los bebés y los criaron en cautiverio, algo muy estresante para las ratas y que se equipara al trauma emocional de un niño humano. Muchos de estos bebés se convirtieron en ratas adictivas.[7] Otros investigadores mostraron que estresar a las ratas al hacer que las recompensas de comida fueran inciertas, también podía hacer que las ratas busca-objetivos comenzaran a actuar como busca-señales.[8]

En esencia, bajo suficiente estrés, una rata genéticamente no adictiva puede convertirse en una rata adictiva. No sucede todas las veces, pero sucede con suficiente frecuencia.

No sé tú, pero la primera vez que leí eso mis ojos se llenaron de lágrimas. Esto respondía muchas de mis preguntas con respecto a por qué algunos de nosotros somos más propensos a las adicciones que otros, por qué algunos de nosotros terminamos al final de la curva de campana, donde no queremos estar. También comenzó a tener relación con muchas de las preguntas que lideran las investigaciones sobre la adicción, como por qué muchos veteranos de guerra desarrollan una adicción tras sus periodos de servicio.

La naturaleza y la crianza son temas interesantes, pero en algún punto pasar demasiado tiempo con preguntas como: ¿por qué te hiciste susceptible?, y ¿cuándo se originó tu problema con la comida?, es igual a mirarse el ombligo si no te comprometes con algún programa de acción comprobable para solucionarlo. Y lo más seguro es que el mayor obstáculo para tener éxito en ese programa de acción, curiosamente, no serán los grandes fabricantes de comida o las galletas recién horneadas por tu suegra.

Serás tú.

Pero no todo tú, sólo una parte de ti. Una parte a la que me gusta llamar "el saboteador". Ser más listo que tu saboteador es la clave para entender cómo tus impulsos se originan en el cerebro. Y eso es lo que vamos a abordar en el próximo capítulo.

Caso de estudio: Corina Flora

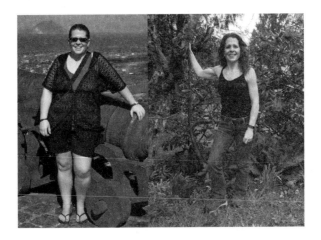

Peso máximo: 102 kilos
Peso actual: 61 kilos
Estatura: 1.64 metros

He peleado con mi peso desde que tengo conciencia. Tenía nueve años cuando hice mi primera dieta. No te puedo decir cuántas veces he intentado bajar de peso en mi vida. He probado Weight Watchers más de una vez; Atkins; Sobrecomedores Anónimos; la dieta de la zona; el programa alimenticio del doctor Oz; el de doctor Phil; el de Suzanne Somers; la dieta del tipo sanguíneo, y la desintoxicación con miel, limón y pimentón. Sé que ha habido otras, pero no puedo recordar todas. Perdí la mayor cantidad de peso cuando me hice vegana; eso duró 10 meses y simplemente no pude mantenerme así. Bajé a 74 kilos, pero después lo subí todo, ¡incluso más!

Definitivamente soy una adicta a la comida, un 9 en la escala de susceptibilidad. Solía comer cuando estaba feliz, triste, estresada, aburrida… lo que se te ocurra. Siempre podía encontrar una razón para comer. Después de tener dos hijos y lidiar con las demandas de una vida sumamente ocupada —su escuela y sus actividades, manejar mi propio negocio, conseguir mi título en Podología y mantener un hogar— mi peso alcanzó su nivel más alto: 102 kilos.

Parecía ser feliz por fuera, pero por dentro estaba tan decepcionada que no podía ponerme las pilas, no sólo por mí, sino también por mi familia. Emocional y físicamente, me sentía cansada la mayor parte del tiempo. Una vez que había terminado con mi trabajo y las muchas cosas que debía resolver todos los días, con frecuencia me relajaba frente a la televisión durante horas y comía.

Pero un buen día mi mamá me envió las ligas a la videoserie *Liberarse de la comida* de Susan. Cuando vi los videos me hicieron completo sentido. Todos los programas que había intentado antes por lo general se enfocaban en la dieta y el ejercicio, pero ninguno realmente se había enfocado en la parte de mi comportamiento hacia la comida. Ése era el eslabón perdido para mí.

Seguí el programa tal como Susan lo enseña. No rompí las reglas ni una sola vez durante toda mi trayectoria de pérdida de peso. Después de las primeras semanas comencé a sentirme muy bien. Me encantaba no tener que preocuparme por mi comida —no había nada por lo que obsesionarme—. Bajé cinco kilos durante mi primera semana y tenía tanta energía que ¡comencé a organizar y limpiar mi casa! Finalmente volvía a sentirme en control de mi vida.

Mi camino no ha estado libre de obstáculos, claro. Al principio salir a comer a restaurantes era un poco estresante. El miedo a lo desconocido era difícil. ¿Serían capaces de aceptar mis demandas? ¿Obtendría la suficiente comida? Pero las celebraciones y recompensas que he experimentado con *Libera tu cerebro* superan por mucho las dificultades.

Cuando empecé, mi objetivo era bajar de peso antes de cumplir 40 y finalmente dejar mis problemas con la comida en el pasado. Estaba cansada de sentir que me perdía de muchas cosas en todos los aspectos de mi vida, en especial con mi esposo e hijos. Bueno, con total felicidad puedo decir que sucedió. ¡Llegué a mi peso objetivo el día antes de mi cumpleaños 40! Estaba superemocionada.

También he experimentado muchos beneficios físicos. Tengo mucho más energía. No tengo las mismas molestias y dolores que tuve antes. Levantarme del piso y moverme no me implica ningún esfuerzo. Cuando salgo a caminar quiero esforzarme más porque se siente muy bien. No tengo problemas para despertarme a las seis de la mañana todos los días, ni tengo que arrastrarme fuera de la cama.

He adquirido un nuevo sentido de la seguridad en mí misma y me enorgullezco de cómo me veo. Me encanta que mi cuerpo finalmente refleja cómo me siento por dentro: realizada. La comida era un aspecto de mi vida que rara vez podía controlar y, cuando lo hacía, no duraba mucho. Ahora tengo la seguridad de hacer cosas que antes no me hubiera atrevido a hacer. Siento que vendrán muchas más oportunidades laborales para mí. Estoy emocionada por ver qué sucederá.

Mi forma de pensar en la comida ha cambiado por completo. Ya no siento como si hiciera dieta o como si siguiera un programa en particular. No es que no pueda comer ciertos alimentos, en verdad es que no quiero hacerlo. Nunca debo resistir cuando estoy cerca de la comida porque nunca le doy una razón a mis papilas gustativas de quererla. El placer que podría obtener por algunos momentos no supera el bajón de azúcar y el comportamiento adictivo que le seguirán. ¡Nada sabe ni se siente tan bien como vivir feliz, delgada y libre!

Capítulo 5

El saboteador

A lo largo de cuatro capítulos hemos hablado sobre cómo la dieta estadounidense estándar puede atrapar y alterar el funcionamiento del cerebro. Pero ¿esto a qué te suena?, y ¿cómo lo percibes en tu vida diaria? Quienes hemos intentado bajar de peso en el pasado podemos entender el sentimiento de tener dos personalidades, cada una con distintos intereses. Está la parte que quiere adelgazar y permanecer así y que tiene la obligación y la determinación de hacer que nuestra conducta sea exitosa por fin. Luego está esa otra parte que nos susurra al oído: "Sólo es una probadita... te mereces probar un poco... no va a contar... anda, nadie te va a ver... mañana empiezas otra vez." En *Libera tu cerebro*, esa voz se conoce como el saboteador. Es la parte de nosotros que intenta arruinar nuestros mejores planes e intenciones.

¿De dónde proviene? ¿Por qué intenta socavarnos así?

Es lo que vamos a averiguar en este capítulo.

¿Qué es la conciencia?

Hace muchos años, mientras cursaba mi doctorado en la Universidad de Rochester, tuve el honor de conversar con uno de los neurocientíficos más preeminentes de nuestro tiempo, el doctor Michael Gazzaniga, tras una plática que ofreció en la Escuela de Medicina. Él me habló sobre uno de los hallazgos más interesantes que ha surgido tras décadas de investigación neurocientífica del cerebro: el entendimiento de que la conciencia no emerge de un lugar específico, biológicamente hablando. Más bien, cada parte del cerebro que gobierna un área de función también genera la conciencia acerca de cómo se siente esa función. Esto significa que la corteza motora no sólo hace que levantes la mano, también produce la conciencia de lo que sientes al levantar la mano. La corteza olfativa no sólo te ayuda a oler, también te brinda la conciencia de cómo se siente hacerlo.

En esencia, muchas partes del cerebro nos "hablan". Lo que es importante entender es que, incluso en una persona muy sana sin problemas psicológicos cada parte del cerebro aboga por sus propios intereses y planes. Con frecuencia esto lo percibimos como el acto de "pensar". Cuando nos sale una ampolla enviamos una señal desde nuestro pie hasta nuestro cerebro, la cual se manifiesta como una voz dentro de nuestra cabeza que dice: "Auch, esto duele mucho. Debo dejar de caminar". Evaluamos esa petición que viene de nuestro talón, aunque con frecuencia ésa simplemente no es una opción. Así que le decimos a nuestro talón: "Sé que duele, pero no puedo detenerme ahora, resiste".

Si no comprendemos cómo se distribuye la conciencia en el cerebro, cuando la conversación entre sus distintas partes suceda podemos malinterpretar el origen de esos pensamientos. Podemos percibir que todos esos mensajes sólo provienen de un "yo", un "yo" integrado. "Estoy a dieta". "Quiero tomarme un trago en la fiesta". "Se supone que no debo tomar cuando estoy a dieta". "No quiero que nadie en la fiesta me vea raro si no me tomo un trago". "Okey, me tomaré ese trago". Pero en realidad esos mensajes que te quieren convencer de tomar ese trago que sabes que podría dañar tus esfuerzos para bajar de peso no son más de "ti" que de tu talón cuando te dice que siente dolor.

Me interesa que en esta sección aprendas a reconocer la voz del saboteador y que seas capaz de contestarle de la misma forma en que le respondemos a nuestro cuerpo todo el tiempo, como cuando caminamos a pesar de tener una ampolla, damos clase con dolor de cabeza o estamos atorados en el tráfico con ganas de ir al baño. Regular tu forma de comer no es tan diferente, una vez que entiendes cómo funciona el cerebro.

Un experimento

En el capítulo 2 hablamos un poco sobre el tronco encefálico, cuando descubrimos el lugar en el cual la leptina, la hormona encargada de decir "estoy llena y es momento de comenzar a moverme", era bloqueada.

Para recapitular, el tronco encefálico es la parte más primitiva del cerebro. Controla nuestras funciones más básicas, como dilatar o contraer nuestras pupilas, producir orina y absorber oxígeno. Quienes padecen apnea del sueño probablemente saben que el tronco encefálico es el que te despierta lo suficiente como para poder respirar. Es el lugar en donde se origina nuestro instinto de supervivencia.

El tronco encefálico también tiene una voz.

Y quiero que conozcas esa voz.

Así que hagamos un pequeño experimento. Ahora mismo, por favor. Lo que quiero que hagas es decidir que vas a contener la respiración durante dos minutos. Decídelo. En serio. Decide que todo lo que siempre has querido que suceda en tu vida, en este momento se encuentra al final de esos exitosos dos minutos. Relájate, prepárate, pon un cronómetro y... ahora.

Mientras contienes la respiración, quiero que observes la narrativa en tu mente. En algún punto dentro del primer minuto va a pasar de "yo puedo con esto" a "esto es una locura" o incluso a "al diablo con esto".

Pero luego "decidiste" respirar, ¿cierto? Juzgaste que nada realmente malo te iba a suceder si respirabas, y estabas incómodo, por lo que una voz en tu cabeza dijo: "Sólo hazlo. Respira".

El punto es que tú no lo hiciste. No decidiste, sino que tu tronco encefálico lo hizo por ti. Pero obtuvo lo que quiso al convencerte con tu propia voz.

La conciencia no es un fenómeno unitario en el cerebro. Distintas partes del cerebro crean su propia conciencia, pero para nosotros todo esto suena como un "yo". Y es aquí en donde surge el conflicto interno. Incluso algunas partes increíblemente primitivas de nuestro cerebro se dirigen a nuestra mente en nuestra propia voz cuando necesitan controlar nuestra conducta. Razonan con nosotros, y ganan. Pensamos que hemos elegido nuestra conducta y decidido llevar a cabo alguna acción, pero eso es una ilusión. Durante el experimento, probablemente sentiste que respirar fue tu decisión, pero lo hiciste porque tu cerebro demandó oxígeno. Tú realmente no tuviste mucho que ver en el asunto.

El intérprete del hemisferio izquierdo

Lo que me gustaría ver ahora es lo que sucede en el cerebro tras haber realizado esa respiración que prometiste no hacer.

En 1967 el doctor Roger Sperry y el antes mencionado Michael Gazzaniga —por entonces un estudiante de doctorado bajo la tutela de Sperry en la Universidad de Caltech en Pasadena— publicaron un estudio innovador, "El cerebro dividido en el hombre", en la revista *Scientific American*.[1] Los sujetos de su estudio fueron cuatro hombres beneficiarios de una cirugía que prometía curar la epilepsia severa. La cirugía involucraba cortar un conjunto de fibras conocidas como el cuerpo calloso, el cual conecta y lleva señales entre el hemisferio derecho y el hemisferio izquierdo en el cerebro.

CUERPO
CALLOSO

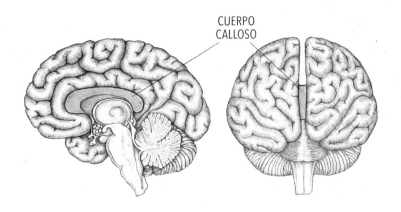

Diez hombres se habían sometido a la cirugía experimental cuando Sperry y Gazzaniga realizaron la investigación, pero sólo cuatro de ellos participaron en el estudio. Después de la cirugía, su epilepsia mejoró significativamente. Pero ahora tenían cerebros cuyas dos mitades no podían comunicarse entre sí. Sperry y Gazzaniga querían entender exactamente cuáles serían las repercusiones de esta situación.

Lo que ya sabían era que el hemisferio izquierdo es el sitio en donde se alojan el lenguaje y la capacidad de análisis, mientras que el hemisferio derecho ayuda a reconocer patrones visuales. También sabían que el cerebro y el cuerpo se entrecruzan, el hemisferio izquierdo controla el lado derecho del cuerpo y el hemisferio derecho controla el lado izquierdo del cuerpo. A esto se le conoce como "control colateral" y, entre otras cosas, determina cómo funcionan los ojos. Por lo que, una vez que se corta el cuerpo calloso, si se le muestra una imagen al campo visual derecho, sólo será perceptible para el hemisferio izquierdo, y viceversa. Fascinante, ¿no? Pero se pone aún mejor.

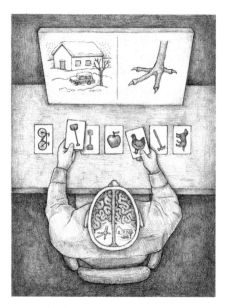

El hombre que aparece en la imagen ve una pata de pollo en el campo visual derecho, y lo procesa en su hemisferio izquierdo. De forma simultánea, ve una escena que muestra una casa cubierta de nieve en el campo visual izquierdo y la procesa en su hemisferio derecho. La tarea que debe realizar es simplemente elegir la carta de la mesa que se relaciona con lo que ve.

Lo que sucede a continuación es que, dado que el hemisferio derecho ve una escena de nieve, le dice a la mano izquierda que escoja la imagen de la pala de nieve. Simultáneamente, el hemisferio izquierdo ve una pata de pollo y le dice a la mano derecha que escoja la imagen del pollo. Pero luego, cuando el hombre ve una y otra vez las dos cartas que tiene en sus manos, ambos hemisferios tienen la oportunidad, por separado, de verlas y procesar lo que el hombre acaba de hacer.

Entonces los científicos le piden que explique su elección.

El lenguaje se ubica en el hemisferio izquierdo, la parte de su cerebro que ha visto la pata de pollo, así que lo que los científicos esperan que el hombre diga, y lo que debe decir es: "Vi una pata de pollo, así que naturalmente elegí el pollo, pero no tengo idea de por qué elegí la pala de nieve. Eso no tiene ningún sentido".

No obstante, eso no es lo que responde, sino: "La pata de pollo va con el pollo. Y necesitas la pala para limpiar el cobertizo del pollo."[2]

Y el investigador le dice: "¿De verdad? ¿Ésa es la razón por la que elegiste la pala?", y el cerebro izquierdo responde: "Sí".

Luego el investigador pregunta: "¿Recuerdas haber tenido esa idea cuando escogiste esa carta?"

Y el cerebro izquierdo responde: "Sí, recuerdo haber tenido esa idea".

Por supuesto, esto no tiene sentido. Su hemisferio izquierdo no tuvo esa idea. La parte de su cerebro que respondía a la pregunta del investigador ni siquiera era el hemisferio que había elegido la carta. Pero lo verdaderamente desconcertante es que nunca se dio cuenta de que se mentía a sí mismo. Prueba tras prueba, cada uno de los cuatro hombres contó historias para explicar sus elecciones sin siquiera darse cuenta de lo que decían. Nunca se percataron de que se comportaban de una forma extraña. Ellos creían completamente en sus historias.

Resulta que el trabajo del hemisferio izquierdo es darles sentido a nuestras elecciones, y por ello siempre ofrecerá una explicación, sin importar qué tan extraña sea nuestra conducta o qué tanto tenga que alejarse de la verdad. Por esta razón se le ha llegado a conocer como el intérprete del hemisferio izquierdo.[3] Y funciona exactamente igual en todas las personas, incluso en aquellas que no han sufrido una fisura en su cuerpo calloso.

Las implicaciones de esto no podrían ser más profundas.

Tomémonos un momento para conectar los puntos.

Como lo vimos en los capítulos 2 y 3 nuestro tronco encefálico y nuestro núcleo accumbens generan motivaciones poderosas y dinámicas. Si la leptina es bloqueada, el tronco encefálico envía el mensaje "¡Come!". Si los receptores de dopamina en el núcleo accumbens se han regulado a la baja, entonces piden "¡Más!".

Con nuestra propia voz.

Y luego aparece el intérprete del hemisferio izquierdo y racionaliza nuestra conducta.

Por ejemplo, en nuestra vida diaria, mientras realizamos tres o cuatro intentos fallidos para bajar de peso cada año, tomamos decisiones que son totalmente incongruentes con nuestros objetivos, nuestras promesas y con el futuro que más queremos para nosotros, el hemisferio izquierdo trama historias para dar sentido a esas decisiones. Nos comimos un *cupcake* porque tuvimos un largo día, estamos en una fiesta de cumpleaños, nos merecemos un gustito, y ¿qué caso tiene empezar la dieta ahora cuando dentro de un mes vamos a salir de crucero y queremos disfrutarlo al máximo?

Ésas son las historias que el intérprete del hemisferio izquierdo fabrica para explicar las conductas que aparecen como demandas provenientes de otras partes del cerebro. Demandas que no tenemos el poder de negar cuando desconocemos su origen.

No es de sorprenderse que no podamos bajar de peso.

El saboteador y la teoría de la percepción del yo

Esto todavía va más lejos. Uno de los peores efectos secundarios de la manera en que la "comida" moderna y los patrones alimenticios han atrapado a nuestro cerebro es el impacto que tienen en nuestra percepción de nosotros mismos, cómo nos juzgamos en el nivel más profundo.

El doctor Daryl Bem, de la Universidad de Cornell, fue el primero en postular la teoría de la percepción del yo en 1972.[4] Era una teoría radical para la época. Planteaba que logramos saber quiénes somos al observar nuestra propia conducta. Previamente, la comunidad científica pensaba que el conocimiento de uno mismo era lo que impulsaba nuestra conducta. La mayoría de la gente todavía asume que sabemos quiénes somos de manera inherente, y que luego adoptamos conductas que se alinean con esa visión de quienes somos, en línea con nuestras creencias, valores, actitudes y posturas políticas.

El doctor Bem estaba en desacuerdo con esto. Sus investigaciones mostraban que formamos opiniones sobre nosotros mismos de la misma manera en que lo hacemos de otras personas, al juzgar nuestros comportamientos. No existe ninguna diferencia. Si un amigo siempre llega tarde, con el tiempo decides que no sólo es una persona impuntual, sino que probablemente es irrespetuoso también. Y así lo aplicas a ti mismo.

La psicología de esto es sumamente perturbadora para alguien que se ubica en la parte alta de la escala de susceptibilidad y que se ha visto en la necesidad, año con año, de resolver cómo comer de manera distinta tan sólo para que el tronco encefálico y el núcleo accumbens arruinen su propósito. Han comido alimentos que se prometieron a sí mismos que no comerían, o se han servido dos o tres veces cuando dijeron que sólo lo harían una vez. Una y otra vez.

Esto es lo que resulta aterrador: si establecemos objetivos para comer sólo estos alimentos y no aquéllos, y luego vemos cómo "decidimos" otra cosa en el momento, advertimos cómo nos mentimos a nosotros mismos, racionalizamos nuestro comportamiento y traicionamos nuestras mejores intenciones. Con el tiempo, decidimos que no nos queremos a nosotros mismos, que no nos valoramos y, en algunos casos, que nos odiamos. Son conexiones defectuosas en el cerebro las que nos piden que comamos, luego nos convencen de que ésa fue nuestra elección, y finalmente nos hacen concluir que tenemos problemas psicológicos profundamente arraigados porque no podemos cumplir con nuestra palabra.

Algunos psicólogos proponen que "no es lo que comes, sino lo que te come a ti". Yo digo que es al revés. Nunca llegarás a tu peso objetivo al tratar de quererte más o trabajar en tu propia aceptación. Ahí no radica el problema fundamental.

Velo de otra manera. ¿Sabes que eres amable con los demás? ¿Que has logrado muchas cosas? ¿Que puedes cuidarte bien en otras áreas de tu vida? Todo eso es real. Claro que te quieres a ti mismo. El problema no es lo que te come. Es lo que comes.

Caso de estudio: Tami Oren

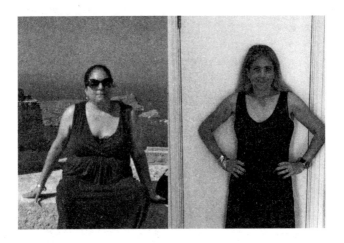

Peso máximo: 92 kilos
Peso actual: 56 kilos
Estatura: 1.60 metros

Cuando tenía dos años mis padres se divorciaron. Era 1976 en Israel y ésta no era una situación común. En seguida ambos empezaron nuevas relaciones y yo me fui a vivir con mi mamá y mi padrastro. Mis papás no compartían la misma visión sobre mi crianza y ambas familias llevaban estilos de vida muy diferentes. A lo largo de los años, esto causó mucha tensión y muchos desacuerdos que me marcaron profundamente. Cuando tenía ocho años me enviaron a vivir con mi papá y su nueva familia, y el día que me mudé con ellos, con el corazón roto por haber tenido que elegir entre mis papás, comencé a comer de forma adictiva. Incluso a esa corta edad, no me gustaba tener sobrepeso, pero entre más mal me sentía conmigo misma, más comía y engordaba.

Me encantaba la comida. En verdad la amaba. Probablemente era mi relación más cercana. Fui criada en Israel y en esa época realmente no teníamos comida rápida; tampoco teníamos botanas en casa, como casi todos las tienen hoy, o refrescos. Pero mi obsesión eran las cantidades. Me encantaban las porciones grandes. Recuerdo que siempre me preocupaba que no hubiera suficiente para mí. Comía mucho y luego me terminaba lo que ya nadie quería. La comida era tan importante para mí que ahorraba mi domingo para comer fuera. Mi mamá era sumamente controladora, por lo que, cuando tenía oportunidad, tomaba el poco dinero que tenía y compraba alimentos no permitidos, como grandes barras de chocolate o nueces confitadas. La comida era mucho más que un sustento para mí. De hecho, era todo menos un sustento.

Mi primera dieta empezó cuando tenía 12 años. Ahorré un poco de dinero y compré un libro titulado Dieta para niñas (Diet for Girls), que básicamente hablaba sobre la restricción de calorías. Muy de 1986. Pero a los 14 mi familia se mudó a un kibutz y esto supuso otro trauma. Teníamos que comer en mesas comunales, y recuerdo que entraba en pánico al pensar: "¡No va a haber suficiente comida para mí!". Otra vez empecé a comer todo lo que podía. No era enorme en mi adolescencia, pero mi cuerpo me avergonzaba y quería cambiarlo.

Luego, entre los 18 y los 20 años, realicé mi servicio militar israelita. Al principio perdí todo mi exceso de peso y me mantuve durante los dos años que duró el servicio. Pero cuando regresé al kibutz subí 10 kilos en dos meses y el peso siguió acumulándose. Me sentía grande, infeliz y avergonzada. Hice mi primera dieta formal cuando tenía 23 años, justo antes de mi boda. Bajé 12 kilos, pero después de mi boda los recuperé todos, y otros más.

A partir de ahí mi vida siguió un ciclo típico de probar dietas restrictivas y bajar de peso, tan sólo para recuperarlo e incluso sobrepasarlo. Probé una dieta que exigía una seria restricción de calorías durante el día, pero durante la tarde permitía comer lo que fuera, mientras sumara 800 calorías. Incluso con el atracón nocturno, me sentía privada y lo odiaba. Intenté hacer otra dieta que empezaba con 100 días sólo con malteadas, programación neurolingüística y terapia cognitiva conductual para tratar la adicción a la comida. Bajé 30 kilos, pero cuando empecé a introducir los alimentos normales otra vez me fue imposible controlar mis raciones y recuperé todo el peso.

Luego me embaracé, y cuando nació mi hijo simplemente odiaba mi cuerpo. Mi estómago se sentía como un agujero sin fondo, como si nunca fuera a conocer la sensación de estar llena, nunca. Así que pensé que la mejor solución sería una cirugía bariátrica. Fui a ver a un cirujano en mi cumpleaños 40 y él me miró y me dijo: "Nunca había visto a un vegano gordo. Si puedes ser vegana, puedes hacer lo que sea. Simplemente no has tenido la suficiente fuerza de voluntad". Me sentí tan humillada que me atraqué durante dos meses. Y luego una amiga publicó los videos de *Liberarse de la comida* de Susan en redes sociales. Ella me salvó la vida. Por años había pensado: "¿Qué hay de malo en mí?". Cuando vi los videos pensé: "Puedo resolver esto. Hay una solución". Así que me uní a *Libera tu cerebro* y descubrí que no había nada malo en mí, sólo con lo que comía.

Al inicio no fue fácil, sufría mucho con las cantidades. Durante cinco semanas sentí que me moría de hambre. Estaba realmente cansada y fatigada, pero seguí con ello porque sabía que me hundía y éste era mi bote salvavidas. Después de siete semanas se hizo soportable; luego, después de tres meses, se hizo fácil. Ahora no puedo imaginar mi vida de otra manera.

Todo ha cambiado: ya no me odio ni tampoco a mi cuerpo. Nunca en mi vida había experimentado esos sentimientos, nunca. La locura se ha ido. He encontrado la paz.

Y realmente me he conocido a mí misma. La mejor versión de mí misma emergió de este proceso.

Parte II

La solución de *Libera tu cerebro* o cómo acortar la brecha de la fuerza de voluntad

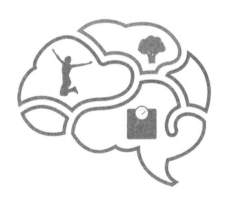

Una breve nota: si acabas de comprar este libro y de hojearlo justo para abrirlo en este capítulo porque quieres "ir al grano", te sugiero que regreses al principio y leas los primeros cinco capítulos. En este capítulo descubrirás cómo convertirte en alguien feliz, delgado y libre, pero si no sabes por qué lo haces, tus posibilidades de éxito serán mucho menores. Ése es un hecho científicamente comprobado.

Capítulo 6

Las cuatro reglas de oro de *Libera tu Cerebro*

Ahora entiendes cómo tu cerebro te impide ser feliz, delgado y libre, y por qué cada dieta que has probado en el pasado ha fallado. Cuando los niveles de insulina aumentan, bloquean la leptina en el tronco cerebral, lo que hace que la importantísima señal: "Ya, por favor, no más comida, ¡estoy lleno!" nunca llegue. Y si tus receptores de dopamina también se han regulado a la baja, entonces necesitarán cada vez más y más azúcar y harina durante el día para brindar el mismo sentimiento de "bienestar". Es verdad que te has comprometido a comer bien, pero pelearte con tu cerebro absorbe cada gota de concentración y esfuerzo que tienes. A veces, a pesar de todo tu empeño y buenas intenciones, las tensiones del día te agotan y la brecha de la fuerza de voluntad sigue ahí, al acecho. Agrega a eso una voz en tu cabeza que constantemente te manipula y te incita a que hagas una excepción "sólo esta vez"; también una conciencia que te ha visto luchar y ha concluido que no eres confiable, así que, para qué molestarse… No es sorprendente que hayas perdido la esperanza sobre la posibilidad de algún día perder todo tu sobrepeso y de mantenerte en tu peso ideal. En realidad, hasta ahora ha sido desesperanzador.

La salida

Sólo conozco una solución sostenible a largo plazo para todo este desastre. A mí me funcionó, y la he visto funcionar en cientos de otras personas. Deja el azúcar y la harina. Completamente. Sácalas de tu sistema rápida y definitivamente.

Tal vez ahora mismo quieras tirar este libro por la ventana.

Pero también es posible que te lo haya prestado o regalado alguien que ha bajado de peso y se ha mantenido, por lo que estás dispuesto a mantener una mente abierta.

De igual manera, seguro te mueres por preguntarme: "¿Eso no es un poco extremo?"

A lo que yo respondo: "Te diré lo que es extremo". Cada año, tan sólo en Estados Unidos, más de 70 000 personas tienen que amputarse una extremidad debido a que padecen diabetes tipo dos.[1] Setenta mil personas. Sus doctores les advierten que esto puede suceder, pero no importa. No pueden parar. Comen hasta que pierden una extremidad. Eso es extremo. Eso demuestra lo poderosa que es esta adicción. Dejar de consumir la droga de los alimentos procesados no es extremo. Lo que sí es extremo es la forma en que nuestra sociedad come y las consecuencias que hemos decidido que estamos dispuestos a soportar como resultado.

Y claro que la respuesta es dejar de comerlos. Cuando alguien pierde paulatinamente una función crítica de sus pulmones porque se fuma dos cajetillas de cigarros al día, no le decimos que modere su forma de fumar. Le decimos que debe dejar de fumar.

"Pero ¿cómo?", te preguntarás. "Los cigarros son fáciles de evitar. ¡La comida está en todos lados! Y tengo que comer para sobrevivir y hay cosas especiales que me encanta comer que tienen azúcar y harina, y simplemente no sé si podría dejar de comerlas para siempre, y además acabas de señalar lo difícil que es comprometerse con cualquier cosa".

Te entiendo y es normal sentir pánico. De hecho esa reacción proviene de los receptores de dopamina en tu núcleo accumbens: están a punto de perder su suministro y eso no les gusta. Ni un poquito.

Pero me complace decirte que este programa es más fuerte que ellos. Tu cerebro sanará, y hay un futuro brillante para ti. Relájate. No será tan malo como te imaginas.

¡Reglas claras al rescate!

Después de pasar más de una década en el cuerpo correcto y dedicarme durante años a ayudar a las personas de mi comunidad a bajar cientos de kilos como un servicio espiritual, descubrí el libro *Fuerza de voluntad* (*Willpower*) de Roy Baumeister.[2] Él es el científico que realizó el famoso experimento del rábano que describimos en el capítulo 1. Hacia el final del libro, en la página 185, habla sobre el alcoholismo de Eric Clapton y dice lo siguiente:

Necesita la ayuda de reglas claras, un término [prestado] de los abogados. Éstas son reglas simples y sin ningún tipo de ambigüedad. Es imposible no darse cuenta cuando sobrepasamos un límite preciso. Si te prometes a ti mismo que beberás o fumarás "moderadamente", ésa no es una regla clara. Es un límite confuso sin ninguna indicación de lo que separa a la moderación del exceso. Porque la transición es tan gradual y tu mente es experta en pasar por alto tus propios pecadillos, que probablemente no te des cuenta cuando has ido demasiado lejos. De manera que no puedes estar seguro de si siempre vas a seguir la regla de beber moderadamente. En contraste, la tolerancia cero es una regla clara: total abstinencia sin excepciones en ningún momento.

Yo estaba que ardía. ¡Sí!, pensé. Durante años había vivido bajo reglas claras en relación con las drogas y el alcohol, pero nunca antes había escuchado este término. Me encantó. La imagen mental que evocaba casi tenía una sensación espiritual para mí, como esos nítidos rayos de sol que irrumpen a través de las nubes y hacen que mi corazón se llene de dicha.

Pero después Baumeister agrega: "No son prácticas para todos los problemas de autocontrol; alguien que está a dieta no puede dejar de comer todos los alimentos".

Estaba anonadada. Pensé: "¡Oh, Roy, error! ¿Qué no *ves*? ¡Poner reglas específicas aplica perfectamente a la comida!". Miré ese párrafo fijamente por lo que pareció una eternidad. Trataba de asimilar el hecho de que Roy Baumeister, uno de los psicólogos más reconocidos del mundo, con más de 30 libros y 600 publicaciones a su nombre, creía que los límites claros no funcionan para la comida porque es necesario comer para vivir. Claro que debes comer para vivir, pero no necesitas comer donas para vivir. Fue entonces cuando en verdad entendí el abismo que existía entre todo lo que sabía sobre la ciencia y práctica de una pérdida de peso efectiva y el estado del arte en el resto del campo de estudio. Esperé hasta comprender todo. No mucho tiempo después de leer ese párrafo, vinieron a mi mente las palabras *Libera tu cerebro* durante mi sesión matutina de meditación, y fue ahí cuando decidí escribir este libro.

Entonces. Reglas claras. Límites claros, simples y libres de ambigüedad que simplemente no sobrepasas. Finalmente, hemos llegado a la raíz del asunto.

La contribución más importante de estas reglas de oro es que acortan la brecha de la fuerza de voluntad. Te ofrecen lineamientos precisos sobre lo que puedes o no meter a tu boca. Y el resultado es que las elecciones de comida se realizan automáticamente. No tienes que pensar en ellas. No hay que tomar ninguna decisión. No importa que sean las cuatro de la tarde y que haya una charola de donas frente a ti. Te pararás ahí y sabrás exactamente qué comerás después, y no serán esas donas. Las reglas te permiten dejar de pensar en la comida, y de lidiar con esas 221 opciones de comida al día que mencionamos anteriormente. Sólo hay una opción: respetar las reglas.

Libera tu cerebro, como lo he diseñado, consiste de cuatro reglas cardinales: azúcar, harina, comidas y cantidades. En este capítulo voy a describir cada regla a profundidad y a explicar la ciencia de por qué funcionan.

1: Azúcar

Ésta es la regla más importante. Sin ella, ninguna de las otras es efectiva, porque tienes que sacar el azúcar de la ecuación para dejar que el cerebro y, por ende, el cuerpo, sanen. A manera de aclaración, cuando digo azúcar me refiero a cualquier azúcar agregado. Aparece con docenas de nombres en las listas de ingredientes; incluye pero no se limita a: azúcar de caña, remolacha de azúcar, azúcar de dátil, azúcar morena, azúcar en polvo, jugo de caña evaporado, jarabe de arroz, jarabe de maíz, jarabe de maíz alto en fructosa, miel, agave, miel de maple, melaza, sacarosa, dextrosa (en efecto, todo lo que termina con -osa), maltitol, glicerina, extracto de cebada malteada y maltodextrina. Cualquier alimento que contenga alguno de estos ingredientes debe eliminarse, porque todas las formas refinadas de fructosa y glucosa golpean nuestro sistema de insulina con mucho más fuerza de la que nuestro cuerpo fue diseñado para soportar. Luego el aumento en los niveles de insulina basal bloquea la leptina, lo que provoca hambre insaciable y conduce a conductas sedentarias. Y el azúcar golpea nuestros receptores de dopamina, lo que deriva en una regulación a la baja y produce antojos irresistibles. Para que tu cerebro sane es necesario dejar que tu insulina y tus niveles de dopamina descansen, con el fin de que puedan recalibrarse y regresar a su configuración original.

Edulcorantes artificiales

Los edulcorantes artificiales son un flagelo en nuestra sociedad. Es cierto, no tienen calorías, por lo que el cerebro no puede utilizarlos como combustible, pero tienen un impacto similar al del azúcar en el sistema de insulina. Cuando el sabor dulce hace contacto con la lengua, esto provoca un aumento en la liberación de dopamina y una respuesta de la insulina, a pesar de que las calorías correspondientes no vienen en camino.[3] Y en 2014 los investigadores descubrieron un mecanismo adicional mediante el cual los edulcorantes artificiales causan intolerancia a la glucosa: alteran nuestra microbiota intestinal.[4] Finalmente, las investigaciones muestran que en algunos organismos los edulcorantes artificiales simulan un estado de inanición en el cerebro, lo que resulta en un aumento del consumo de comida en un 50%.[5] No te dejes engañar. Los edulcorantes artificiales arruinarán todas tus posibilidades de bajar de peso con éxito. Por edulcorantes artificiales me refiero a sacarina, NutraSweet, aspartame, sucralosa, xilitol, sorbitol y sí, Stevia y Truvia. Además, muchos productos no alimenticios que contienen edulcorantes artificiales, como el refresco de dieta y el chicle sin azúcar, te mantendrán enganchado a la conducta de introducirte algo a la boca como una excusa para sobrellevar el día. Respira profundo y déjalos ir.

Fruta

La buena noticia es que la fruta fresca puede consumirse sin problema. De hecho, ¡es maravillosa! Me es muy grato decirte que puedes comer cualquiera y todas las variedades de fruta entera y fresca que quieras. La fructosa que está presente en estos alimentos no tiene un impacto en el cerebro y en el cuerpo como lo tiene el azúcar refinada, porque cuando comes un pedazo de fruta también comes fibra. La "red de fibra" que tiene la fruta está compuesta por fibras solubles e insolubles que alentan la absorción de esta azúcar natural en el torrente sanguíneo, lo que entorpece las respuestas de insulina y dopamina.

Lo que no debemos comer es fruta deshidratada, jugo de fruta o fruta licuada. En cada uno de estos casos, el contenido de azúcar está más concentrado de lo que la red de fibra puede inhibir. Por ejemplo, imagina que te sientas a comer seis albaricoques frescos. Esto probablemente te tomaría más que unos minutos y seguramente empezarías a aburrirte antes de siquiera terminártelos. Ahora imagina que te sientas a comer seis albaricoques deshidratados. Podrías acabártelos en cuestión de segundos, y lo único que pensarías es: "¡quiero más!". Recuerda, queremos mantener esa parte de tu cerebro, esos receptores de dopamina, en completa calma.

Todo el tiempo me preguntan si los jugos y *smoothies* están permitidos. La respuesta es no. Y he aquí por qué. Las fibras solubles e insolubles en las frutas y verduras trabajan en conjunto para formar una barrera que evita que la fructosa se precipite a través de tu revestimiento intestinal e inunde tu torrente sanguíneo. La barrera de fibra es como el techo de una casa de paja. La fibra insoluble no es digerible; piensa en ella como las ramas o el bambú que utilizarías para construir el techo de la casa. La fibra soluble sí se disuelve gradualmente, como el barro de embalaje de la casa. Una vez que tomas esa fruta entera —o verdura, según sea el caso— y la pones en una licuadora o en un extractor de jugos, destruyes la red de fibra, y dejas que la fructosa y la glucosa corran libremente y golpeen tu sistema tan rápido como si hubieras comido un dulce.

Antojos

La siguiente pregunta que la gente me hace es: "Si dejo el azúcar, ¿ya no tendré antojos?". Sí, claro que los tendrás. En un inicio, *Libera tu cerebro* es muy parecido a dejar de fumar. Pero los antojos desaparecerán. No inmediatamente, pero al final del campamento de ocho semanas, 84% de las personas reporta tener pocos antojos o incluso ninguno, nunca. Algunos, como yo, por ejemplo, experimentan antojos durante más tiempo, pero te prometo, te prometo que desaparecen. El antojo no es más que el último esfuerzo desesperado de tu cerebro por hacerte recurrir a tus antiguos hábitos alimenticios. Pero serás más fuerte que eso. Los próximos capítulos te ayudarán a implementar sistemas que te permitirán sobreponerte a esos antojos para que tu cerebro pueda continuar su sanación y tú puedas alcanzar tu peso objetivo. Y, finalmente, quedarte ahí.

2: Harina

La segunda regla tiene que ver con la harina. En mi opinión, es la más engañosa. Tenme paciencia en esto, porque es de vital importancia. Casi todas las personas son tan cuidadosas con el tema del azúcar que permiten a la harina pasar desapercibida y sabotear su éxito. En mis 20 años de trabajar y observar a las personas en distintos programas de 12 pasos para vencer la adicción a la comida he visto cómo esto sucedía una y otra vez. La gente dejaba el azúcar, pero no la harina. O dejaban de comer harina blanca, pero no la harina marrón. Por lo que seguían con sobrepeso. O dejaban de comer harina de trigo, pero comían harina de avena. Por lo que seguían con sobrepeso. Antes de crear *Libera tu cerebro* intenté dejar el azúcar sin dejar de comer harina. Lo que sucedió fue que lamenté la pérdida de mi masa de galletas, porque no existe ninguna masa de galletas sin azúcar. Pero luego me di cuenta de que también me encantaba la masa de corteza del pastel. Por lo que empecé a comer eso. Luego me dediqué a comer pasta, quesadillas, papitas de maíz, *chow mein*, pizza, *dumplings*, panecillos ingleses y más pasta. También comía muchas papas a la francesa y papitas, que técnicamente no contienen harina, pero sé que el interior de una papa blanca es el equivalente molecular de la harina pura, sólo glucosa pura sin fibra. En esencia, mi cerebro me pidió que aumentara el consumo de harina para compensar la pérdida de dopamina por haber dejado el azúcar, por lo que subí de peso. Es un error clásico y te pido que no lo cometas.

Aún no existen investigaciones acerca de esto, pero pienso que hay diferencias individuales sobre si el cerebro prefiere obtener su dosis del azúcar o de la harina. En mi experiencia, cerca del 80% de la gente se enfoca principalmente en el azúcar. Pero hay una porción de la población, el otro 20%, que abiertamente admitirá que no le gusta mucho lo dulce, sólo no le quites su pan. Esos porcentajes provienen sólo de mis estimaciones tras haber trabajado con tantas personas. Me encantaría ver un estudio serio al respecto.

La ciencia de la adicción a la harina está en pañales. Sabemos que la harina eleva los niveles de insulina,[6] pero no tenemos la evidencia definitiva que compruebe que la harina inunda los receptores de dopamina. aun así quiero que recuerdes esa anécdota sobre ponerle salsa y queso a un pedazo de brócoli. Nadie nunca ha manejado bajo la lluvia a las tres de la mañana para ir a comprar eso. ¿Por qué la gente califica a la pizza como el alimento más adictivo de la existencia?[7] Es la harina.

Toda la harina

Tal como sucede con el azúcar, la regla para la harina considera a toda la harina. No tiene que ver con el tipo de planta de la que se obtiene o con el gluten. Tiene que ver con el área de la superficie. Cuando el grano es procesado, molido para hacer harina, el área de la superficie de cada partícula se multiplica exponencialmente. Esto también aplica para la harina integral. Cuando el área de la superficie se incrementa, nuestras enzimas digestivas se aprovechan de la situación y comienzan a acceder a la glucosa, lo que golpea al sistema demasiado rápido y fuerte.

Mi amigo, el doctor Alan Christianson, me compartió una gran analogía sobre esto. Me dijo que él ve el proceso digestivo como algo parecido al hielo que se derrite. Comer un alimento integral, como el arroz integral, es como dejar un gran bloque de hielo sobre el asfalto a derretirse. Lo hará, pero lentamente, en el curso de muchas horas. En contraste, comer harina de arroz integral es como espolvorear pedacitos de hielo sobre el asfalto caliente. Se derriten al contacto.

El azúcar y la harina afectan el cuerpo de formas ligeramente diferentes, por lo que es importante dejarlas al mismo tiempo. El azúcar se descompone principalmente en glucosa y fructosa. La harina sólo se descompone en glucosa. La fructosa sólo puede ser procesada por el hígado, y por ello vemos tantos casos de enfermedad del hígado graso en nuestra cultura. La harina golpea todas las células. Piensa en eso. Es un asalto de cuerpo completo.

3: Comidas

Eliminar el azúcar y la harina es un buen comienzo, pero si sólo haces eso, la probabilidad indica que no tendrás éxito a largo plazo. Eventualmente, caerás en la trampa de la fuerza de voluntad y tus esfuerzos no durarán. Aquí es en donde las reglas para las comidas del día entran en acción. Cuando las comidas regulares se convierten en parte de tu vida le quitan la carga a la fuerza de voluntad. Muchísimo. Si estableces un programa para comer tres veces al día en horarios regulares —el desayuno a la hora del desayuno, la comida a la hora de la comida, y la cena a la hora de la cena—, elegir los alimentos indicados no sólo se convierte en algo automático, sino que dejar de comer las cosas incorrectas también se vuelve automático.

Al principio puede resultarte difícil romper con tu antiguo hábito de comer entre horas, porque probablemente no estés acostumbrado a comer en horarios específicos. Y es posible que no consumas lo suficiente en estas comidas programadas. Pero la regla de las comidas es un hábito que puedes establecer bastante rápido, y que funcionará sin problemas en adelante. Incluso podría mejorar la vida de quienes te rodean, pues como expliqué antes, en nuestra cultura hemos perdido el concepto de las verdaderas comidas. Pastamos todo el día. No existe hora del día en la que la comida no esté en oferta. Y si tú o tus seres queridos son propensos a la adicción a la comida, como esas ratas busca-señales, esto hace que todo tu día se convierta en una larga serie de señales seductoras que te atraen y te hacen comer de más sin que te des cuenta. En conclusión, si te permites comer entre horas, estás perdido. Nunca conseguirás ser delgado de esa manera. O feliz o libre, para el caso.

La regla para las comidas considera hacer tres de ellas al día, hermosas, abundantes y deliciosas, con absolutamente nada en medio (también hay una regla sobre las bebidas y puedes consultar la lista de la página 149 para saber más sobre ella). Si ahora piensas: "¡Pero a mí me da hambre a las cuatro de la tarde! ¡Necesito un tentempié!", puedo decirte con toda seguridad, luego de haber trabajado con cientos de personas: no lo necesitas. O más bien, no lo necesitarás, una vez que tu glucosa en la sangre se estabilice y tu insulina esté bajo control. Tres comidas al día estarán bien. Incluso la gente que inicia el programa de *Libera tu cerebro* con un diagnóstico de hipoglucemia generalmente encuentra que su problema se resuelve bastante rápido, que no fue causado por un desorden fisiológico subyacente, sino más bien por el azúcar y la harina que consumían.

Existen situaciones en las que son necesarias más o menos comidas al día, pero en esos casos las reglas para las comidas —no pastar y no comer entre horas— se mantienen, sólo varía el número de comidas. Aquí menciono algunos ejemplos. Cuando estaba embarazada de gemelas comía seis veces al día. Pero eran comidas que yo había planeado y que realizaba conscientemente. (Y tres años después, cuando estaba embarazada de una sola bebé, única, feliz y sanamente comí tres veces al día durante todo el embarazo.) En otra ocasión escalé el Half Dome en el Parque Nacional de Yosemite, y para ello comí seis veces a lo largo de la jornada; pero sólo durante ese día, pues durante las caminatas de entrenamiento, que eran más cortas, me apegué a mi plan de tres comidas al día. A veces, aunque no siempre, los pacientes que se someten a una cirugía de baipás gástrico tienen que comer en cantidades más peque-ñas y más veces a lo largo del día. Depende de cuánto tiempo ha pasado después de la cirugía y de cómo su cuerpo reacciona ante el programa alimenticio de *Libera tu cerebro*. Los fisicoculturistas y otros atletas que se encuentran en un régimen de entrenamiento serio son otro grupo que podría necesitar más de tres comidas al día. Además, algunos de mis clientes con desórdenes alimenticios que recurren al programa para subir de peso no toleran el tamaño de las porciones de las comidas y en un principio tienen que distribuirlas a lo largo del día. Como he dicho, hay excepciones notables, pero en mi experiencia la gran mayoría de las personas funciona bien con tres comidas al día.

Comer regularmente de acuerdo con un calendario también ofrece una larga lista de poderosos beneficios para la salud. Incrementa dramá-ticamente la ventana del ayuno —el número de horas que pasamos sin comer ningún tipo de alimento— hasta alrededor de 11 o 14 horas (es posible lograr una ventana de ayuno de 13 horas si terminas de cenar a las seis de la tarde y comes tu desayuno a las siete de la mañana del día siguiente). Esto incrementa la pérdida de grasa,[8] mejora los niveles de energía y favorece la calidad del sueño.[9] Una buena y larga ventana de ayuno también incrementa algo que se llama autofagia,[10] o el proceso mediante el cual nuestras células reciclan y reparan sus partes averiadas y disfuncionales, para aumentar tu protección frente a infecciones o en-fermedades.[11] Finalmente, comer en horas determinadas mejora la sen-sibilidad a la insulina, disminuye los niveles de colesterol y promueve la pérdida de grasa.[12]

Cuando se trata de programas de dieta y ejercicio, el *zeitgeist* cultural se inclina fuertemente hacia la recomendación de comer entre horas, por lo que tal vez sería conveniente tomarnos un momento para desen-mascarar algunos mitos populares sobre comer más de tres veces al día. El primer mito es que realizar pequeñas comidas a lo largo del día acelera tu metabolismo e incrementa el gasto de energía. Existen mu-chas investigaciones al respecto y esto simplemente no es cierto. Tu tasa metabólica permanecerá igual ya sea que realices tres grandes comidas o seis pequeñas comidas al día. Incluso podría ser mejor si realizaras me-nos comidas, mientras éstas fueran más abundantes.[13]

Entonces, ¿cuáles son los supuestos beneficios de comer entre ho-ras? Después de todo, no se me ocurre ninguna dieta o plan alimenticio (además de *Libera tu cerebro* y algunos programas alimenticios de 12 pasos) que abogue por realizar tres comidas al día sin consumir nada entre las mismas. Todos los demás programas alimenticios, hasta donde conozco, se construyen a partir de las colaciones. La premisa es que las colaciones previenen el hambre y que son simplemente necesarias, pues sin ellas la gente querría comida todo el tiempo y se sentiría privada de ella. Bueno, pues también existen investigaciones sobre esto y, de hecho, al menos en algunas poblaciones es al revés. Comer todo el día es lo que hace que las personas piensen en comida todo el tiempo, se obsesionen con comer, y tengan hambre otra vez justo después de haberse metido el alimento a la boca. Realizar comidas en horarios específicos alivia todo eso.

Así que, en la práctica, ¿qué implica la regla de las comidas? Bueno, pues aquí está una imagen para ti. En la mañana, un poco después de despertar, te sentarás para comer tu desayuno según las reglas de *Libera tu cerebro*. Comer mientras uno está sentado es muy importante. Ahí, en tu mesa, colocarás los alimentos que planeas consumir. Esto no sucederá en tu coche, en las gradas durante un partido de futbol, en el cine o en tu sillón.

Será momento de comer sólo cuando estés en la mesa. Al cambiar las señales que tu cuerpo utiliza para reconocer las horas aceptables para comer, las alejas de todo lo que solía provocarte.

A la hora de la comida, tal vez tengas que hacerlo en tu escritorio, pero esto puede funcionar si estableces una hora para comer todos los días. De nuevo, te pido que seas consciente. Apaga tu computadora. Tal vez da gracias. Lo mismo para la cena. Considera romper con el hábito de cenar frente a la televisión. El entretenimiento puede ser una señal para relajarse, o de reírse o llorar un rato con los amigos y familia, pero no debe ser una señal para comer.

Al principio, reprogramar al cerebro de esta manera no es fácil con nuestro estilo de vida acelerado, pero vale la pena el esfuerzo. De nuevo, en primer lugar porque una vez que tu cerebro tiene claro en dónde debe comer, también tiene claro en dónde no debe hacerlo, y los estímulos interminables para quienes somos busca-señales pasarán a segundo plano.

4: Cantidades

La cuarta y última regla tiene que ver con las cantidades. Ésta es la regla que une todas las anteriores y garantiza que tu sobrepeso desaparecerá y te dejará en un cuerpo de talla normal. ¿Estás en la posmenopausia? ¿Tomas medicamentos que aumentan tu apetito? ¿Tu familia padece de obesidad? ¿Hipotiroidismo? No te preocupes, la regla sobre las cantidades te apoyará.

Las porciones de las comidas de *Libera tu cerebro* son generosas, pero finitas. Recuerda que muchos adultos ya no reciben señales confiables de su cerebro para dejar de comer ni son capaces de compensar las calorías adicionales que han consumido. Y en estos días casi nadie con sobrepeso es capaz de elegir, de forma consistente, porciones que resulten en la pérdida de todo el peso que tienen de más y que los ayuden a mantenerse. Así que eliminamos tu juicio de la ecuación.

Mi recomendación es comprar una báscula digital para comida. Sí, te sugiero que peses tu comida. ¿Suena descabellado? Te entiendo. Yo solía sentirme igual. En un inicio, cuando me propusieron pesar y medir mi comida, me negué. Sonaba como algo obsesivo y extremo. Durante años me negué a hacerlo. Y durante *años* luché contra mi peso. Pero luego lo intenté y descubrí que pesar mi comida en una báscula digital me daba muchísima libertad psicológica. No tenía que pensar en mi comida después de haberla ingerido, o preguntarme si era mucho o poco. Sabía que recibía la cantidad adecuada de comida. El valor de esto es que ahora, cuando escucho una voz en mi interior que me dice que coma más, yo sé que es el saboteador.

Peso y mido todo lo que como justamente porque ese tipo de precisión puede ser automatizado. Cada mañana cuando peso mis 28 gramos de avena no peso ni un gramo más o uno menos. Porque cuando piensas: "Bueno, está bastante cerca de la marca", activas la parte del cerebro vulnerable al saboteador. Pero ¿el "bastante cerca" de hoy es igual al de ayer? "Esta mañana comí un gramo menos de avena de los que consumo usualmente, así que puedo comer un poquito más de fruta a la hora de la comida". No, nada de eso. Buscamos comprometernos con lo automático y consistente.

BLT (MLP)

En mi mundo las siglas BLT no representan un tipo de sándwich —*bacon, lettuce, tomato* o tocino, lechuga y jitomate—, sino las palabras *bites, licks and tastes* o "morder, lamer y probar", a las que en adelante nos referiremos con las siglas MLP. Ellas son las enemigas de las reglas de

Libera tu cerebro. Yo no pruebo las salsas que hierven en la estufa; no me meto un pedazo de pimiento rojo a la boca mientras preparo una ensalada. Me comprometo a no probar mi comida hasta que llegue a la mesa. En los primeros días, cuando realmente no podía estar en la cocina sin lamer espátulas y mordisquear pedacitos crujientes del borde del sartén, incluso llegué a cubrirme la boca con cinta adhesiva para romper con el hábito de comer inconscientemente. Evitar las MLP es importante no sólo porque realmente quieres tener integridad con tus alimentos, sino porque es sorprendente la facilidad con la cual "picamos" comida hasta aumentar una talla.

La historia de las "reglas" de *Libera tu cerebro* y la adicción a la comida

Los principios que convertí en *Libera tu cerebro* me fueron presentados por primera vez durante una reunión de 12 pasos para adictos a la comida. Había comenzado a agregar reuniones de 12 pasos para la comida a mi calendario de otras reuniones de 12 pasos a los 21 años, tan sólo un año después de estar limpia y sobria. Me interesa compartir que, si bien el apoyo y el proceso de sanación de los programas de 12 pasos puede ser invaluable, en ningún momento recibí una hoja de ruta para ser feliz, delgada y libre durante la primera reunión. Tuve que asistir durante ocho años a reuniones casi a diario para tener éxito a largo plazo. Existen tantas filosofías sobre cómo manejar el consumo compulsivo de comida y la adicción a ella en los programas de 12 pasos, como programas de 12 pasos en sí mismos.*

Durante los primeros años asistí a un programa que se enfocaba en el apoyo; su filosofía no era vender un plan alimenticio específico. La gente iba a las reuniones y compartía sus triunfos fugaces o hablaba sobre sus atracones. Se sentían reconfortados y comprendidos, pero la mayor parte de la gente se mantuvo con sobrepeso.

---

* Es decir, por lo menos siete. Según mi conocimiento, los principales programas de 12 pasos para la comida incluyen: Adictos a la Comida en Recuperación Anónimos, www.FoodAddicts.org; Adictos a la Comida Anónimos, www.FoodAddictsAnonymous.org; Comedores en Exceso Anónimos, www.OA.org; Hojas Grises Anónimos, www.GreySheet.org; Comedores Compulsivos Anónimos, www.ceahow.org; Anoréxicos y Bulímicos Anónimos, www.aba12steps.org, y Recuperación de la Adicción a la Comida, www.RecoveryFromFoodAddiction.org.

Eventualmente me cambié a un grupo que sí tenía lineamientos estrictos, y éstos me ayudaron a perder todo mi sobrepeso, algo que agradezco profundamente. Sin embargo, ese programa era muy rígido y, como lo compartí en la introducción, estuvo a punto de acabar con mi matrimonio. De hecho, mi esposo me dejó durante nueve meses a causa de ello. Claramente, la manera en que era guiada para cumplir con ese programa estaba en desequilibrio con mi vida. Pero aún necesitaba tanto estructura como una comunidad.

En ese momento me enfrenté a una paradoja común de la comunidad de 12 pasos: cuando un programa es suficientemente relajado como para darle lugar a una vida ocupada, al reconocer que la gente tiene hijos y otras prioridades, tiene menos probabilidades de funcionar para cualquier asistente. Los programas que parecen funcionar muy bien para la pérdida de peso a largo plazo tienden a ser rígidos, incluso rayan en el fanatismo, en sus enfoques. Dicho eso, para la gente que está dispuesta a someterse por completo a su estructura, *sí funcionan.*

Pero a lo largo de los años noté algo verdaderamente interesante que sucedía fuera de las reuniones de 12 pasos, en la población en general. Sólo un pequeñísimo porcentaje de la gente que yo conocía que necesitaba y quería bajar de peso estaba interesada en explorar una solución de 12 pasos para su problema. Por un buen tiempo asumí que cambiarían de opinión, o que comerían hasta sentirse miserables si no salían de su "negación". Pero gradualmente empecé a pensar de manera diferente. Me di cuenta de que, primero que nada, la adicción a la comida es un *continuum*, tal como se describe en la escala de susceptibilidad, y muchas de esas personas simplemente no tenían problemas tan extremos que las motivaran a asistir a varias reuniones semanales y pararse frente a una habitación llena de gente y decir que eran adictas a la comida. Pero también es cierto que los programas de 12 pasos simplemente no son para todos. Algunas personas tienen problemas con el enfoque religioso de la recuperación, y otros simplemente no son de los que se unen a grupos. Finalmente, esto lo comprendí durante un día soleado en Rochester, Nueva York, cuando caminaba con una querida amiga que resultaba ser obesa. Ella me explicó todas las razones por las que los programas de 12 pasos no eran lo suyo. Nunca iría. Ahora lo entiendo. Pero también observé cómo, durante más de una década, su peso subía y bajaba y yo quería darle un mapa de ruta que le ayudara a tener éxito.

Libera tu cerebro existe porque me parecía que debía haber una alternativa. Una que tuviera suficiente estructura como para ser efectiva de manera permanente, pero que a la vez fuera lo suficientemente flexible como para permitirles a las personas con vidas ajetreadas participar con éxito. Una que tuviera un compromiso sólido con la ciencia y que pudiera explicar las razones detrás de los lineamientos, y no sólo afirmarlos arbitrariamente.

Al mismo tiempo, sí, es posible para algunas personas lograr ser felices, delgadas y libres mediante un programa de 12 pasos. Existen muchos de ellos, y no puedo hacer una declaración general sobre qué funciona mejor porque: *a)* esto depende de tus necesidades, preferencias y situación particular; *b)* es probable que no todos los programas tengan reuniones cerca de ti, y *c)* las reuniones para un programa determinado pueden ser muy distintas en diferentes ciudades. Pero puedo orientarte sobre qué buscar en caso de que decidas ir a una reunión. Si a la reunión sólo asisten personas delgadas que te enseñan fotografías de cuando tenían sobrepeso, tienen un brillo en sus ojos, y están dispuestas a ayudarte y a apadrinarte, entonces has encontrado un hogar. Si vas y todavía hay muchas personas con sobrepeso y que han asistido a las reuniones durante años, entonces busca otra reunión.

Entonces, exactamente ¿cuáles son las diferencias entre *Libera tu cerebro* y un programa de 12 pasos? *Libera tu cerebro* está basado en la ciencia, posee una poderosa comunidad de apoyo en línea y realiza investigaciones de vanguardia para ayudarnos a comprender la pandemia de obesidad. Si eres un número 10 en la escala de susceptibilidad, es posible que encuentres un hogar en uno de los programas de 12 pasos que mencioné anteriormente. Quizá quieras y necesites un padrino, y prefieras el apoyo presencial de esa comunidad. Y las reuniones son gratuitas, en caso de que el dinero sea tu principal preocupación. Además, no es necesario elegir. Muchas personas se han beneficiado de participar en ambos programas.

Soy una gran aficionada al apoyo y a los recursos. Lo que sea que funcione para que puedas ser y mantenerte feliz, delgado y libre es lo que debes hacer.

Caso de estudio: Scott Steinhorst

Peso máximo: 83 kilos
Peso actual: 66 kilos
Estatura: 1.77 metros

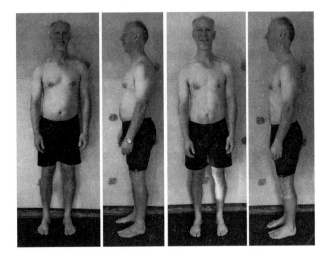

Durante mis años en la universidad fui delgado y estaba en forma, pero tenía un estómago irritable. Eventualmente descubrí que los síntomas mejoraban significativamente al comer carbohidratos refinados y mantener mi estómago lleno. Como resultado, adquirí el hábito de comer demasiado y con mucha frecuencia.

Diez años después de salir de la universidad tenía un trabajo sedentario como ingeniero mecánico y desarrollador de software. A lo largo de ese tiempo poco a poco comencé a subir de peso hasta llegar a mi peso máximo de 83 kilos. En repetidas ocasiones intenté iniciar programas de ejercicio y conocer más sobre cómo comer sanamente. Con el tiempo mi dieta mejoró, pero tenía poco éxito en bajar de peso y hacer ejercicio regularmente. No me sentía como yo y era muy infeliz con mi peso.

En 2001 bajé 14 kilos con el programa Cuerpo para la vida, pero no continué con la dieta después del programa, y el plan de ejercicio sufrió muy poco tiempo después. Un año y medio más tarde renuncié a mi trabajo sedentario para quedarme en casa con mis hijos y gradualmente mi peso comenzó a subir y bajar, subía 2.3 o 4.5 kilos en el otoño e invierno, y bajaba cada primavera cuando hacía una limpia de tres semanas. Pero me volví más consciente de qué tan poco poder de decisión tenía —o sentía que tenía— frente a qué o cuánto comía.

En el invierno de 2014-2015 gané más peso de lo normal. La primavera y el verano pasaron con mi energía y ánimo más bajos que nunca. No había logrado mejorar mi dieta, completar esa limpia de tres semanas, o simplemente bajar de peso como lo había hecho antes. Sabía que necesitaba hacer un cambio, simplemente no podía manejarlo.

En el otoño me inscribí en el campamento de *Libera tu cerebro*. Ahora he logrado el éxito que tanto había luchado por conseguir en lo que se refiere a mis elecciones de comida, mi peso y mi salud.

Al principio, hacer un plan alimenticio y escribirlo en mi diario de alimentación cada noche era difícil. Descifrar cómo los alimentos se alineaban con el plan alimenticio y qué comer también lo era. Pero me comprometí profunda y totalmente a no sobrepasar los límites del programa. Quizá esto resonó con tanta fuerza en mi interior debido al énfasis que Susan puso en la integridad personal y los efectos psicológicos negativos de fracasar con la comida.

A la mitad del campamento, organizar la comida y mantener mi diario de alimentación se volvieron mucho más fáciles; comprendí el plan alimenticio y me familiaricé con una variedad de comidas y alimentos que podía consumir. La simple preparación y el arreglo de los alimentos integrales de *Libera tu cerebro* me resultó una actividad más sencilla y menos tardada que todo lo que había intentado antes, y fácilmente lo integré en la alimentación de mi familia.

Mi antigua bruma mental dejó de afectarme desde el principio y nunca más ha regresado. Me sentía débil, pero no cansado. De hecho, sin ningún esfuerzo pasé de tomar café normal a descafeinado, cuando antes había utilizado el consumo de cafeína y comida para mantener mi energía a lo largo del día. Tras unas semanas de estar en el campamento, el azúcar en mi sangre se estabilizó y empecé a experimentar el nuevo —y extraño— sentimiento de tener energía constante todo el día.

Me encanta pesar mi comida. Me reconforta mucho saber que durante cada comida y cada día consumo la cantidad exacta de alimentos saludables. Sin mi báscula viviría en la tierra de la locura, y siempre me preguntaría: ¿Debería comer más? ¿Será demasiado? ¿Habré bajado de peso? ¿Subido de peso? A veces remuevo del sartén la avena de más que se coció, la sirvo en mi plato del desayuno y la dejo ahí, pero luego mi mente empieza a jugarme chueco… ¿Debería comerla? ¿No debería comerla? ¿Realmente importará? ¿Me llevará a comer más? Al instante es evidente cómo mi mente suele estar en calma, y cómo meterse con la fórmula rápidamente puede conducir a la tierra de la locura. ¡Y no quiero tener nada que ver con eso!

No afecta tanto mi peso como mi mente. Una vez que desaparece esa cantidad extra de avena, regreso a la tierra de la libertad silenciosa.

Así que, delgado, claramente estoy. Libre, sin duda. ¿Pero feliz? Desde hace mucho tiempo he experimentado y he logrado salir de episodios de depresión; en años recientes, algo que me ha afectado mucho son los síntomas del trastorno afectivo emocional (Seasonal Affective Disorder o sad) aquí en Seattle. ¿Y desde que empecé *Libera tu cerebro* este invierno? Nada. Ni un rastro de depresión, ni del sad durante el otoño y el invierno. Y por eso estoy sumamente agradecido.

A veces me atraen un poco los alimentos fuera del programa, en especial aquellos que otros expertos consideran "saludables", como los *smoothies*, los jugos, kombucha o recetas con un alto contenido de supernutrientes. Rápidamente recuerdo que son boletos sin escalas a esa vida que ya no quiero vivir.

La comida solía ocupar tanto espacio en mi vida que me sentía como un fracaso, como si viviera la vida de alguien más en el cuerpo de alguien más. Ahora tengo un sentimiento de integridad. Me siento exitoso. Siento que al fin vivo mi vida con la mejor versión de mí mismo.

Capítulo 7

Automaticidad: tu nueva mejor amiga

Cuando las personas se familiarizan con el concepto de *Libera tu cerebro*, sus preguntas iniciales —tras sobreponerse al *shock* de tener que dejar el azúcar y la harina para siempre— por lo general incluyen: "Pero apegarse a las reglas ¿no requiere de fuerza de voluntad?" "¿Cómo se supone que voy a lograrlo?" "¿Acaso no es otra dieta que me dice qué alimentos debo *evitar*?". Yo les digo que para nada es otra dieta. La razón por la que la gente baja de peso y, aún más importante, se mantiene sin subirlo con este plan es que *Libera tu cerebro* está cuidadosamente construido para cambiar las conductas alimenticias de la parte del cerebro en donde se toman decisiones, la corteza prefrontal, a la parte del cerebro en donde las cosas son automáticas, los ganglios basales. *Libera tu cerebro* es un sistema completo e integrado. Requiere de un poco de fuerza de voluntad para establecerse, pero nada o casi nada después de eso.

La repetición consistente de los comportamientos de *Libera tu cerebro* hace que se vuelvan automáticos. Esto es vital, porque nuestro objetivo es silenciar al saboteador. Ya no queremos que te veas obligado a decidir qué hacer a continuación. Queremos prepararte de tal manera que los componentes cruciales del programa se vuelvan automáticos. Esto cumple tres objetivos: te mantiene en tu peso objetivo, aminora la carga de la fuerza de voluntad y silencia la conversación sobre la comida en tu mente. No hay nada que tu cerebro deba descifrar, resolver o decidir. Elegir los alimentos correctos simplemente se convierte en un hábito.

El hábito en el cerebro

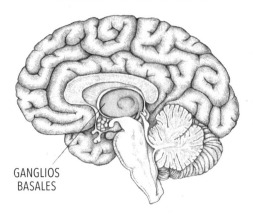

GANGLIOS
BASALES

El cerebro evolucionó para hacer que algunas conductas se volvieran automáticas; esto libera a otras partes del cerebro para tomar decisiones. Velo de esta manera: para cultivar o para encender una fogata era necesario arrodillarse sobre la tierra, lo que nos dejaba completamente vulnerables ante los depredadores. Si hubiéramos podido realizar esas acciones sin pensarlas de manera consciente, habríamos permanecido alertas para detectar crujidos en la maleza y tenido suficiente ancho de banda mental disponible para decidir rápidamente si lo que se acercaba era un chacal u otro miembro de la tribu. Los ganglios basales son responsables de la automaticidad en el cerebro.

¿Cómo se ve esto?

La diferencia entre usar la fuerza de voluntad y tu cerebro automático para lograr algo es tremenda. Si alguna vez has intentado incorporar un nuevo hábito a tu rutina matutina —ejercicio, cinco minutos de meditación, leer una página de un libro inspirador— probablemente has experimentado lo que se siente olvidar, estar demasiado ocupado, o decidir saltártelo "una vez". Pero ahora piensa en lavarte los dientes. No sé tú, pero yo auguro que dentro de un año habré logrado cepillarme los dientes en la mañana 365 veces sin importar si estuve de viaje, enferma o con mucho trabajo. No es negociable. Lo que es más, ni siquiera tengo que pensar en ello. No gasto nada de energía con la preocupación de no poder hacerlo. Compara eso contra cómo mis jóvenes hijas, Alexis, Zoe y Maya, se sienten con respecto a esa misma actividad. Necesitan recordatorios diarios y persuasiones para hacerlo. ¿Por qué? Porque para ellas aún no es automático.

¿Recuerdas la primera vez que aprendiste a manejar un auto? ¿Y la primera vez que intentaste incorporarte al flujo vehicular en una autopista? ¿Recuerdas cómo palpitaba tu corazón? ¿La atención que requirió? Y ahora seguro lo puedes hacer simultáneamente mientras te tomas un *latte* y cambias la estación del radio. El punto aquí es que una vez que algo se vuelve automático, libera grandes recursos cognitivos para otras cosas. Y no tienes que pensar en la conducta para realizarla.

La mejor parte, en términos de apegarte a tu régimen por completo, es que eventualmente te sentirás incómodo cuando dejes de hacerlo. Una de mis amigas empezó a usar una guarda dental por las noches en su adultez y durante dos meses la odió. Ahora no puede dormir sin ella. No hay duda alguna, invertir unos cuantos meses en realizar los hábitos de *Libera tu cerebro* hasta que se vuelvan automáticos es equivalente a darte un regalo que llegará a tu puerta cada día por el resto de tu vida: el regalo de vivir feliz, delgado y libre.

¿Cuánto tiempo tomará?

Esto nos lleva a la pregunta de cuánto tiempo toma crear un nuevo hábito. ¿Cuánto tiempo pasará para que conscientemente recuerdes pesar tu comida, sentarte a la mesa, pasar cerca del Dunkin' Donuts de tu preferencia y seguirte de largo, a hacer estas cosas como una cuestión de rutina, sin siquiera pensar en ellas? Voy a usarme como ejemplo. Yo diría que tengo una vida muy completa. Ya no pienso en el programa de *Libera tu cerebro* de la misma manera en que no pienso en lavarme los dientes. Simplemente lo *hago*. Pero sí tuve que invertir mucho tiempo y esfuerzo para llegar a ese punto.

El hecho es que llegar a ser feliz, delgada y libre requirió mi completa concentración por un tiempo para realizar buenas elecciones de comida. Desearía que hubiera un mundo en el que las personas como yo —e incluso tú— pudiéramos comer todo lo que quisiéramos cuando quisiéramos todo el tiempo y viviéramos felices, delgadas y libres. Ese mundo tal vez haya existido hace mil años, pero, desgraciadamente, no es el mundo en el que vivimos ahora. Así que, si quieres lo que está en oferta aquí, tendrás que invertir un poco de energía por un tiempo para escoger bien tu comida.

¿Cuánto tiempo nos toma adoptar un nuevo hábito? Algunos investigadores querían saber, así que le pidieron a un grupo de sujetos que empezaran a realizar una nueva conducta relacionada con sus alimentos, bebidas o alguna actividad y que registraran si la habían realizado cada día, y si hacerla se sentía como algo automático. En promedio, tomó 66 días para que la nueva conducta se volviera 95% automática.[1] Nota que esto contrasta con lo que puedas haber leído o escuchado en los medios de comunicación. No, adoptar un hábito no toma sólo 21 días. Ni siquiera 30. La verdadera cifra es 66 días. Sin embargo, eso es sólo un promedio, el rango es inmenso. En el extremo inferior, la automaticidad se logró en tan sólo 18 días, mientras que en el extremo superior, 254 días.

Eso significa que tendrás que darte entre 18 y 254 días para enfocarte intensamente en esto. Ten en mente que a la gente de ese estudio se le pidió que agregara *una* nueva conducta a su vida. Lograr ser feliz, delgado y libre requerirá agregar varios nuevos hábitos, romper con algunos viejos y, para algunos, superar una adicción. Eso es mucho pedir.

Usar pantuflas de conejo

Entonces, durante este periodo previo a que el programa de *Libera tu cerebro* se vuelva automático, quiero que estés pendiente del estrés al que someterás a tu fuerza de voluntad, y que hagas todo lo posible para no sobrecargarla. Reduce tus obligaciones en el trabajo, si es posible. Sé consciente de las cosas que haces que drenan tus recursos, como acompañar a tus hijos en su rutina antes de acostarse, y planea tus comidas en consecuencia. Puedes comer antes o tener tus alimentos disponibles y listos en la mesa para cenar. Si antes superabas una terrible junta de los miércoles con la charola de pan, ahora puedes hacer tu segunda comida antes de la reunión. Y asegúrate de dormir lo suficiente todos los días. El sueño es un poderoso restaurador de la fuerza de voluntad.[2]

En general, durante los primeros días, la regla de oro es viajar ligero. Imagina que pasas tu día con pantuflas de conejo. Ésa es la actitud que quiero que tomes hacia tu pérdida de peso durante esta primera fase. Tal vez te sientas cansado por algunos meses. Eso es normal, y pasará. Toma mucha agua y acepta que la fatiga es normal, pero temporal. El momento para sentirse fantástico y salir al mundo está muy cerca y vendrá muy pronto. Al principio, date permiso de ser amable contigo mismo. Y una parte clave de eso es...

No hacer ejercicio

Sí, leíste correctamente. *Libera tu cerebro* es un plan sin ejercicio. Durante la etapa inicial de formación de hábitos mi consejo es no aumentar los niveles de ejercicio. Hacerlo merma la fuerza de voluntad, lo que resulta muy peligroso para tus metas a largo plazo. Será la gota que derramará el vaso.

Una vez que vives feliz, delgado y libre, y que *Libera tu cerebro* es un hábito arraigado, añadir el ejercicio puede tener beneficios mentales y físicos maravillosos. Los estudios muestran que hacer ejercicio regularmente mejora la memoria, la atención y la capacidad de aprendizaje.[3] Aleja enfermedades como el Alzheimer y otros tipos de demencias.[4] Estimula el sistema inmunológico.[5] Fortalece tus músculos y huesos, puede ayudar con el equilibrio, y te protege contra la osteoporosis.[6] Fortalece tu corazón. Aumenta tu autoestima.[7] Incluso mejora tu vida sexual.[8] Y una vez que estás en un cuerpo normal y delgado, te permite mantener ese físico. Resulta que prácticamente la única cosa que no hace es ayudarte a bajar de peso.

Es verdad. El ejercicio no te hará ser delgado. En un estudio, el doctor Timothy Church, de la Universidad Estatal de Louisiana,[9] separó en cuatro grupos a 464 mujeres menopáusicas con sobrepeso. Cada grupo debía ejercitarse un promedio de 0, 72, 136 o 194 minutos a la semana a una intensidad de 50% de su máxima capacidad cardiovascular. No se modificó la dieta. Al final de seis meses, quienes habían hecho ejercicio no habían bajado más de peso que las integrantes del grupo de control, que no lo habían hecho. A medida que se incrementaba la cantidad de ejercicio, la compensación del cuerpo también aumentaba; en esencia, quienes se ejercitaban reportaban tener más hambre y su fuerza de voluntad se había reducido más. Esto significa que sus saboteadores lograron convencerlas de consumir un *latte* y un *muffin* después de hacer ejercicio.

Cuando observas detenidamente la ciencia del ejercicio, los beneficios para bajar de peso simplemente no están ahí. Y sí, estoy consciente de que la gente baja mucho de peso en el concurso *The Biggest Loser* (*El mayor perdedor*). Pero no se mantienen en ese peso,[10] ése es el punto. La razón detrás de no ejercitarse durante la fase de pérdida de peso es que el simple hecho de establecer reglas claras que sean sólidas, consistentes y habituales va a requerir hasta la última gota de tu esfuerzo y fuerza de voluntad. Si estás distraído o agotado de cualquier manera, tomarás atajos, dejarás que las excepciones se cuelen, y todo el esfuerzo se vendrá abajo. Pero si te regalas un breve periodo de tiempo para concentrarte en esto, recibirás todos los beneficios por el resto de tu vida. Desde mi punto de vista, la pérdida de peso debe ser una cosa de una sola ocasión, un periodo breve y único de tu vida. Hagamos que pierdas ese peso ahora, rápidamente y por una sola vez. Luego puedes regresar a hacer ejercicio y disfrutarlo en el cuerpo adecuado por el resto de tu vida.

Si aún estás preocupado, te prometo que cientos de personas en mis campamentos han bajado todo su exceso de peso sin hacer ejercicio. Lo he visto con mis propios ojos. Y también he visto lo contrario.

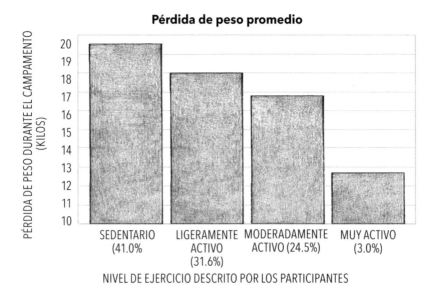

Pérdida de peso promedio

A los participantes del estudio que generó esta gráfica se les pidió que caracterizaran su nivel de ejercicio durante las ocho semanas del campamento en línea. Como se puede apreciar, el incremento en los niveles de ejercicio estaba asociado con una disminución en la pérdida de peso durante el periodo en que las personas aprendían nuevos hábitos e intentaban automatizarlos. Otros grupos también han encontrado esto. En un estudio en el Centro de Investigación Biomédica de Pennington (Pennington Biomedical Research Center), los investigadores mostraron que durante las primeras ocho semanas de su estudio el grupo que sólo hizo dieta bajó cerca de 5% de su peso inicial, mientras que el grupo que hizo dieta y ejercicio bajó sólo 3.5 por ciento.[11]

También es importante reconocer que el ejercicio forma parte de la patología para muchos de nosotros. Y aquí es en donde todo se vuelve un poco espinoso, porque hacer ejercicio también es algo supersano y empoderador. Y algo que debemos hacer. Pero en mi experiencia, muchas de las personas que se ejercitan regularmente —no todas, pero muchas— y que llegan a los campamentos de *Libera tu cerebro* están cansadas del ejercicio. Ejercitarse de más para compensar el comer en exceso puede ser un círculo vicioso en sí mismo. Y ni siquiera se dan cuenta de lo que hacen. Pero si intentas quitárselos, incluso por unos meses, aunque sea por una buena razón, entonces la neurosis comienza a salir a la superficie.

Lo que queremos en *Libera tu cerebro* es llegar al punto en que el ejercicio sea valorado por sus beneficios a la salud, pero que también esté total y completamente desvinculado de la pérdida de peso en nuestra mente. En verdad no están relacionados.

No hay excepciones a la regla de no hacer ejercicio: si lo has hecho todas las mañanas durante 15 años y lo haces con la misma seguridad con que te lavas los dientes, entonces te damos un pase libre por obvias razones. Si no tiene un impacto en tu fuerza de voluntad, entonces no interferirá. Igualmente, si te han diagnosticado con depresión o ansiedad, los beneficios del ejercicio podrían superar el costo. Un cerebro deprimido o ansioso puede impedirte ser libre. Como nota al margen hablaremos un poco más sobre esto en el capítulo 15, tal vez encuentres que tu depresión o ansiedad desaparecerá con *Libera tu cerebro*. Eso no es una promesa; es una predicción basada en mi propia experiencia y la de muchos otros.

Automaticidad

Libera tu cerebro está estructurado a partir de la imperante ciencia sobre lo que es "automatizable". Algunas cosas pueden ser fácilmente automatizables, pero otras no. Aprender a hacer sólo tres comidas al día es una conducta fácilmente automatizable. Aprender a comer seis veces es mucho más difícil. Sí, cuando estaba embarazada de gemelas comía seis veces al día. Pero era difícil. En ese momento ya tenía muchos años de seguir el programa de *Libera tu cerebro*, y regresé a las tres comidas al día tan pronto como pude, porque quería recuperar esa automaticidad. Realizar seis comidas al día parecía ser un acto de malabarismo.

Cuando nos desviamos de nuestro plan alimenticio y las acciones y estrategias que voy a compartir contigo en la parte III, quedamos vulnerables ante la brecha de la fuerza de voluntad y el saboteador. Es así de simple. En la parte IV te enseñaré cómo y cuándo está bien hacer un cambio, con cosas como mover nuestra fruta de la comida a la cena porque vamos a ir a una boda y queremos elegir fruta en vez de pastel. Ése es un plan estratégico sensato. Pero hay una gran diferencia entre alterar tu plan alimenticio una vez, o incluso de manera permanente, de una forma estructurada —por ejemplo, durante un embarazo— y casualmente intercambiar alimentos y categorías con base en tus caprichos del momento. Eso es prepararse para fracasar. Para muchas personas, calcular sus porciones "a ojo de buen cubero" funciona de la misma forma. Le da entrada al saboteador para que éste los convenza de que aún no han comido suficiente. Créeme, lo sé. A veces viajo sin mi báscula para comida, y durante esas comidas, sin falla, mi saboteador me pregunta si no necesitaré más comida. Pesar los alimentos de forma incorrecta es otra área de precaución. Simplemente no quieres que la parte de tu cerebro que evalúa y decide se involucre en este proceso.

Una invitación

Durante los meses que vienen tendrás muchísimas conductas automáticas que romper y muchas otras conductas automáticas que desarrollar. Para hacerlo bien, esto agotará casi toda tu fuerza de voluntad disponible. Entonces, lo que esto significa es que vas a tener que dejar un poco de espacio. Baja el ritmo. Sé gentil contigo mismo. Reconoce que este periodo de pérdida de peso va a ser un momento único, intenso y, de muchas maneras, verdaderamente preciado. Es un regalo sumamente valioso.

Si logras establecer *Libera tu cerebro* como se debe, sin duda conseguirás la automaticidad, y eso rendirá frutos para el resto de tu vida. Resultará en que casi cada sueño que hayas tenido para ti mismo se volverá realidad. Pero si no dejas espacio para hacerlo bien, si insistes en hacer demasiado ejercicio, trabajar demasiado, o tomar el camino más fácil, el sistema no se implementará correctamente, terminarás por hacer excepciones aquí y allá, y esto pasará a la historia de tu pérdida de peso como otro intento fallido.

Te invito a que decidas comprometerte ahora mismo con el programa como está diseñado, sin margen de maniobra, sin excepciones. Tienes que confiar. Es momento de ser imparable. Es momento de darte este regalo.

Caso de estudio: Jan Deutsch

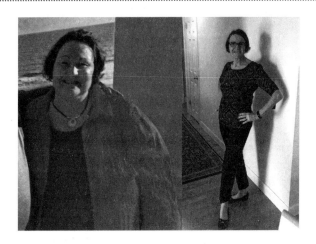

Peso máximo: 151 kilos
Peso actual: 64 kilos
Estatura: 1.69 metros

Mi cuerpo terminó de desarrollarse a la edad de 14 años, y esto provocaba que me cohibiera mucho. Pesaba 61 kilos y medía casi 1.70 metros, de ninguna manera estaba pasada de peso, pero, en mi mente, estaba gorda. Así que empecé la dieta de Weight Watchers. Para cuando cumplí 17 años estaba en muy buena forma… pero luego me fui a la universidad y subí como nueve kilos en mi primer año. Después de eso, pasé años en una montaña rusa de bajar y subir nueve kilos. Luego vinieron mis tres embarazos, que dieron inicio a una montaña rusa aún más pronunciada de bajar y subir 18 kilos repetidamente.

En un punto logré bajar 36 kilos en una dieta de suplementos alimenticios. Pero justo el día en que alcancé mi objetivo comencé a consumir comida chatarra otra vez. Creo que ése fue mi momento más bajo y triste. Me sentía como el peor fracaso. Simplemente me di por vencida, y ni siquiera pensaba en estar a dieta durante los siguientes ocho años. En ese tiempo recuperé todo el peso que había bajado y más, para alcanzar un total de 69 kilos de más. Comía cada vez que podía. Ya sea si estaba contenta o triste, no importaba, comía para reconfortarme.

Milagrosamente, conocí a mi médico bariatra cuando llegué a mi mayor peso: 151 kilos, y fue ahí cuando acepté que no soy una persona floja ni con poca fuerza de voluntad. Simplemente era adicta al azúcar y a la harina. ¡Qué alivio!

En un inicio bajé mucho de peso al seguir una dieta de pocas calorías, sin azúcar, sin jarabe de maíz alto en fructosa y sin harina blanca. Pero un día, mientras buscaba algo dulce que comer, abrí un bote de pasas. A lo largo del fin de semana me comí todo el bote, y empecé a sentirme fuera de control otra vez. Por fortuna, a los pocos días escuché una entrevista que Katie Mae le realizó a Susan Peirce Thompson. Sus palabras resonaron conmigo de una manera tan profunda que de inmediato dejé la harina, reduje mi consumo de edulcorantes artificiales, comencé a comer sólo tres veces al día, y empecé a pesar y medir mi comida.

Creo que los dos aspectos de *Libera tu cerebro* que tuvieron el mayor impacto en mi éxito fueron comer tres veces al día y comprometerme con mi comida la noche anterior. Siempre había sido una experta en pastar, e ingería alimentos casi cada hora, a la hora. Durante las comidas, nunca comía hasta llenarme porque quería dejar algo de espacio para una o dos colaciones en la tarde. Para mí, la parte más difícil del plan fue eliminar las comidas entre horas, porque eso significaba que mi rutina nocturna de comer varias colaciones pequeñas ya no sería una opción. Me tomó entre tres y cuatro semanas acostumbrarme a eso. Tomaba mucho té, me mantenía ocupada y permanecía fuera de la cocina.

Debo mencionar que en ese entonces sólo comía alimentos integrales o derivados de plantas, y la filosofía detrás de esto era que, mientras comiera esos alimentos exclusivamente, no habría necesidad de restringir las cantidades. ¡Pero no para mí! Mi cerebro de comedora compulsiva me tentaba a comer más y más. Ésta es la razón por la que la escala de susceptibilidad tuvo tanto sentido. Soy un 10 en la escala; no sé cuándo detenerme. Incluso tras haber obtenido mi peso objetivo, aún peso y mido mi comida porque me da libertad. Sé que lo que tengo en mi plato es exactamente lo que necesito. Nada de adivinar.

Actualmente uso una talla seis u ocho —desde jeans hasta vestidos— e incluso peso 4.5 kilos menos que cuando me casé. Mi vida ha cambiado dramáticamente a lo largo de los últimos seis años. En mi peor época mis triglicéridos estaban por las nubes; mi hemoglobina glicosilada (HbA1c) se había elevado a 6.9 (en la escala diabética), y mis rodillas, cadera y espalda me dolían por someterlas al estrés y la tensión de cargar 87 kilos de más. Hoy mis análisis de sangre son excepcionales y mi cuerpo no me duele. En el pasado o era excluida o me excluía a mí misma de tantas actividades que requerían esfuerzo físico. Ahora he participado en varias carreras de cinco kilómetros y una caminata de 16 kilómetros. Hago kayak y canotaje, y también puedo andar en bicicleta. Uno de mis momentos más memorables en el último año fue cumplir un sueño que tuve por primera vez hace 20 años, en Vermont. Estaba en un campo de golf y vi unos aviones planeadores que volaban por encima de mí. Pensé: "Me encantaría hacer eso algún día". Pero luego miré mi cuerpo de 136 kilos y dije: "No hay forma". Había un límite de peso para los pasajeros de los aviones. Bueno, pues en agosto de 2015 cumplí ese sueño. Fue tan emocionante volar por encima de las montañas. Los sueños realmente se hacen realidad.

Parte III

El mapa de ruta: cómo empezar

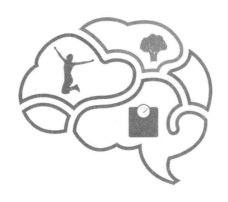

Capítulo 8

El plan alimenticio para bajar de peso

Me imagino que estás ansioso por saber lo que vas a comer. No te preocupes, hay muchas opciones. Seguramente también te preguntes: "Pero ¿las disfrutaré?"

Sí.

Con el tiempo lo harás. Tal vez incluso inmediatamente. Los alimentos que puedes comer en este plan son sumamente variados porque *Libera tu cerebro* es un estilo de vida integral. No se trata de vivir a base de lechuga o toronja durante seis semanas. Se trata de comer alimentos reales que son buenos para tu cerebro, en cantidades que provocan —y sustentan— tu pérdida de peso.

Existen tres buenas noticias sobre el goce de los alimentos. Primero, si la regulación a la baja fuera un problema para ti, a medida que tus receptores de dopamina sanen encontrarás que eres capaz de saborear tu comida como no habías podido hacerlo durante años. Segundo, cada célula en tus papilas gustativas muere y es remplazada por una nueva célula gustativa cada dos semanas,[1] así que mientras te desintoxicas tus papilas gustativas experimentarán su propia evolución y dentro de muy poco tu comida tendrá un sabor increíble. Te digo esto como alguien que solía comer muchísima masa para galletas y que ahora come muchísimas verduras. Amo mis verduras, saben delicioso y me hacen sentir llena y satisfecha. Pero mi apreciación por ellas no sucedió de la noche a la mañana. Tercero, lo que encontrarás es que tus alimentos sabrán mejor porque llegarás a cada comida con un estómago expectante y un cuerpo que realmente quiere y necesita combustible.[2] Resulta que esto tiene un gran impacto en cómo sabe nuestra comida. No sé tú, pero en el pasado yo siempre rellenaba mi tanque antes de que la luz de la gasolina se prendiera. Y, dado que mi cuerpo realmente no necesitaba el combustible, tenía que buscar bombas de sabor hiperapetitosas para aplacar mis gastadas papilas gustativas. No más. Cuando en verdad tienes hambre, a nivel fisiológico, la comida abundante, colorida y saludable sabe fenomenal. Se siente como si tu cuerpo dijera: "¡MMM! ¡Gracias!".

Una advertencia: cuando leas el plan alimenticio por primera vez quizá tengas una reacción negativa a lo que en apariencia es un sistema complejo, rígido y abrumador. Eso es muy común. Te prometo que todo será más fácil con el paso del tiempo y se convertirá en algo sencillo rápidamente. La comida es complicada simplemente porque hay muchas buenas opciones. Leer sobre ella puede parecer igual a beber agua de un hidrante. Sugiero que revises esta sección y que luego respires profundo, te tranquilices y te convenzas de intentarlo por un tiempo para ver qué sucede. Sin compromisos, sólo como un experimento. Cientos de personas han hecho esto con éxito y no hay diferencia entre ellos y tú. Este plan funciona de maravilla si lo sigues al pie de la letra.

Hay otra cuestión para la que debo prepararte y tal vez te sorprenda que lo diga: este plan alimenticio no está diseñado para una nutrición óptima. Está diseñado para ser amplio e indulgente con el fin de permitirte alcanzar tus objetivos de ser feliz, delgado y libre con éxito. Mi intención es que después de que experimentes tu transformación, o en un punto en el camino, te inspires para tomar más decisiones saludables… que naturalmente tengas curiosidad sobre los nutrientes, y que quieras sustituir la lechuga iceberg por arúgula o kale. Pero, dado que ahora te pido dejar el azúcar por completo, dejar la harina por completo, nunca comer entre horas, y pesar y medir tus alimentos, no quisiera poner más límites de inmediato si en realidad no son necesarios para la pérdida de peso inicial. Hay otros expertos cuyo principal objetivo es ayudarte a alcanzar tu mejor estado de salud mediante una nutrición óptima: no necesitamos más especialistas en ese tema. Yo veo mi trabajo de una forma distinta. Estoy aquí para ayudarte a conseguir el cuerpo adecuado y devolverte el control sobre tu destino en lo que se refiere a lo que comes. Cuando llegues a ese punto podrás tomar decisiones más sanas con respecto a tu comida, si así lo deseas. Y claro, si lo que quieres es alcanzar una nutrición óptima desde el día uno, eso es fantástico también. Todos los alimentos más nutritivos se encuentran en el plan, por lo que no habrá ninguna barrera para tu éxito.

A medida que comiences a leer el plan alimenticio para bajar de peso, es probable que te preguntes cómo es posible que funcione para todos.

Ésa es una pregunta que me hacen todo el tiempo. La respuesta es que las diferencias de tallas y metabolismos entre las personas simplemente se manifiestan en qué tan rápido bajan de peso, pero una vez que alcanzan su peso objetivo en definitiva cada uno utilizará distintos planes de mantenimiento basados en sus necesidades metabólicas. Cabe destacar que el plan alimenticio para bajar de peso no recomienda la misma cantidad de comida para todos cada día. Para empezar, durante todas las tres comidas, los hombres consumen más proteína que las mujeres. Pero tú también puedes variar la cantidad de comida que ingieres de una manera muy sencilla. Por ejemplo, puedes elegir comer queso cottage sin grasa o nueces de la India como proteína, pero consumirás casi cuatro veces más calorías si escoges las nueces. Por lo tanto, hablamos de seleccionar una comida "ligera" o "pesada" dentro del plan alimenticio según tus necesidades o en tu conocimiento de si ese día vas a realizar una larga caminata.

Otro punto: si en la actualidad practicas una filosofía alimenticia, como paleo, nutricional, vegana o sin gluten, te prometo que fácilmente puedes adaptar este plan a tus necesidades y respetar los lineamientos de ese programa. Desde 2012 he comido plantas de manera predominante y *Libera tu cerebro* me ha ayudado a mantenerme hermosamente delgada, por todos los años que incluí carne y lácteos en mi dieta, y todos los años después. Mientras que la filosofía no se base en comer galletas cada noche, *Libera tu cerebro* puede hacerla funcionar.

Y finalmente, a medida que leas esto te invito a relajarte y mantener una mente abierta. Las personas más exitosas en el programa de *Libera tu cerebro* son las que simplemente deciden confiar en el plan y hacer lo que pide. Después de todo, nada de lo que has intentado antes te ha llevado a donde has querido, ¿cierto? Cientos de casos muestran que este mapa funciona. Confía.

El plan alimenticio para bajar de peso

Si tienes por lo menos cuatro kilos y medio que bajar, debes empezar aquí. Te apegarás a este plan hasta que llegues a tu peso objetivo. Si ya llegaste a ese peso, o debes bajar menos de cuatro kilos y medio, lee este capítulo y después lee el principio del capítulo 14, que habla sobre el plan alimenticio de mantenimiento, para recibir instrucciones acerca de cómo empezar.

El plan alimenticio para bajar de peso	
Desayuno:	1 proteína
	1 cereal de desayuno
	1 fruta
Comida:	1 proteína
	6 oz. (170 gramos) de vegetales
	1 fruta
	1 grasa
Cena:	1 proteína
	6 oz. (170 gramos) de vegetales
	8 oz. (227 gramos) de ensalada
	1 grasa

Claro que el tiempo que te tome alcanzar tu peso objetivo dependerá de cuántos kilos tengas que bajar y qué tan rápido los bajes. Existe un rango amplio en cuanto a qué tan rápido la gente baja de peso con *Libera tu cerebro*, pero en promedio la gente baja entre medio kilo y kilo y medio a la semana, lo que significa que algunos bajan menos y algunos más, pero la mayoría caerá dentro de ese rango. Aquí es importante mencionar que, contrario a la creencia generalizada, en realidad no existe evidencia científica que muestre si es mejor bajar de peso lentamente.[3] Mi opinión es: bájalo ya.

Con frecuencia también he visto que en *Libera tu cerebro* el peso objetivo de las personas cambia una vez que han visto cómo su cuerpo responde al plan. Cuando luchaba contra mi peso empecé con el objetivo de bajar hasta ser una talla 8. La talla 4 estaba muy lejos del ámbito de mi comprensión. Solía pensar —lo juro por Dios— que tenía huesos grandes. No, mis huesos eran del tamaño de un hueso normal: ahora soy talla 4. Así que fija un objetivo, pero no te sorprendas si ese número baja en unos cuantos meses. Una vez que empieces a acercarte a tu peso objetivo, querrás consultar el plan alimenticio de mantenimiento del capítulo 14. Ahí es en donde trazo todos detalles sobre cómo modificar tu plan para alentar, y luego detener, tu pérdida de peso.

Cereales de desayuno

Cereales de desayuno	
Precocinado caliente (pesa 4 oz. o 113 gramos después de cocinar) Seco - frío o caliente (pesa 1 oz. o 28 gramos secos, luego cocina)	
Papa (4 oz. o 113 gramos cocidos)	Avena (1 oz. o 28 gramos secos)
Camote (4 oz. o 113 gramos cocidos)	Salvado (1 oz. o 28 gramos secos)
Ñame (4 oz. o 113 gramos cocidos)	Crema de arroz (1 oz. o 28 gramos secos)
Arroz (4 oz. o 113 gramos cocidos)	Sémola (1 oz. o 28 gramos secos)
Quinoa (4 oz. o 113 gramos cocidos)	Crema de trigo (1 oz. o 28 gramos secos)
Mijo (4 oz. o 113 gramos cocidos)	Hojuelas de quinoa (1 oz. o 28 gramos secos)

Los cereales integrales van perfectamente con el plan de alimentación de *Libera tu cerebro*, pero al principio sólo los consumirás durante el desayuno. Cuando estés cerca de tu peso objetivo los agregarás a la comida, y después también a la cena. La mayoría de los cereales estándar para el desayuno no están en el plan alimenticio de *Libera tu cerebro* porque contienen azúcar, harina o ambas.

Como comentario al margen, cuando se trata de comida empaquetada, una pequeña cantidad de azúcar está bien. Tanto el azúcar como la harina tienen efectos que dependen de la dosis, y la experiencia ha mostrado que una cantidad minúscula no será suficientemente potente para provocar antojos. La regla aquí es que necesitas leer la lista de ingredientes del producto, y si no hay azúcar o harina en los primeros tres ingredientes, entonces está bien. Tendrás que acostumbrarte a leer la lista de ingredientes de toda la comida empaquetada que compres, de todos modos, la mayor parte de tu comida será integral, sin un paquete y sin una lista de ingredientes. De acuerdo con esta regla, hay algunos cereales comerciales que funcionarán igual de bien e incluyen al cereal original del Tío Sam, Ezekiel, los Quadritos (Shredded Wheat o trigo triturado) y distintas variedades de cereales inflados sin azúcar. Éstos no tienen nada de azúcar o harina. Además, el cereal Fiber One ha sido incluido en el plan alimenticio de *Libera tu cerebro* desde un inicio. El edulcorante artificial aparece como el décimo ingrediente en su lista. Estoy segura de que existen otras opciones aceptables de cereales para el desayuno disponibles en tu tienda local y que no se enlistan aquí. Recuerda que debes revisar que tus cereales no tengan endulzantes de ningún tipo —eso incluye el jugo de caña evaporado o los edulcorantes artificiales— o cualquier tipo de harina. Si eres intolerante al gluten, claro que querrás encontrar una alternativa sin gluten, pero asegúrate de que no contenga ninguna forma de azúcar o harina dentro de sus primeros tres ingredientes. Personalmente, las hojuelas de quinoa son mi opción favorita como cereal de desayuno caliente sin gluten.

Para el cereal frío, pesa exactamente una onza (o 28 gramos) y consúmelo seco —los Quadritos, por ejemplo, pueden comerse como galletas y son una buena opción para cuando sales de viaje— o agrega leche, leche de soya sin endulzar o yogurt sin endulzar, lo que contará como tu proteína. Debido a que su contenido proteínico y calórico es extremadamente bajo, otras leches deslactosadas (almendra, por ejemplo) no se recomiendan durante la etapa de pérdida de peso, aunque sí son aceptables (ve las notas sobre las proteínas para el desayuno más adelante para que obtengas una buena recomendación sobre cómo dividir tu proteína si te gusta utilizar leche de almendra o cualquier otra leche deslactosada).

Para el cereal caliente, pesa exactamente una onza (o 28 gramos) y luego agrega agua, de preferencia entre cuatro y seis onzas (entre 113 y 170 gramos), y cocínalo en el microondas o en la estufa hasta que el cereal adquiera la consistencia deseada. También puedes cocinarlo con algún tipo de leche si la eliges como la proteína de tu desayuno.

Proteínas

Para las proteínas del desayuno, el yogurt natural o griego son igualmente apropiados. Se preferirán los alimentos bajos en grasa que los productos sin grasa o de leche entera, pero no existe una regla definitiva al respecto. Las nueces y semillas sólo son aceptables si no eran parte de los alimentos que comías durante tus atracones; también considera que tienen una alta densidad calórica, por lo que sólo deberás incluir dos porciones a la semana hasta que hayas perdido todo tu peso. Si prefieres la proteína vegetal, evita elegir la leche de almendra, cáñamo, linaza o arroz para tu proteína del desayuno durante la fase de pérdida de peso, porque las versiones sin endulzar son muy bajas en calorías y proteínas, y no te mantendrán sin hambre hasta la hora de la comida. La leche de soya fortificada es una mejor opción.

Sin embargo, si tienes muchas ganas de tomar leche de almendra en el desayuno —por ejemplo, en tu café o en tu cereal—, aquí hay una manera para que funcione. Divide tu ración de proteína a la mitad, y toma cuatro onzas (113 gramos) de cualquier tipo de leche y una onza (28 gramos) de nueces o semillas (o la mitad de una ración de frijoles, queso, huevos o cualquier otra proteína que te guste). En particular, el beneficio de la combinación de leche de almendra/soya y nueces/semillas es que una es un poco "ligera" y la otra es un poco "pesada", por lo que se balancean perfectamente. Puedes dividir la proteína de tu desayuno de esta manera todos los días que quieras. Yo lo hago.

Una recomendación importante para las proteínas de la comida o la cena: siempre debes pesar tu comida después de cocinarla. Por ejemplo, si te vas a comer una hamburguesa no peses la carne de tu hamburguesa y luego la pongas en el asador o la sartén; se encogerá más o menos entre 25 y 30%. Así que, cuando cocines alimentos, incluso proteínas y verduras, prepara lo suficiente para varias porciones. Tendrás sobras y podrás pesar tu porción real cuando esté completamente cocinada.

El tocino no está dentro del plan alimenticio, sobre todo porque se requiere una gran cantidad para alcanzar las 4-6 onzas (entre 113 y 170 gramos). Ten mucho cuidado con las carnes procesadas como los embutidos, los *hot dogs* y también las salchichas. Necesitas leer la lista de ingredientes con atención y asegurarte de que el azúcar —dextrosa, etc.—, la harina o algún tipo de almidón no aparezcan dentro de los primeros tres ingredientes. Es mucho mejor que comas carne natural, idealmente orgánica y que provenga de animales criados compasivamente.

Para la proteína vegetal, el tempeh, hecho a base de soya y un tipo de grano (como arroz integral), está muy bien. Las tiras de tempeh ahumado (imitación de tocino) son muy sabrosas y también son una excelente opción. Los frijoles y las lentejas son de las alternativas más baratas y saludables de proteína y fibra, así que te recomiendo incluirlas lo más posible. Si comes una dieta rica en plantas, llevar una bolsita previamente pesada de nueces de soya en tu bolsa, portafolio o maleta de viaje cuando estás muy activo es una muy buena opción. Discretamente puedes incorporarlas a tu ensalada en un restaurante para

Proteínas típicamente consumidas durante el desayuno (Mujeres)	Proteínas típicamente consumidas durante la comida/cena (Mujeres)	Proteínas típicamente consumidas durante el desayuno (Hombres)	Proteínas típicamente consumidas durante la comida/cena (Hombres)
Opciones basadas en proteína animal:	Opciones basadas en proteína animal:	Opciones basadas en proteína animal:	Opciones basadas en proteína animal:
8 oz. (227 gramos) de yogurt natural	4 oz. (113 gramos) de pollo (sin empanizar, sin piel)	8 oz. (227 gramos) de yogurt natural	6 oz. (170 gramos) de pollo (sin empanizar, sin piel)
8 oz. (227 gramos) de leche	4 oz. (113 gramos) de pavo (sin piel)	8 oz. (227 gramos) de leche	6 oz. (170 gramos) de pavo (sin piel)
2 huevos	4 oz. (113 gramos) de puerco (excepto jamón curado en azúcar)	3 huevos	6 oz. (170 gramos) de puerco (excepto jamón curado en azúcar)
2 oz. (57 gramos) de queso	4 oz. (113 gramos) de carne de res (carne molida, bistec, solomillo, puntas de filete, etc.)	3 oz. (85 gramos) de queso	6 oz. (170 gramos) de carne de res (carne molida, bistec, solomillo, puntas de filete, etc.)
4 oz. (113 gramos) de queso cottage	4 oz. (113 gramos) de cordero	6 oz. (170 gramos) de queso cottage	4 oz. (113 gramos) de cordero
4 oz. (113 gramos) de queso ricotta	4 oz. (113 gramos) de pescado o mariscos	6 oz. (170 gramos) de queso ricotta	6 oz. (170 gramos) de pescado o mariscos

Opciones basadas en proteína vegetal:	Opciones basadas en proteína vegetal:	Opciones basadas en proteína vegetal:	Opciones basadas en proteína vegetal:
8 oz. (227 gramos) de leche de soya sin endulzar	4 oz. (113 gramos) de tofu	8 oz. (227 gramos) de leche de soya sin endulzar	6 oz. (170 gramos) de tofu
8 oz. (227 gramos) de leche de almendra sin endulzar	4 oz. (113 gramos) de tempeh	8 oz. (227 gramos) de leche de almendra sin endulzar	6 oz. (170 gramos) de tempeh
8 oz. (227 gramos) de otras leches deslactosadas sin endulzar (cáñamo, linaza, arroz, etc.)	6 oz. (170 gramos) de frijoles (o 2 oz. o 57 gramos de frijoles asados, como garbanzos asados)	8 oz. (227 gramos) de otras leches deslactosadas sin endulzar (cáñamo, linaza, arroz, etc.)	6 oz. (170 gramos) de frijoles (o 3 oz. u 85 gramos de frijoles asados, como garbanzos asados)
4 oz. (113 gramos) de tofu	6 oz. (170 gramos) de lentejas	6 oz. (170 gramos) de tofu	6 oz. (170 gramos) de lentejas
4 oz. (113 gramos) de hummus	4 oz. (113 gramos) de hummus	6 oz. (170 gramos) de hummus	6 oz. (170 gramos) de hummus
2 oz. (57 gramos) de gránulos de soya	4 oz. (113 gramos) de edamames en su cáscara	3 oz. (85 gramos) de gránulos de soya	6 oz. (170 gramos) de edamames en su cáscara
2 oz. (57 gramos) de nueces (o mantequilla de frutos secos)	4 oz. (113 gramos) de hamburguesa vegetariana	2 oz. (57 gramos) de nueces (o mantequilla de frutos secos)	6 oz. (170 gramos) de hamburguesa vegetariana
2 oz. (57 gramos) de semillas	2 oz. (57 gramos) de nueces de soya (o edamames tostados en seco)	2 oz. (57 gramos) de semillas	3 oz. (85 gramos) de nueces de soya (o edamames tostados en seco)

completar una comida. Las leguminosas tostadas, como los garbanzos, también son maravillosos, y pueden ser incluidos en la misma cantidad que las nueces de soya (dos onzas o 57 gramos para las mujeres, tres onzas u 85 gramos para los hombres). He encontrado pequeñas bolsas de garbanzos secos en las tiendas de algunos aeropuertos y las he disfrutado junto con mi desayuno con algo de fruta fresca y avena de Starbucks después de un vuelo nocturno.

Fruta

Fruta			
Come 1 pieza:	Come 2 piezas:	Come 3 piezas:	Pesa 6 onzas (170 gramos):
Manzana	Ciruela	Albaricoque	Moras (de todo tipo)
Pera	Kiwi		Uvas
Naranja	Caqui		Piña
Toronja			Cerezas
Plátano			Mango/papaya
Durazno			Melón (de todo tipo)
Nectarina			Higos frescos

Cuando el tamaño de tu fruta parezca inusual es una buena idea recurrir a tu confiable báscula para pesar seis onzas (170 gramos). Por ejemplo, algunos plátanos son muy pequeños y tal vez quieras pesar seis onzas (170 gramos) de plátano. Algunas ciruelas y albaricoques son enormes, por lo que será mejor pesar seis onzas (170 gramos) en vez de comerte dos o tres. Para las cerezas, puedes pesar tus seis onzas (170 gramos) con todo y semillas sin preocuparte por el peso de las mismas, o puedes pesar 6.3 onzas (178 gramos) o 6¼ onzas (177 gramos) con las semillas adentro. (Sí, una vez, con mucho cuidado, quité y pesé las semillas de onzas o 170 gramos de cerezas). Otra posibilidad es usar un deshuesador de cerezas para remover las semillas antes de pesarlas. Considera que cualquier tipo de fruta fresca y entera es aceptable, así que si tienes dudas sobre alguna que no aparece aquí, no hay problema.

Verduras

Verduras – 6 onzas (170 gramos)	
Acelga	Guisantes
Achicoria	Hojas de diente de león
Apio	Hojas de remolacha
Berenjena	Hongos
Berros	Jícama
Berza	Jitomates
Bok choy	Judías verdes
Brócoli	Kale
Calabacín	Lechuga
Calabaza amarilla (de verano)	Nabos verdes
Calabaza espagueti	Pepino
Cebollas	Pimientos
Col	Puerros
Col de Bruselas	Rábanos
Coliflor	Remolacha
Corazones de alcachofa	Tirabeque
Espárrago	Tomatillo
Espinaca	Zanahorias
Grelo	
Verduras con almidón – 6 onzas o 170 gramos (uso aceptable pero con moderación)	
Chícharos	
Chirivías	Calabaza de invierno (almizclera, delicata, bellota, calabaza)
Maíz	Nabo/nabo sueco/colinabo

Ten en cuenta que ésta no es una lista exhaustiva de todas las verduras. Como en el caso de la fruta, no existen verduras prohibidas en el plan alimenticio de *Libera tu cerebro*, así que si no están en esta lista, no te preocupes. Cómetelas.

Puedes preparar tus verduras crudas o cocidas, servirlas como ensalada o alguna combinación parecida. Tenemos un dicho en *Libera tu cerebro*: "Los productos agrícolas son los productos agrícolas". Esto significa que si no se te antoja una ensalada en la cena, en su lugar puedes comer verduras cocidas. Asegúrate de pesar tus verduras después de cocinarlas, porque, como sucede con otras proteínas, las verduras se encogerán, a veces de forma dramática, durante el proceso de cocción. También procura no agregar ningún tipo de grasa al cocinar. Por ejemplo, la berza debe cocinarse al vapor o hervida, no con mantequilla y trozos de jamón. Si aún no eres un experto en la utilización de hierbas y especias, son una gran manera, junto con la cebolla y el ajo, de sazonar tu comida sin agregar grasa. La excepción a la regla de "no agregar grasa" es el aceite en aerosol. Puedes usar Pam o algún aceite en aerosol similar —idealmente de la variedad de aceite de oliva— para rociar un sartén o charola del horno cuando saltees o ases tus verduras. Es cierto que esto dejará un pequeño rastro de grasa en la comida, pero no lo suficientemente grande como para arruinar tu pérdida de peso. Las verduras enlatadas o congeladas están bien, pero lee la etiqueta para asegurarte de que no se les ha agregado nada. Por ejemplo, la remolacha enlatada es deliciosa, pero procura elegir la que está empacada en agua sin azúcar agregada; de igual manera, encuentra algunos corazones de alcachofa empacados en agua, no en aceite. Algunas verduras congeladas vienen con una salsa mantequillosa o tienen azúcar añadida, evítalas.

Las verduras con almidón también están permitidas dentro de nuestra lista, pero date cuenta de que su conteo de calorías es relativamente alto comparado con el de otras verduras. Por esta razón te recomiendo limitar tu consumo de verduras con almidón a dos veces por semana durante la fase de pérdida de peso. Cuando hayas bajado de peso, entonces puedes experimentar y comerlas más seguido siempre y cuando tu peso se mantenga estable. Las papas, camotes y ñames no están en la lista de verduras con almidón, pues cuentan como cereales y las volverás a probar durante la comida y la cena cuando llegues a tu peso objetivo. En el caso del maíz, mide seis onzas. (170 gramos) de granos o cómete dos mitades de elote fresco.

Por favor no cometas el error de pensar que ocho onzas (227 gramos) de ensalada significan sólo ocho onzas (227 gramos) de lechuga. ¡Terminarás por masticarla toda la noche! Vas a querer empezar con una base de entre dos y tres onzas (entre 57 y 85 gramos) de una lechuga pesada, como la romana o iceberg, o entre una y dos onzas (entre 28 y 57 gramos) de una lechuga más ligera, como la espinaca o mezcla de primavera. Luego agrega verduras para la ensalada encima, como jitomates, pepinos, zanahorias, cebolla morada, hongos, pimientos, coles, jícama, remolacha o apio, hasta que el peso total sea igual a ocho onzas (227 gramos). Cuando hayas alcanzado tu peso objetivo, puedes agregar aguacate o aceitunas como verduras, pero durante la fase de pérdida de peso es mejor evitarlas o utilizarlas y contarlas como tu grasa (ve más abajo), ya que son muy densas calóricamente. Cuando comas fuera asegúrate de pedir tu ensalada con cuidado, muchos restaurantes le agregan crutones, queso, arándanos con pasas, fruta, pedacitos de tocino o algún aderezo pesado. Pide aceite de oliva y vinagre aparte. Puedes usar una cuchara para medir tu aceite: tres cucharaditas equivalen a una cucharada en nuestro plan. Luego agrega vinagre al gusto.

La variedad es especialmente importante cuando se trata de comer muchas verduras sin hartarse de ellas. Si no estás familiarizado con algunas de las verduras que se enlistan aquí, trata de incorporar una nueva cada semana, sin duda ampliarás tu repertorio. La variedad no sólo es la sal de la vida, ¡es la piedra angular de la salud y la vitalidad!

Grasas

Grasas
Aceite (1 cucharada o 0.5 oz. o 14 gramos)
Aceitunas (2 oz. o 57 gramos)
Aderezo de ensalada (1 cucharada o 0.5 oz. o 14 gramos)
Aguacate (2 oz. o 57 gramos)
Mantequilla (1 cucharada o 0.5 oz. o 14 gramos)
Mantequilla de nuez (1 cucharada o 0.5 oz. o 14 gramos)
Margarina (1 cucharada o 0.5 oz. o 14 gramos)
Mayonesa (1 cucharada o 0.5 oz. o 14 gramos)
Nueces (0.5 oz. o 14 gramos)
Semillas (0.5 oz. o 14 gramos)
Tahini (1 cucharada o 0.5 oz. o 14 gramos)

Deberás agregar sólo una porción de grasa a tus alimentos tanto a la hora de la comida como durante la cena. Para la comida tal vez elijas añadir esa grasa en tus verduras. Para la cena, sospecho que querrás agregar aceite o aderezo a tu ensalada. Puedes usar una cucharadita como medida para tu porción de grasa, pero personalmente yo prefiero pesarla en mi báscula digital para comida porque ensucias menos y es más preciso. Una cucharada debería equivaler a 0.5 onzas (14 gramos). Pero ten cuidado, si al pesar el aceite agregas demasiado, deberás estar preparado para tomar una toalla de papel y limpiar una parte para que puedas regresar a la medida especificada. Nunca debes ser descuidado con la báscula. No sucumbas ante el saboteador que te susurra al oído y dice: "Tan sólo es un poquito, no importa". Sí importa. Es una cuestión de integridad. Es tu regla.

Ten en mente que existe una gran diferencia entre las grasas saludables, como la presente en las almendras y los aguacates, y las grasas poco saludables, como el aceite de frijol de soya o el aceite vegetal, en especial si éstos están parcialmente hidrogenados. La mayoría de los aderezos para ensalada embotellados, al igual que la mayonesa, tienen algún tipo de aceite vegetal dentro de sus ingredientes.[4] Si vas a cocinar con aceite, elige el aceite de oliva, el aceite de aguacate o el aceite de canola. Si le vas a poner aceite a la ensalada, sugiero que utilices aceite de linaza. Es una maravillosa fuente de ácidos grasos omega-3, algo que a casi todos nos hace falta incluir en nuestra dieta. Pero recuerda que el aceite de linaza no se puede calentar, pues esto desnaturalizará las moléculas debido a su bajo punto de humeo. Si te gusta agregarle mantequilla a tus alimentos está bien, mientras respetes la medida de una cucharada por comida. También existen otras buenas opciones de sustitutos de mantequilla hechos a base de plantas: mi favorita es Earth Balance Buttery Spread. Si vas a utilizar un aderezo para ensalada embotellado, verifica si puedes encontrar uno que utilice aceite de oliva en vez de aceite de frijol de soya o vegetal. El mayor problema de los aderezos para ensalada embotellados es que casi todos contienen algo de azúcar o algún otro tipo de endulzante, pero si aparece después del cuarto ingrediente o incluso más adelante en la lista, entonces está bien. Claramente, una vinagreta de frambuesa o mostaza y miel no funcionará, éstos sin duda tendrán un endulzante (tal vez dos) en los primeros tres ingredientes. Los aderezos Ranch varían; algunos están bien y algunos tienen azúcar en los primeros tres ingredientes. La mayoría de los aderezos de queso azul funcionarán y algunas vinagretas, aunque no todas, funcionarán. Sólo acostúmbrate a leer la lista de ingredientes.

También quiero puntualizar que hoy en día existe un gran desacuerdo entre los expertos más inteligentes y venerados en este campo de estudio sobre el rol que tiene la grasa en una alimentación saludable. Algunos de ellos promueven una alimentación con poca o ninguna grasa. Otros dicen que las grasas saludables son una parte necesaria e integral de una alimentación completa y balanceada.[5] Estoy consciente de que algunas personas tienen opiniones muy fuertes al respecto. Mi visión tal vez cambie en un futuro, pero a la fecha de publicación de este libro me declaro escéptica ante el rol que tiene la grasa en una alimentación saludable. Honestamente no creo que exista ninguna evidencia contundente en la literatura de investigación. En mi experiencia, después de trabajar con literalmente cientos de personas, los elementos esenciales en un plan alimenticio saludable son: eliminar el azúcar y la harina completamente, comer muchas verduras, y consumir la suficiente grasa, proteína y fibra para reducir la carga glucémica de cada comida con el fin de que los niveles de insulina se mantengan estables y el cerebro pueda sanar. Si haces todo eso, creo que el cuerpo es bastante indulgente con lo demás. De nuevo, lo que yo recomiendo es que confíes e intentes hacer el plan tal como está escrito. Pero si tienes convicciones sobre la grasa que hacen que su inclusión en tu dieta sea insostenible, entonces modifícala para que se alinee con tus valores. De igual manera, si sientes que debes comer más grasa saludable, por ejemplo en el desayuno, entonces sustitúyela y encuentra algo que eliminar en su lugar. Pero realiza este ajuste una sola vez, abiertamente, y luego mantén tu plan consistentemente día a día. La consistencia es la clave.

Condimentos

Condimentos	
Alcaparras (2 oz. o 57 gramos por comida)	Mostaza
Canela	Sal y pimienta
Especias	Salsa (2 oz. o 57 gramos por comida)

Condimentos	
Hierbas	Salsa de soya
Jugo de lima	Salsa marinara (2 oz. o 57 gramos por comida)
Jugo de limón	Salsa picante
Levadura nutricional (0.5 oz. o 14 gramos por comida)	Vinagres (incluye el balsámico)

Libera tu cerebro es un programa de límites precisos, no un programa de ascetismo o privación. Estoy completamente convencida de que la comida debe ser deliciosa y que debemos disfrutar nuestros alimentos con entusiasmo. Los condimentos, las especias, las hierbas, la sal y la pimienta son simples adiciones que pueden hacer que una comida sea fabulosa. En el caso de los condimentos prefabricados, sólo asegúrate de que no contengan azúcar o harina dentro de los primeros tres ingredientes de la lista. Y también vigila la forma en que los usas. He conocido a algunas personas —yo incluida— que abusan de la salsa, la levadura tradicional, la canela, la mostaza y el vinagre balsámico, entre otros. Cuando me veo a punto de caer en ese patrón, tiendo a dejar de utilizar ese condimento por un tiempo. Pero en términos generales, los condimentos de todo tipo están bien. Mejor que bien. ¡Son maravillosos! Levadura tradicional en una ensalada; salsa en unos frijoles negros; canela en la avena; jugo de limón y salsa de soya en un poco de brócoli. ¡Mmm!

Un comentario sobre la sal: los iones de sodio y cloro juegan un papel importante en los procesos celulares, por ejemplo, la transmisión sináptica en el cerebro. Cuando dejas de seguir la dieta estadounidense estándar, o sustituyes los alimentos empaquetados por alimentos reales e integrales, tu consumo de sodio disminuye dramáticamente. Si tienes una presión arterial alta, eso es algo bueno. Pero si tu presión arterial es baja tal vez te sientas mareado algunas veces. Con frecuencia esto puede solucionarse al tomar mucha agua y consumir un poco más de sal. Contrario a lo que la gente cree las investigaciones muestran que no comer suficiente sal también puede tener serias consecuencias en la salud.[6] A menos que tengas la presión alta, tal vez quieras empezar a agregarle más sal a los alimentos que consumas en el plan alimenticio de *Libera tu cerebro*. Habla con tu doctor sobre todo esto.

Bebidas y alcohol

¿Qué puedes beber en el programa de *Libera tu cerebro*? Déjame decirte qué es lo que yo bebo: agua. Cuando estoy en una fiesta o en un restaurante, tomo agua mineral con limón o lima. Las aguas minerales que tienen infusiones de sabores naturales están bien, siempre y cuando no tengan edulcorantes artificiales. También tomo té de hierbas de todo tipo. Mis favoritos incluyen menta, jengibre, regaliz, rooibos y té chai de la India.

Las bebidas que no me convencen tanto son el café, el té con cafeína y el alcohol, aunque no son igualmente culpables.

Café y té. Está bien si sólo tomas una taza de café en la mañana y eliges ponerle un poco de leche de soya, arroz, almendra o vaca como tu ración de proteína. Pero si bebes café o té entre comidas, éste debe ser negro. El problema que tengo con la cafeína dentro del programa de *Libera tu cerebro* es que ésta inunda el cerebro con dopamina. Es una sustancia adictiva. Queremos reponer tus receptores de dopamina y sanar tu cerebro, por lo que hacer cualquier cosa que llene el cerebro de dopamina no es una buena idea. Va a mantener tus antojos con vida. Así que si eres alguien que toma mucho café o té, creo que un límite adecuado sería dos tazas al día, máximo. En algún punto, intenta bajarle a una taza al día. E idealmente, yo te recomendaría dejar el café por completo.

Alcohol. A nivel molecular, el alcohol no es más que azúcar y etanol. El etanol es lo que hace que te emborraches. Cuando estás ebrio, la desinhibición provoca que hagas cosas tontas y tomes decisiones que no tomarías en tus cinco sentidos. Cada vez que tomes alcohol, vas a ser más propenso a comer algo que esté fuera de tu plan alimenticio. Por tanto, el alcohol está prohibido para los miembros de *Libera tu cerebro*, porque: *a)* es azúcar y evitará que tu cerebro sane, *b)* reduce tus inhibiciones y *c)* fortalece a tu saboteador.

Una y otra vez he visto cómo algunas personas intentan incluir una copita de vino en su plan alimenticio, tan sólo para que, más adelante, el programa se les salga de las manos. Sé que dejar el alcohol es difícil para algunas personas. Si estás negado a cumplir esto, te sugiero que intentes dejarlo por tan sólo un periodo de prueba. Vale la pena.

Reglas claras y cuándo utilizarlas

El 29 de febrero de 2012, mientras celebraba nueve años de mi aventura con este programa relajada en casa, mi suegro, Hugh, me prestó un libro titulado *El estudio de China* (*The China Study*), de los doctores T. Colin Campbell y Thomas M. Campbell II.[7] Una vez que comencé a leerlo no pude dejar de hacerlo. La ciencia que presentaba sobre los efectos cancerígenos de la carne y los lácteos tuvieron un impacto tan profundo en mí que durante el resto del fin de semana sólo pude leer el libro y mirar fijamente a la pared, mientras procesaba lo que estaba en cada página. Ese mismo día decidí dejar de comer carne y lácteos.

Sin embargo, años después, todavía no tengo una regla sobre consumir carne y lácteos. ¿Por qué? Porque mi motivación para no comer carne y lácteos es mantener una salud óptima, no liberarme de la obsesión y la compulsión por comerlas, lo cual es el sello distintivo de la adicción a la comida. Si la obsesión y la compulsión son un problema para ti —de la misma forma en que lo son fumar, no poder dejar de escribirle a una persona tóxica, como tu ex, o autolesionarte— y quieres superarlo, entonces sí necesitas una regla que te ponga límites. Si la salud es tu objetivo, no hay evidencia de que lo "perfecto" sea mejor que lo "muy bueno". De verdad. Puedes cumplir con un objetivo de salud 95% del tiempo, y te beneficiará tanto como la perfección del 100%. Ésa es otra razón por la que los *hot dogs* y las salchichas italianas, por ejemplo, están permitidos en el plan alimenticio para bajar de peso, y la razón por la que no ordeno que sean libres de nitrato y orgánicas, aunque, por supuesto, ésa sería mi sugerencia.[8] Si es necesario que comas algunas cosas que se sientan suficientemente decadentes como para que sobrevivas a los primeros días de adaptación al programa, entonces adelante. Como dije antes, ajustar lo saludable de tus elecciones puede venir después.

Pongamos un ejemplo. Una mujer llamada Wendy Sax vino al campamento con 18 kilos de más. Esto la volvía loca, pues ella era mayoritariamente vegana. Desde un punto de vista nutricional, ella pensaba que comía impecablemente. Pero ese peso aún la acechaba. Lo que aprendió a través de *Libera tu cerebro* es que sus cantidades eran mucho más grandes de lo recomendado. También comía azúcar y harina, y "pastaba". Una vez que eliminó todas esas cosas, rápidamente consiguió ser feliz, delgada y libre, no sólo de su sobrepeso sino también de los cambios de humor que la habían plagado durante años.

Libera tu cerebro funciona de maravilla con otros objetivos nutricionales que desarrollas a lo largo del tiempo, o que traes al programa. Pero tiene el poder de resolver problemas de *peso*, de manera permanente, como ninguna otra cosa.

Una consideración final. Con el tiempo hemos desarrollado una amplia base de datos de preguntas y respuestas que cubre absolutamente todo, literalmente, desde la sopa hasta las nueces. ¿Puedo comer tapioca? ¿Coco rallado? ¿Jugo de aloe vera? No hay una sola pregunta que no haya sido realizada. Desafortunadamente, no hay suficiente espacio aquí para incluir todas esas respuestas granulares. Este recurso existe en nuestra increíble plataforma móvil, el Compañero Diario de *Libera tu cerebro*, y te invito a utilizarlo. Puedes acceder a ella a través de este vínculo: http://Book.BrightLineEating.com.

Caso de estudio: Lois Boyd

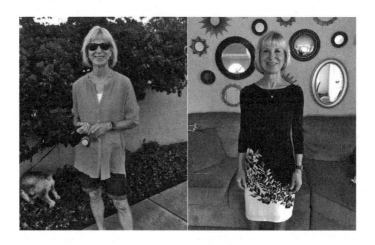

Peso máximo: 60 kilos
Peso actual: 47 kilos
Estatura: 1.58 metros

Toda mi vida tuve un gran secreto: mi relación con la comida estaba fuera de control.

Como sucede en muchas familias, durante mi niñez había muchos dulces en casa. Aunque tenía acceso a ellos, antes de entrar a la adolescencia los dulces se habían convertido en algo tan importante para mí que siempre encontraba la manera de conseguirlos a hurtadillas.

A mediados de 1960 Twiggy apareció en la escena como una prominente modelo para adolescentes que puso de moda estar muy delgado. Aunque tenía un peso promedio no me sentía lo suficientemente flaca y fue así como empecé mi primera dieta de hambre. Seguí este régimen hasta alcanzar los 48 kilos y fue ahí en donde inició mi dañina relación con la comida.

Era incapaz de mantener un peso suficientemente bajo y comencé a vivir en un mundo en blanco y negro de hacer una dieta rigurosamente o desviarme completamente del plan que siguiera en ese momento. Me casé a los 21 años y tuve a mis hijos a los 22 y 25 años de edad. Después de tenerlos me resultó imposible regresar al peso que tenía antes de mis dos embarazos: 52 kilos. Recurrí a los cigarros, porque pensé que estos me mantendrían delgada. Fumé hasta que mi hija empezó el kínder y me pidió que dejara de hacerlo como parte de una campaña antitabaco en su escuela. Mi peso escaló a 60 kilos. Recurrí a las píldoras dietéticas, diuréticos y laxantes para controlar mi peso. Abusé de ellos durante años y en mis peores momentos tomaba 40 pastillas al día. Como tenía atracones y abusaba de los laxantes estaba deshidratada, no podía dormir y me asediaban unos antojos terribles todo el tiempo.

En el año 2000 soñaba con correr un maratón, pero eso simplemente no es posible cuando tomas laxantes. Encontré un doctor que me ayudó a dejarlos poco a poco, lo que me permitió entrenar. Conseguí el tercer lugar en mi grupo de edad cuando por fin corrí uno, y correr se convirtió en mi nueva pasión.

Mi salud en general se deterioró debido a mi desorden alimenticio, por lo que tuve que dejar de correr. En 2004 me diagnosticaron arteriosclerosis. La condición era lo suficientemente severa como para que mi cardiólogo quisiera tratarla agresivamente. Comencé a tomar varias estatinas, hasta que me di cuenta de que no las toleraba. Mis arterias carótidas se bloqueaban cada vez más a causa de los alimentos que comía durante mis atracones, y desesperadamente buscaba una solución.

Para ese momento mi peso era normal —el mismo que tengo hoy en día—, simplemente no podía detener mis ciclos de atracones y restricciones. De hecho, he estado en un cuerpo de tamaño adecuado durante la mayor parte de mi vida, como se puede observar en la normalidad de mi foto del "antes". El peso no era el problema; mi locura con la comida, sí.

En 2010 me hice vegana, al seguir el programa del doctor Joel Fuhrman. Era un plan maravilloso, pero no pude mantenerlo a largo plazo. Tan sólo una probadita de azúcar "saludable", como una fruta

deshidratada, era suficiente para provocar un atracón. Los atracones se volvieron tan severos que a veces me dejaban postrada en la cama al día siguiente y sin volver a la normalidad por unos cuatro días. Me sentía completamente destrozada y fuera de control. Mi salud empeoró todavía más. Además de la aterosclerosis, también sufría de estenosis espinal, condiciones autoinmunes, osteoporosis y problemas gastrointestinales.

Pero en octubre de 2014 descubrí *Libera tu cerebro* y mi vida cambió por completo.

Antes de empezar el programa mi colesterol estaba en 193. No era tan terrible, pero mi enfermedad cardiaca estaba lo suficientemente avanzada como para que mi doctor quisiera bajarlo a 150. Cuando empecé *Libera tu cerebro* era difícil mantener mi peso porque mi estómago, que había recibido tanto abuso, no podía lidiar con la masa fibrosa de verduras y me aterraba comer grasa debido a mi enfermedad cardiaca y mi colesterol alto. Susan me sugirió que agregara unas nueces a mi plan para estabilizar mi peso. Tenía mucho miedo, pero confiaba en ella. Accedí con renuencia. Gradualmente, mis problemas estomacales desaparecieron y en cuestión de unos meses mi colesterol bajó a 131.

Mi cardiólogo estaba —y aún está— emocionado. Después de ir a consulta cada cuatro meses durante 11 años, ahora sólo quiere verme dos veces al año.

Mi salud está mejor en todos los ámbitos. Me tomó nueve meses recuperar mi energía, pero ahora me siento como una persona totalmente distinta. Mis problemas estomacales casi se han esfumado. La calidad de mi sueño es mejor. Pero lo mejor de todo es que ya no como de forma compulsiva. Antes nada podía detenerme, hasta que eliminé el azúcar y la harina de mi sistema. Cuando pesaba 47 kilos y era vegana, por fuera parecía ser una modelo de salud, pero cuando estaba sola con frecuencia recaía en los atracones. Sabía que vivía una mentira y me sentía como un fraude.

Gracias a *Libera tu cerebro* al fin puedo ser una persona auténtica. Crecí de maneras que nunca antes había imaginado, como al escribir mi historia para este libro. Es un gran paso para mí. Antes de *Libera tu cerebro*, nadie sabía sobre mi vida secreta con la comida. Me sentía avergonzada y apenada. Pero quiero que otras personas que luchan contra la comida, incluso si tienen un cuerpo de tamaño normal, sepan que *Libera tu cerebro* puede funcionarles. Mi cociente de felicidad se ha disparado significativamente. Al fin soy *libre*.

Capítulo 9

Tu día 1: entrar en acción

¡Bienvenido a la parte del libro en que empiezas a entrar en acción! Si has leído cada palabra hasta este punto, entonces ya estás armado con toda la información que necesitas para entender cómo tu cerebro ha bloqueado tu pérdida de peso y para conocer el plan alimenticio que puede cambiar esa situación. Ahora es momento de tomar las medidas necesarias para iniciar tu viaje con el programa *Libera tu cerebro* para que tu cerebro pueda sanar. En este capítulo te voy a explicar con detalle todo lo que debes hacer, paso a paso, antes de tu primer día en el programa. Y al final del capítulo encontrarás una lista que podrás utilizar para monitorear tu progreso mientras te preparas.

Nota: si prefieres lo digital, puedes utilizar el Compañero Diario de *Libera tu cerebro* para hacer muchas de estas cosas. Hemos creado una plataforma tecnológica que te acompañará en todo momento y puedes descargarla aquí: http://book.brightlineeating.com/.

Visita a tu doctor

Éste es el paso que muchas personas, debido a su comprensible entusiasmo por empezar, quieren saltarse. Te recomiendo ampliamente que no lo hagas. Primero que nada, si actualmente tomas algún medicamento para alguna condición, es muy importante que cuentes con el apoyo y la participación de tu doctor antes de alterar tu dieta de forma dramática. Algo que he visto una y otra vez es que los medicamentos de las personas que siguen el programa muchas veces deben ser ajustados. Con frecuencia, incluso la necesidad de medicamentos es eliminada, ya

que *Libera tu cerebro* tiende a resolver un sinnúmero de dolencias derivadas, fundamentalmente, de la adicción al azúcar y la harina. Hemos visto en nuestros campistas que el alcance de una sanación sistemática es enorme. La inflamación disminuye, la flora intestinal sana, las comidas calendarizadas crean una ventana de ayuno que beneficia los ritmos circadianos de cada órgano, los sistemas de insulina y glucosa se balancean y se revierte el daño cardiovascular. Ésta no es una promesa, es una predicción basada en años de experiencia. Por lo que es importante preguntarle a tu doctor lo que él o ella piensa sobre el programa *Libera tu cerebro* y luego acordar una supervisión. Quizá quieras hacer un plan de acción en donde detalles cuántas veces deberás consultar a tu doctor para que ajuste tus medicamentos.

Segundo, deberás hacerte un análisis de sangre exhaustivo. Sugiero que te hagas un panel completo de colesterol, A1C, triglicéridos, presión arterial, glucosa en la sangre —en ayunas—, lectura de insulina basal, prueba de conteo sanguíneo completo (Complete Blood Count o CBC), y cualquier otro índice que tú y tu médico quieran monitorear. Si te has hecho un análisis de sangre recientemente, entonces puedes saltarte este paso. Pero en verdad es recomendable que empieces con un buen punto de referencia, porque las cosas están a punto de cambiar para ti, rápida y dramáticamente, y nunca podrás recuperar esa ventana a lo que tu cuerpo es ahora, al inicio.

Tómate tus fotos del "antes"

Si tienes que bajar de peso seguramente querrás tomar unas buenas fotos del "antes" en las cuales aparezcas con tu peso actual. Algunas personas toman esta actividad con entusiasmo y alegría. Otras se sienten como si les hubiera sugerido hacerse una endodoncia sin novocaína. Por favor hazme caso sobre esto. Iniciar el programa *Libera tu cerebro* y no tomar fotos del "antes" es como criar un niño sin tomarle fotos en su etapa de bebé. Nunca recuperarás esto. Y cuando funcione nadie te creerá que alguna vez fuiste gordo, porque no tendrás pruebas. Lo digo por experiencia. Cuando estaba en mi peso más alto, nunca dejaba que me tomaran fotos. Mi mejor foto del "antes", que puedes ver en http://Book.BrightLineEating.com, no me muestra con mi peso máximo. Y aparezco con una amplia sonrisa. Ahora movería cielo, mar y tierra por tener esa foto mía con mi enorme panza y mis lonjas en toda su gloria, cuando lucía tan miserable como me sentía. En un punto en mi viaje era talla 24. En mi mejor foto con sobrepeso aparezco en una talla 14. No cometas ese error, por favor.

Otra opción es grabar un video antes de empezar y luego capturar los hitos de tu viaje a medida que avanzas. ¿Cómo te ves ahora, cuando estás a punto de embarcarte en esta aventura? ¿Cómo se ve tu refrigerador? ¿Cómo se ve tu clóset? ¿Cómo te sientes? O sé creativo y captura tu inicio a tu manera. No tiene que ser sofisticado o engorroso. En estos días basta tener un teléfono celular para hacer muy buenos videos.

Limpia tu cocina

Dona, regala o tira todo lo que no entre dentro de tu plan alimenticio. Revisa el refrigerador para ver si tiene aderezos, salsas y condimentos y quita todo lo que contenga azúcar o cualquier edulcorante en los primeros tres ingredientes de la lista.

Obviamente, si vives solo este paso es mucho más fácil. Si vives con otras personas, tira todo lo que puedas y conserva las cosas que tu familia o compañeros de casa podrían querer comerse. Según tus circunstancias, considera designar un cajón del refrigerador y un estante de la alacena sólo para tu comida. O viceversa, crea un cajón bajo o alto para la comida de los demás. Quizá podrías preguntarles si puedes empacar todas sus botanas o dulces en un cajón o alacena simplemente para evitar verlos. Como sea que lo hagas, arregla tu espacio para minimizar tu exposición a cualquier antojo.

Cosas que comprar

No soy una persona a la que le guste comprar o acumular "cosas". No necesito el último o el mejor *gadget* y odio el desorden. Sin embargo, he aprendido que hay algunas cosas que necesitarás para que tu viaje sea un verdadero éxito. Piensa como si fueras a escalar el Everest: el equipo adecuado hará la diferencia entre alcanzar la cima o sentarte en una tienda de campaña en una saliente de roca. La lista que aparece a continuación te ofrecerá categorías de cosas que necesitarás comprar, pero para obtener mis recomendaciones más recientes sobre algunos artículos en específico que he descubierto que funcionan excepcionalmente bien, por favor visita http://Book.BrightLineEating.com.

1. Báscula digital para comida.

No necesitas una muy sofisticada con un contador de calorías, información nutrimental o una impresora, sólo requieres una simple báscula. Pero debe ser digital. No querrás enfrentarte a la ambigüedad de tratar de decidir si la aguja está en la línea y definitivamente no querrás obsesionarte con ver cuánta lechuga puede caber en una taza medidora. Las básculas digitales para comida están disponibles en lugares como Target, Walmart y Bed, Bath & Beyond. También puedes pedirlas por internet. Algunas características que vale la pena buscar son: un monitor desplegable que te permita pesar tu comida en un contenedor grande o en un plato grande (esto es muy útil). También compra una que no se apague automáticamente después de uno o dos minutos. Esto te permite picar verduras para la ensalada y agregarlas gradualmente sin tener que empezar de cero porque la báscula se apagó. La verdad es que hay una enorme diferencia entre una buena báscula digital para comida y una no tan buena, en serio. Yo tengo una favorita desde hace años y siempre la recomiendo, pero si encuentro una mejor en el futuro, publicaré la información en mi página web. Para ver mis opiniones más recientes, visita http://Book.BrightLineEating.com.

2. Contenedores de comida para viaje.

Los contenedores ligeros, de plástico, semidesechables que vienen en paquetes de tres o cinco piezas funcionan bien. Han sido rediseñados para poderse meter al horno de microondas, la lavavajillas y el congelador. En particular, no contienen los químicos que son tóxicos en el microondas, pero si aun así no te sientes cómodo de calentar comida en contenedores de plástico, entonces compra algunos de vidrio o Pyrex, aunque te pesarán más a la hora de cargarlos. Si quieres guardar algo especialmente caliente o frío, considera comprar una bolsa térmica para el almuerzo también.

Recomendación: para empacar aceite y vinagre para una ensalada busca unos "recipientes o envases estériles" en internet. Sí, como los que tiene tu doctor en su consultorio. Tienen el tamaño perfecto y ¡nunca escurren!

3. Diario de alimentación.

Considera comprar un pequeño diario para escribir sobre todo lo que comes. O mejor aún, descarga el Compañero Diario de *Libera tu cerebro* y utilízalo para planear tu comida de cada día: http://Book.BrightLine Eating.com. Si utilizas un diario, déjalo en la cocina cerca del refrigerador, con una pluma.

4. Diario de gratitud.

Mantenlo cerca de tu cama para que escribas antes de irte a dormir. De nuevo, te sugiero que compres uno que te estimule visualmente, te inspirará para escribir con frecuencia. El Compañero Diario de *Libera tu cerebro* también tiene una sección dedicada a la gratitud, y ésta te invitará a involucrarte en prácticas diarias específicas de gratitud que, de acuerdo con las investigaciones, tienen poderosos beneficios no sólo en tu estado de ánimo sino también en tu salud, tus relaciones personales y tu calidad de vida. Si prefieres hacer esta actividad digitalmente, sólo necesitas descargar el Compañero Diario en http://Book.BrightLine Eating.com.

5. Diario de cinco años.

En 2010 empecé a escribir en un diario de cinco años todas las noches (sí, además de mi diario de gratitud) y no he dejado de hacerlo ni una sola noche durante todo este tiempo. Estoy enamorada de él. Así es como funciona: hay una página por cada día del año y hay cinco secciones en cada página. Tienes unas pocas líneas para encapsular tu día. Una vez que hayas escrito durante 365 días, regresas al principio. Después de eso, tienes la oportunidad de leer lo que escribiste ese día en el año anterior. Y así sucesivamente. Es muy divertido. Y es una herramienta perfecta para iniciar un viaje tan importante como lo es *Libera tu cerebro*. Sin embargo, en estos días es un tanto complicado encontrar un buen diario de cinco años. Mi favorito se encuentra publicado aquí: http://Book.BrightLineEating.com.

6. Báscula para el baño.

Querrás asegurarte de tener una buena báscula digital para el baño. Una báscula analógica con una aguja y un arco de números simplemente no es una buena opción en estos días. Deshazte de ella y ve a comprar una báscula digital para el baño. Querrás una que pese desde los 200 gramos o quizá en incrementos menores.

Apoyo social

Las investigaciones muestran que realizar un programa de pérdida de peso con un amigo o con algún tipo de apoyo social incrementa tus posibilidades de éxito.[1] Recluta algunos amigos. Querrás rodearte de personas que te apoyen. Sería de mucha más ayuda que les pidieras que leyeran la parte I de este libro, que respondieran el cuestionario "Libre de comida" y que hablaran sobre cómo su cerebro podría funcionar de una forma distinta al tuyo. Lo mejor sería encontrar algunos amigos que quieran realizar este viaje contigo. Si no tienes a nadie, no hay problema, puedes encontrar una floreciente red en la Comunidad de Soporte en Línea de *Libera tu cerebro*: http://Book.BrightLine Eating.com.

Escoger tu día 1

Después de que hayas hecho el trabajo preliminar, es momento de escoger cuándo será el día en que empezarás a seguir el programa: tu día 1. Es un acto de malabarismo con una serie de consideraciones. De alguna manera nunca hay un momento ideal, siempre habrá algo que se avecine en tu calendario que usualmente calificarías como una "ocasión para comer", ya sea una boda, un *baby shower* o el Día de Acción de Gracias. Si quieres ser feliz, delgado y libre a largo plazo, necesitarás tener un programa a prueba de vacaciones, cruceros y ocasiones especiales. Yo viajo todo el tiempo y logro apegarme a mis reglas. Celebro cumpleaños y voy a fiestas. Salgo al mundo todos los días, como lo hacen cientos de personas exitosas que han empezado este programa antes que tú. No somos ermitaños. El poder de este programa es que tienes reglas precisas que seguir y apoyo para ayudarte a cumplirlas.

Así que no pospongas tus planes de empezar simplemente porque se avecina un evento especial, y piensas que te va a ser imposible tener éxito. Nota que mi primer campamento inició a finales de octubre, por lo que la primera celebración a la que se enfrentaron los participantes fue Halloween, seguido muy de cerca por el Día de Acción de Gracias. Y, sin embargo, el campamento fue sumamente exitoso. Dicho esto, es recomendable que dejes un espacio abierto para realizar el programa bien y poder enfocarte en él. Así que, si necesitas arreglar algunas cosas en tu vida antes de empezar, lo entiendo perfectamente.

El último ingrediente

Si tu doctor está de acuerdo, si ya te tomaste tus fotos y videos del "antes", si tu báscula digital para alimentos está en el mostrador de la cocina lista para la acción, si ya descargaste el Compañero Diario de *Libera tu cerebro* y tu red de apoyo social está en orden, entonces probablemente es momento de ir a hacer el súper y comprar la comida que necesitarás para tus primeros días. Lleva este libro contigo y compra suficientes alimentos de cada categoría del plan alimenticio para que te alcance. Probablemente requerirás más verduras de las que crees, por lo que te sugiero que las compres en grandes cantidades. También compra algunas verduras ultracongeladas y fruta enlatada —en jugo, no en almíbar, claro— para cualquier emergencia.

Tu lista

1. Ir a revisión médica
2. Tomar foto del "antes"
3. Limpiar la alacena
4. Comprar:
    a) Báscula digital para comida
    b) Contenedores de comida para viaje
    c) Diario de alimentación (o descarga el Compañero Diario)
    d) Diario de gratitud (o descarga el Compañero Diario)
    e) Diario de cinco años (o descarga el Compañero Diario)
    f) Báscula digital para el baño
    g) Alimentos

5. Apoyo social
6. Elige tu día 1

Día 1: anatomía de un día exitoso

En muchas religiones, como el judaísmo y la fe bahaí, el siguiente día no inicia a la medianoche, sino al anochecer, cuando se pone el sol. En *Libera tu cerebro* también es así. El éxito que tengas en tu primer día va a depender, en gran medida, de tu preparación durante la noche anterior. Aquí está una pequeña lista que te ayudará a hacerlo de la mejor manera:

1. Revisa tu refrigerador y elige lo que vas a comer al día siguiente.
2. Toma el diario que tienes en la cocina junto al refrigerador y escribe "Día 1" hasta arriba de la primera página.
3. Escribe la fecha de mañana.
4. Escribe lo que te comprometes a comer al día siguiente.

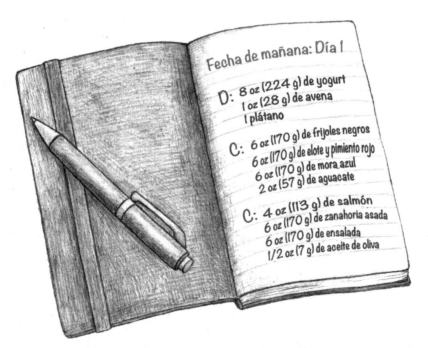

Fecha de mañana: Día 1

D: 8 oz (224 g) de yogurt
1 oz (28 g) de avena
1 plátano

C: 6 oz (170 g) de frijoles negros
6 oz (170 g) de elote y pimiento rojo
6 oz (170 g) de mora azul
2 oz (57 g) de aguacate

C: 4 oz (113 g) de salmón
6 oz (170 g) de zanahoria asada
6 oz (170 g) de ensalada
1/2 oz (7 g) de aceite de oliva

(i) Duerme bien. Estás a punto de ser lanzado a la cuarta dimensión.

En la mañana del día 1 querrás anotar tu peso inicial. Siempre pésate a primera hora en la mañana, desnudo e inmediatamente después de ir al baño.

¿Con qué frecuencia debo pesarme?

Existen tres opciones válidas sobre la frecuencia con que debes pesarte. Ésta es una decisión profundamente personal, por lo que no tiene una respuesta correcta. Aquí están los pros y los contras de cada una. Analiza cuál encaja mejor contigo.

Mensualmente: Mucha gente que ha utilizado este programa para bajar de peso y mantenerse así por años recomienda ampliamente que te peses una vez al mes mientras adelgazas, luego una vez a la semana cuando estés a cuatro kilos y medio de tu peso objetivo, y que después lo hagas semanalmente. La ventaja de pesarse una vez al mes es que fomenta una libertad temprana del diálogo interior sobre tu "cifra". Y te ayudará a no enfocarte de más en los inevitables estancamientos y fluctuaciones que sucederán durante el trayecto para bajar de peso. Como dice el dicho: "Si te enfocas en cumplir tus reglas, perderás peso. Si te enfocas en el peso, perderás de vista tus reglas". Lo que es aún más importante, pesarte mensualmente le quitará el poder a la báscula de afectar tu estado de ánimo en un día determinado. Si eliges esta opción, te sugiero que después de pesarte por primera vez guardes tu báscula en otro lugar, como en un clóset. Luego anota en tu calendario el día en que te pesarás el siguiente mes. La desventaja es que no recibirás retroalimentación a corto plazo sobre cuánto peso has perdido.

Diariamente: La segunda opción es pesarte todos los días. De acuerdo con el Registro Nacional de Control de Peso (National Weight Control Registry), esta estrategia es la más común entre las personas que han bajado de peso y que se han mantenido así.[2] Existen investigaciones sólidas que soportan la eficacia de pesarse diariamente. Si puedes mantenerte emocionalmente desconectado de la cifra y apegarte a tu plan alimenticio sin importar lo que diga la báscula cada mañana, esta opción podría funcionar muy bien para ti. Sin embargo, tendrás que hacerte mentalmente fuerte para enfrentar las inevitables fluctuaciones. Los kilos suben y bajan sin sentido según el número de horas que dormiste la noche anterior, tus niveles de eliminación e hidratación, y una actividad hormonal normal en el caso de las mujeres premenopáusicas.[3] Una estrategia estabilizadora que recomiendo ampliamente si te vas a pesar diario, es graficar tu peso. Algunos estudios muestran[4] que ver una imagen de la tendencia de tu peso es una herramienta increíblemente poderosa para mantener tus compromisos alimenticios. También te ayuda a visualizar que la pendiente continuará a la baja, incluso con los obstáculos que aparezcan en el camino. Nuestro Compañero Diario de *Libera tu cerebro* te ayudará a graficar tu peso.

Una vez dicho esto, pesarse a diario podría hacerte sentir agitado, lo cual es contraproducente. Si sabes que te sentirás completamente atado a esa cifra, lo suficiente como para que afecte tu estado de ánimo del día si ves que tu peso sube un poco, entonces no te peses todos los días. Queremos que pienses menos en tu peso, no más. En cuyo caso...

Semanalmente: Esta tercera opción divide la diferencia. Combina lo mejor de ambos mundos; te alejas de las fluctuaciones diarias en la báscula que pueden hacerte perder el equilibrio mental si estás apegado a lo que dice la cifra, pero obtienes el beneficio de observar tu progreso mientras bajas de peso. Si escoges esta última opción, elige un día específico de la semana para pesarte, y mantenlo. El Compañero Diario de *Libera tu cerebro* también puede ayudarte a graficar y monitorear tu peso semanalmente.

El resto de tu día 1

Analiza tu plan del día y considera si necesitarás empacar y llevar alguna de tus comidas contigo. Más vale prevenir que lamentar; si existe la remota posibilidad de que estés fuera de casa, lleva tu comida contigo. Por ejemplo, si quedaste de ver a un amigo para hacer una caminata larga a media mañana, pero esperas regresar a tu casa a la hora de la comida, es una buena idea pensar como un boy scout y "estar preparado". Empaca tu comida. Recuerda incluir cubiertos, una servilleta, un cuchillo de filo para cortar tu fruta, si es necesario, sal y pimienta, y una botella de agua grande.

En el día 1 tu principal objetivo será comprometerte a realizar tus tres comidas al día, sin nada entre horas. Pesa tu comida de forma precisa. Seis onzas (170 gramos) de verduras significan eso y no más o menos. Si eso implica que tienes que partir y quitar la mitad de una judía verde, entonces hazlo. Y recuerda que las MLP —"morder, lamer y probar"— no están permitidas mientras cocinas. Nada de robarte verduras de la tabla de cortar y comértelas. Tu primer bocado debe hacerse cuando estés sentado a la mesa y después de que hayas realizado algunas respiraciones profundas. Reflexiona por un momento sobre lo bien que se siente mantener tu compromiso contigo mismo y comer exactamente lo que planeaste comer. El propósito de este tipo de precisión es fortalecer la integridad y credibilidad contigo mismo. Si has pasado años, incluso décadas, traicionándote con la comida, simplemente no vale la pena cambiar tu pollo por pescado fresco a última hora. Puedes comerte el pescado al día siguiente. No habrá ningún problema.

Un día a la vez

En un sentido filosófico, realmente nunca te toca decidir lo que vas a hacer en un futuro. No puedes saber si comerás un pastel en un año. Sólo puedes decidir si te vas a comer ese pastel en este momento. La pregunta no es si "tendrás" que hacer esto para siempre. Tal vez te preguntes si alguna vez volverás a comer chocolate o si podrás comer pizza otra vez, si tendrás la oportunidad de comer pastel el día de la boda de tu nieta y si podrás tomar champaña en año nuevo. Si hoy no es año nuevo y tampoco es el día de la boda de tu nieta, entonces no tienes que decidir nada ahora. Tu decisión ahora es lo que vas a comer y beber hoy.

Cuando por primera vez logré estar sobria, a los 20 años, en las reuniones a las que asistía había un hombre viejo y hosco que solía decir: "Soy Jimmy, y soy alcohólico. Llevo 35 años de estar sobrio. Hoy no voy a tomar. Puede ser que beba mañana, pero hoy no lo voy a hacer". Y yo pensaba: "¿Por qué se echa la sal?".

En ese momento no entendía que el mañana nunca llega.

Así que cuando alguien me pregunta: "¿Alguna vez volverás a comer postre? ¿Por cuánto tiempo vas a hacer esto?", yo simplemente digo: "Lo haré hoy y sé que funcionará de maravilla. Me siento muy bien. Así que hoy, definitivamente, lo haré. Más allá de eso, no tengo ni la más remota idea".

El panorama del "hoy" suele ser muy cómodo. No siempre, pero generalmente sí. Aquí y ahora estamos a salvo, estamos bien. Siempre regreso a pensar: "¿Cuál es mi próxima comida? ¿Me puedo visualizar en esa próxima comida? ¿Confío en que comeré lo que me comprometí a comer hoy? Entonces estoy bien. Hoy no tengo que decidir si tengo que hacer esto para siempre".

De hecho, nunca tengo que decidir eso. Lo hago un día a la vez.

Caso de estudio: Julia Carol

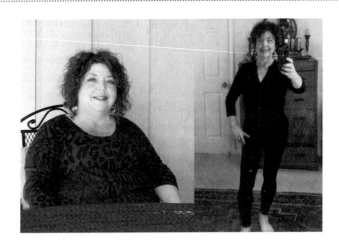

Peso máximo: 92 kilos
Peso actual: 55 kilos
Estatura: 1.58 metros

Aunque no padecí sobrepeso hasta mi adolescencia, durante mi niñez recuerdo haber estado muy enfocada en conseguir dulces. Incluso jugaba con algunos niños que no me caían tan bien si sus mamás tenían dulces en casa. En mi adolescencia mis amigos y yo consumíamos grandes cantidades de comida chatarra: barras de caramelo, refrescos y todos los alimentos fritos y hamburguesas que podíamos conseguir. Subí mucho de peso y fue ahí en donde empezaron mis experiencias con las dietas.

Probé SlimFast, ayunos, Jenny Craig, la dieta de la toronja y terminaba por regresar a Weight Watchers tras haber fracasado en todo lo demás. A veces llegaba a bajar hasta cuatro kilos y medio o incluso nueve kilos... sólo para encontrar que mi fuerza de voluntad estaba tan agotada que finalmente cedía y volvía a subir cada kilo, y luego otros dos o cuatro.

En la década de 1980 encontré el programa Vivir delgado desde dentro y llegué a creer que la moderación y escuchar a mi cuerpo eran la respuesta. Sin embargo, simplemente no lograba "parar cuando estaba llena", un requisito del plan. Yo siempre tenía hambre.

No puedo contar la docena de veces que me uní a Weight Watchers y a un gimnasio y prometí que esta vez iba a poder alcanzar mi objetivo. A lo largo de los años, aunque mi alimentación se hizo más sana y eliminé la comida rápida y una buena parte de los alimentos procesados, que comía más verduras, y que mejoré la calidad de mis productos con contenido de azúcar y harina —helado orgánico Premium y chocolate, pan y pasteles carísimos de comercio justo—, no paraba de engordar.

Cuando tenía 52 años me diagnosticaron prediabetes. Ya sentía hormigueo en mis pies y rigidez en todas mis articulaciones, y padecía de hipertensión (160/132), colesterol sumamente alto (332 con un mal balance de HDL/LDL), triglicéridos altos, apnea del sueño, insomnio, resistencia a la insulina y síndrome metabólico.

Me sentía tan avergonzada. Había sido capaz de cambiar tantas cosas en mi vida. Había sido una pieza clave en el cambio de la política sobre el consumo de tabaco a nivel federal, estatal y local. Había ayudado a varios clientes a transformar *su* vida y relaciones personales… pero era un fracaso cuando se trataba de ayudar a mi propio cuerpo.

Continué sintiéndome avergonzada, sin esperanza, desmoralizada, asustada, vieja, paralizada y deprimida por mi salud y mi cuerpo hasta que vi los videos de *Liberarse de la comida* de Susan Peirce Thompson. La información acerca de la resistencia a la leptina y nuestros receptores de dopamina me pareció lógica. Y descubrir que soy un 10 en la escala de susceptibilidad; explicaba tantas cosas. Desde el momento en que empecé a seguir el programa *Libera tu cerebro* fielmente una voz dentro de mí me dijo que esta vez respetara las reglas. Mi forma de hacer las cosas no había funcionado.

Durante las primeras semanas del programa me sentí como un ciervo deslumbrado por los faros de un automóvil. Entré a una tienda cooperativa y aunque solía creer que era alguien que compraba cosas saludables, de repente no estaba segura de qué comprar o adónde ir. Me sentía muy nerviosa y aterrada. Tuve algunos antojos al principio, sobre todo durante la noche, pero me mantenía ocupada con los videos de los módulos del campamento. Apuntaba mi plan alimenticio fielmente cada noche antes de acostarme; participaba en el grupo de Facebook; conseguí un amigo y un grupo maestro muy pronto; estaba presente en todas las llamadas de entrenamiento. En conclusión, confié y me apegué al método de *Libera tu cerebro* como nunca antes lo había hecho.

Empecé a bajar de peso y después de unas seis semanas también vi otros cambios significativos en mi salud. Mi presión arterial bajó dramáticamente. Mi nivel de glucosa en ayunas regresó a la normalidad. Tenía energía. Dormía durante toda la noche.

Aquí están los resultados de los análisis de laboratorio que me realicé seis meses antes de empezar *Libera tu cerebro*, y poco más de un año después de empezar el programa, tras haber vivido con mi peso objetivo durante varias semanas:

Seis meses antes de empezar el programa	Catorce meses después de empezar el programa
Colesterol total: 323	Colesterol total: 155
Triglicéridos: 299	Triglicéridos: 85
Lipoproteína de baja densidad (LDL): 227	Lipoproteína de baja densidad (LDL): 99
Lipoproteína de alta densidad (HDL): 36	Lipoproteína de alta densidad (HDL): 39
Glucosa en ayunas: 103	Glucosa en ayunas: 85
Presión arterial: 160/132	Presión arterial: 96/64
Peso: 90	Peso: 55

Recuerdo la alegría que experimenté cuando regresé al peso que tenía cuando me había casado, cuando pesaba menos que lo que decía en mi licencia para conducir, menos que mi esposo, menos de lo que había pesado con cualquier otra dieta. Ahora estoy en mi peso objetivo. Por primera vez en mi vida adulta. Nunca antes lo había logrado.

Ahora me encanta sentir mis costillas y mis huesos de la cadera cuando me acuesto en la cama. Me encanta encontrar nueva ropa que usar. A veces incluso necesito ir al departamento juvenil porque soy muy pequeña. Quepo perfectamente en los asientos de los aviones, no ronco y me siento 30 años más joven. Pero soy lo suficientemente humilde como para saber que, aunque me veo delgada, estoy en recuperación. Sé quién soy y sé lo que soy. Evito las señales de comida innecesarias y me mantengo cerca de la nave nodriza. Y me siento verdaderamente feliz, delgada y libre. Mi mayor deseo es que otras personas encuentren este programa y consigan el éxito que estoy segura puede ser suyo. Ni en sueños pensé que sería una persona delgada que ayudaría a otras personas a encontrar el éxito. Estoy eternamente agradecida.

Capítulo 10

Las herramientas de *Libera tu cerebro* que lo hacen funcionar

Si un buen plan alimenticio fuera suficiente para lograr bajar de peso a largo plazo, toda la gente con sobrepeso ya estaría delgada. Pero el plan no es la respuesta. Nadie lo cree, pero es verdad. Lo que ha llevado al éxito a los cientos de personas que utilizan el programa *Libera tu cerebro* es que éste es un sistema comprensivo que arregla nuestra vida de tal manera que sea posible apegarnos a nuestro plan alimenticio durante meses y años. El sistema nos apoya y nos protege en todo momento, nos mantiene en el camino. De nuevo, el punto aquí es crear automaticidad y hacer que las partes del cerebro que estimulan al saboteador permanezcan inactivas. Elegir alimentos que te permitan mantener tu pérdida de peso y que te ayuden a hacerlo sin esfuerzo y de forma automática. Con el tiempo ni siquiera notarás lo que haces. Estará totalmente arraigado.

Rituales diarios

El valor de los rituales diarios que sugiero en las próximas páginas es que ayudan a reforzar la vida de *Libera tu cerebro*. Si eres altamente susceptible al llamado de los alimentos procesados, es probable que hayas experimentado la sensación de estar fuera de control con respecto a la comida que consumes desde hace mucho tiempo. Estos rituales funcionan en paralelo con el plan alimenticio para acabar con ese sentimiento. Ayudan a sanar tu cerebro, a revitalizar tu sentido del control y te encaminan hacia el éxito. Es recomendable que adoptes estos refuerzos, pues forman una parte integral de tu éxito en este viaje.

Rutina matutina

Existen tres rituales que recomiendo agregar a tu rutina matutina. Tal vez tengas que despertarte más temprano para incorporarlos. El primero es tender tu cama. Aunque esto pueda parecer obvio, cuando sugiero esto en mis campamentos, para muchas personas es una llamada de atención. No sé si tenga que ver con las crudas de azúcar que muchos de mis campistas han experimentado durante años, pero por alguna razón somos una comunidad que necesita que le recuerden que debe empezar a hacer su cama. Y cuando la hacemos, empezamos el día con el pie derecho. Es un acto de respeto hacia ti mismo y hacia tu hogar que le dice a tu cerebro: "Soy alguien que cumple tareas. ¡Bien por mí!".

Lecturas inspiradoras

Durante muchos, muchos años, he destinado un poco de tiempo en la mañana a leer libros inspiradores. Esto comenzó cuando logré estar sobria y me recomendaron sentarme en silencio y leer un libro de meditación todos los días por la mañana. En aquellos días mi ritual matutino consistía de tomar una gran taza de café con mucha crema y azúcar, que bebía entre fumadas de cigarro, mientras leía el mensaje de paz para el día y me sentaba con mi poder superior. Ha mejorado mucho desde entonces, pero esos elementos esenciales —menos el café y los cigarros— aún están presentes.

Debo recalcar que *Libera tu cerebro* es completamente agnóstico. No es ateo. Sólo agnóstico. Por lo que puedes escoger qué tanta espiritualidad —ya sea mucha o poca— quieres imprimirle a tu programa alimenticio. Yo soy muy abierta con respecto a lo que hago, pero también soy enfática en cuanto a que no existe ningún requerimiento en *Libera tu cerebro* que exija que la gente crea o haga cosas específicas en términos de espiritualidad o religión. Depende completamente de ti. Sin embargo, sí compartiré los datos científicos que muestran que rezar o meditar ayudan a reponer tu fuerza de voluntad.[1] Y eso es un hecho.

En mi sitio web puedes encontrar una lista de lecturas diarias ampliamente recomendables: http://Book.BrightLineEating.com. No obstante, cualquier libro de meditación positivo e inspirador servirá. Si tu práctica religiosa, por cuestiones de fe, te exige leer sagradas escrituras en la mañana y en la noche, maravilloso. De todos modos, te pido que consideres agregar una lectura de meditación diaria que se relacione más con el viaje que emprenderás al comprometerte con *Libera tu cerebro*. Si empatizas con las ideas que se presentan aquí sobre la adicción a la comida, podrías considerar comprar un libro que se relacione específicamente con eso. Si te gusta la poesía, podrías considerar comprar un libro de meditación escrito por Rumi, una de las poetas épicas más bellas del mundo. Esencialmente, cualquier cosa funciona mientras te alimente de pensamientos positivos para empezar tu día.

Meditación

La meditación es increíblemente valiosa. Las investigaciones muestran que mantiene el cerebro joven al frenar la atrofia de la materia gris;[2] disminuye la actividad en la red neuronal por defecto del cerebro, lo que resulta en un aumento de la felicidad y una disminución en la divagación de la mente;[3] reduce la depresión, la ansiedad y el dolor;[4] mejora la concentración y la atención,[5] y puede ayudar a mitigar la adicción.[6]

Probablemente has escuchado hablar sobre los enormes beneficios de la meditación. Sin embargo, tal vez la sola idea de iniciar una práctica regular de meditación te parezca intimidante. Para mí fue así. Durante muchos años tuve un deseo en lo más profundo de mi ser de comenzar una rutina, pero procrastinaba y lo posponía, hasta que una de mis mentoras me enseñó una forma de pensar en la meditación que parecía menos aterradora. Me dijo que la clave de la meditación es simplemente sentarse y quedarse quieto: "No me importa si cruzas las piernas o si te sientas en una silla o en el sillón o te paras de cabeza, simplemente no hagas nada. No te muevas. No hagas ninguna actividad. No te distraigas. No hagas nada durante 30 minutos".

Finalmente, estaba dispuesta. Me sugirió que utilizara un cronómetro y luego me sentara. Así que lo hice. Y por muchos años mi práctica de meditación sólo consistió de tiempo en silencio. Realmente no me esforzaba por regular lo que hacía durante esos 30 minutos, más allá de mantenerme físicamente quieta.

Casi de inmediato el beneficio que obtuve por apartar ese tiempo para mí fue una profunda sensación de comodidad en mi propia piel. Puedo estar en paz conmigo misma aunque me sienta mal, enferma, enojada, hambrienta, con pensamientos sobre la comida, con algún antojo o una obsesión. Puedo lidiar con esos sentimientos y simplemente dejarlos ser. Y eso es algo que, en definitiva, no podía hacer en 2003, cuando empezaba a meditar.

El beneficio de simplemente sentarse en calma es crear una pequeña pausa entre los estímulos de tu entorno y tu respuesta ante ellos. Idealmente, hay una pausa muy agradable ahí. Y en ese lapso de tiempo tienes la oportunidad de *elegir* tu respuesta, en vez de sólo reaccionar. Confía en mí, te cambiará la vida.

Un paréntesis sobre la postura: en lo personal yo no soy lo suficientemente flexible como para meditar en la posición de flor de loto. Tengo problemas crónicos de espalda y tan sólo sentarme con las piernas cruzadas por varios minutos me lastima la parte alta, así que por años me senté en una silla. Pero después de que nacieran mis gemelas, encontré que, con mi cuerpo completamente soportado por la silla, simplemente me quedaba dormida. A mi favor debo decir que permanecí fiel a mi práctica diaria de levantarme cada mañana para dormirme en esa silla. Era tan predecible que incluso lo incorporaba a mis cálculos en la noche: "Veamos, voy a apagar las luces a las 10, y mi alarma va a sonar a las cinco de la mañana, así que voy a dormir durante siete horas esta noche, pero tendré otros 30 minutos durante mi meditación mañana en la mañana, por lo que entonces serán siete horas y media". Trataba de modificar esta situación al cambiar de sillas y enfoques, pero no importaba lo que modificara, siempre conseguía quedarme dormida en mi meditación matutina.

Hasta que encontré mi banca para meditar.

¡Amo mi banca para meditar! Es una banca acolchada e inclinada que está muy cerca del suelo y que soporta tu peso mientras te arrodillas en el piso. Hace que mi espalda se sienta maravillosa, porque gira mi pelvis en el ángulo exacto para que mi espina dorsal descanse en una curvatura perfecta encima de mis isquiones (los huesos para sentarse). La mía tiene unas patas plegables que me permiten viajar con ella. Y viajo con ella. Es un elemento de completo cambio. No me he dormido durante mi meditación matutina en años.

En lo que respecta a la respiración, por lo general no me esfuerzo mucho por hacer ese tipo de ejercicios, pero estoy abierta a ello y te invito a que explores cuanta aplicación o música de fondo o prácticas respiratorias o mantras te funcionen. Si eres nuevo en la meditación hay muchos buenos recursos en línea. En http://Book.BrightLineEating. com enlisto varios que la gente de la comunidad de *Libera tu cerebro* ha encontrado fáciles y amenos. Hay millones de maneras de meditar y, en mi opinión, todos son caminos legítimos para escalar la montaña. Si después de leer esta sección aún sientes algo de aprehensión por iniciar una práctica de meditación, visita este sitio y elige un programa sencillo para comenzar. Hay muchas formas bastante simples para hacerlo y el esfuerzo vale la pena.

Tampoco tienes que empezar a meditar durante 30 minutos. Si ese tiempo suena imposible, comienza con una ventana de tiempo que puedas cumplir, aunque sean dos minutos, y auméntalo a partir de ahí. Si mañana meditas durante dos minutos y agregas un minuto cada día después, alcanzarás los 30 minutos en el curso de un mes. Y 30 minutos no tienen que ser la meta. Las investigaciones muestran que incluso entre 10 y 15 minutos de meditación regular traen grandes beneficios.[7]

También quiero recalcar el hecho de que nadie tiene minutos extra por la mañana. La clave para meditar en la mañana es poner tu alarma más temprano. La buena noticia es que *Libera tu cerebro* facilita que te levantes más temprano porque no metes combustible a tu cuerpo después de la cena. Naturalmente te dormirás más temprano que ahora y te levantarás mucho más fresco de lo que estás acostumbrado. Dentro de este nuevo entorno, apartar unos minutos en la mañana para meditar será más fácil de lo que crees.

Y, ¿sabes?, no soy la policía de *Libera tu cerebro*. Así que no voy a llamar a tu puerta para decirte: "Oye, ¿ya estás listo para meditar?". Es tu viaje, pero la meditación pagará grandes dividendos en tu práctica del programa, porque te ofrecerá una manera de regular tus emociones y pensamientos antes de que recurras a la comida para reconfortarte. Es un respiro.

Compromiso con tu comida

En el capítulo pasado hablamos sobre la importancia de apuntar la noche anterior exactamente lo que planeas comer al día siguiente y después apegarte a ello con precisión. Ahora quiero que vayas un paso más allá. Quiero animarte a que te comprometas con lo que vas a comer ese día. Esto no es lo mismo que simplemente anotarlo. Anotarlo en tu diario marca tu decisión; un compromiso te ayudará a apegarte a esa decisión.

Comprometerte con tu comida es uno de los componentes clave de *Libera tu cerebro* que aligera la carga de la fuerza de voluntad. Muchos estudios han verificado que un compromiso verbal o público de una acción específica que planeas realizar es una forma increíblemente efectiva de reforzar tu fuerza de voluntad e incrementar el éxito.[8] Funciona y es un hábito invaluable.

Puedes hacerlo en la noche, justo después de haber escrito lo que comerás al día siguiente, o a la mañana siguiente antes de empezar tu día. Lo que sea que elijas, siempre hazlo de la misma manera. De nuevo, tratamos de construir *hábitos* que liberarán la carga de la fuerza de voluntad.

Hablemos de las diferentes formas en que puedes hacer esto.

1. La primera opción es realizar tu compromiso dentro de la Comunidad de Soporte en Línea de *Libera tu cerebro*. Ahí encontrarás un grupo de personas con ideas afines que te acompañarán en este viaje. Uno de los beneficios de comprometerte con tu grupo en la Comunidad de Soporte en Línea es que siempre estará ahí para ti. No va a ignorar tu llamada. No va a dejar el programa. Estará ahí para ti a perpetuidad. Así que puedes confiar en ella, siempre, como una plataforma para comprometerte con tu comida. Por esa razón creo que es una muy buena opción. Búscanos en http://Book.BrightLineEating.com.

2. La segunda opción es comprometerte en vivo, al compartir tu propósito con otro ser humano. La ventaja de este método es que sabes que hay un individuo en específico que forma parte del compromiso a quien deberás rendirle cuentas. Decirle al día siguiente que no rompiste tu compromiso se sentirá muy bien. Es un tipo de contrato sumamente poderoso.

3. La tercera opción para comprometerte con tu comida es contigo mismo o con Dios y tener un ritual específico para esto. Si eres una persona de fe, podrías hincarte y leer tu plan alimenticio en voz alta y decir: "Dios, yo me comprometo a comer exclusiva y exactamente esta comida y nada más el día de mañana". Si eres alguien que, en lugar de esto, tiene fe en la mejor versión de sí mismo, podrías hacer lo mismo. Podrías leer tu plan alimenticio en voz alta y decir: "Yo me comprometo con la mejor versión de mí mismo a comer exclusiva y exactamente esta comida y nada más el día de mañana". La única desventaja de comprometerte contigo mismo o con Dios es que es menos público. Y las investigaciones muestran que comprometerse con algo públicamente, ya sea

con un ser humano o un foro comunitario, como la Comunidad de Soporte en Línea, es muy, muy efectivo.[9] Así que te sugiero elegir la opción que te parezca más intuitiva y que te apegues a ella. De nuevo, la consistencia es la clave.

Finalmente te sugeriría que no utilices múltiples métodos. Comprometerte con uno es lo mejor. Ésta es la razón: si te comprometes con tu comida al decirle a un amigo y además lo publicas en internet, entonces si un día sólo logras comprometerte con uno de esos sitios quizá te sientas comprometido a medias. No querrás ponerte en esa situación. Personalmente, yo me comprometí con mi comida todos los días durante los primeros años de hacer *Libera tu cerebro*. Actualmente ya no lo hago.

Encontrarás que no necesitarás hacerlo para siempre. Pero ten cuidado de pensar que has llegado a ese punto demasiado pronto. A mí me tomó años llegar a un punto en el que pudiera confiar en que seguiría mi plan alimenticio, día tras día, sin realizar ese tipo de compromiso. No meses, años. Así que te invito a encontrar una manera de comprometerte con tu comida, empezar a hacerlo, convertirlo en un hábito, y ver qué pasa. Te va a servir muchísimo.

Rutina nocturna

La rutina nocturna más importante que deberás establecer cuando empieces *Libera tu cerebro* es anotar tu comida para el siguiente día, ya sea en el Compañero Diario o en el pequeño diario de alimentación que colocaste junto al refrigerador. Hazlo inmediatamente después de la cena. Luego, si eres de los que les gusta comprometerse por la noche, entonces hazlo con tu comida del día siguiente. Después de que lo hagas te relajará saber que la carga del día siguiente está resuelta. Tu única tarea para el día siguiente será comer única y exclusivamente lo que has escrito. Eso es todo. No es necesario tomar decisiones en el momento o negociar cuando estás cansado y vulnerable ante la brecha de la fuerza de voluntad. Es mejor hacer tu compromiso de comer lo que elegiste cuando estabas relajado y lleno.

Una vez que te hayas acostado, pero antes de apagar la luz, toma tu diario de gratitud (o tu teléfono inteligente o tableta para abrir la aplicación del Compañero Diario) y reflexiona un poco acerca del día. Si nunca has tenido un manual de gratitud te recomiendo empezar con un ejercicio que se llama "Tres cosas buenas". La forma en que funciona es muy sencilla: cada noche escribe tres cosas que salieron bien durante el día y un poco sobre por qué salieron bien. Este ejercicio es simple pero increíblemente poderoso. Funciona porque cambia tu enfoque. Estamos tan acostumbrados a detectar cuando algo sale mal en nuestra vida —una conducta adaptativa que nos ayudó a sobrevivir antes de consolidar nuestro lugar en la parte más alta de la cadena alimenticia—. Pero hoy enfocarnos en lo negativo puede crear mucha infelicidad. El doctor Martin Seligman, profesor de Psicología en la Universidad de Pennsylvania y autor de *Flourish* (*Florecer*), así como de muchos otros títulos, explica:

> La gente que es agradecida tiende a ser más feliz, sana y a sentirse más satisfecha. Ser agradecido puede ayudar a las personas a lidiar con el estrés e incluso puede tener un efecto benéfico en el ritmo cardiaco. En las pruebas, la gente que lo intentaba cada noche por tan sólo una semana se sentía más feliz y menos deprimida un mes, tres meses y seis meses después.[10]

Las tres cosas no tienen que ser grandes. Podrían ser algo tan simple como: "Pesé y medí mi desayuno. Estuvo delicioso. Fue suficiente".

Luego explora por qué salió bien; ¿por qué pudiste pesar y medir tu comida y tener un desayuno satisfactorio? Bueno, pues tal vez porque te diste tiempo para pesar y medir tu comida, es decir, finalmente te cuidaste a ti mismo. O tal vez sea el hecho de que, por primera vez durante este día, sentiste que fue suficiente alimento porque tu cuerpo se adapta cada vez más rápido como resultado de las buenas acciones que tomaste ayer y el día anterior. A eso me refiero con el *porqué*. ¿Qué explica cómo sucedió esa cosa buena? ¿Qué has hecho, ahora o en el pasado, o qué ha hecho alguien más, ahora o en el pasado, que resultó en esa cosa buena que anotaste y que se manifiesta en tu vida?

El siguiente paso es encapsular tu día en el diario de cinco años. Sólo tienes unas pocas líneas para escribir, así que no te tomará mucho tiempo. Pero confía en mí, ver cómo se despliega tu vida, día tras día, año tras año, es una práctica increíblemente valiosa y satisfactoria.

Quizá quieras terminar tu día con otra lectura espiritual o inspiradora para que tu mente esté en un buen lugar antes de dormir, pero eso es opcional.

Lista nocturna de requisitos

Seguir el método de *Libera tu cerebro* implica romper una serie de antiguos hábitos y remplazarlos con nuevos hábitos más efectivos. La manera en que establecemos, monitoreamos y cimentamos este nuevo estilo de vida es con la lista nocturna de requisitos. Enlista las conductas, desde anotar nuestros alimentos la noche anterior o hacer nuestra cama en la mañana hasta hacer nuestra lista de gratitud, que son el pan de cada día de vivir feliz, delgado y libre para siempre. He incluido una muestra de la lista nocturna de requisitos al final del libro y en mi sitio web también puedes descargar una plantilla para hacer tu propia versión. Por supuesto, espero que la modifiques porque es un documento viviente, que respira, que debería personalizarse y que incluso diferirá para los mismos individuos mes con mes. Yo cambio la mía por lo menos cada tres semanas. Esta plantilla es simplemente una sugerencia, un punto de partida.

El motivo para realizar cambios en tu lista nocturna de requisitos es asegurarte de que refleja con precisión aquello con lo que realmente estás comprometido y las áreas que quieres monitorear. Así que anotar algo que quisieras hacer en teoría, pero que en realidad no haces, es contraproducente.

En mi experiencia, la gente deja de llenar la lista nocturna de requisitos porque la utiliza de manera incorrecta. No debería reflejar lo que crees que deberías o lo que desearías hacer, sino que debería mostrar lo que te comprometes a hacer, ahora mismo, como lo evidencian tus acciones. Si sólo anotas tu comida la noche anterior, cumples tus reglas todos los días, y sacas a pasear a tu perro a diario, entonces ya tienes tres cosas que agregar en tu lista. Y eso está muy bien. En el momento en que tu alma grite: "¡Pero, espera! ¡Quiero hacer una lista de gratitud todas las noches!". Entonces eso también deberá añadirse a tu lista nocturna de requisitos. Crecerá y cambiará. Modifícala con frecuencia.

Quizá también tengas que personalizar la línea sobre el control de tu peso. Si te pesas semanalmente y no a diario, entonces el día de la semana en que te toca pesarte podría decir: "Hoy me pesé una sola vez. Éste fue mi peso. Éste fue el cambio con respecto a la semana pasada". Para el resto de los días di: "Hoy dejé mi peso a un lado y no me subí a la báscula". O también podrías utilizar el Compañero Diario de *Libera tu cerebro* y dejar que se haga cargo de todo esto por ti.

Hacia el final de la lista nocturna de requisitos verás un apartado sobre dormir lo suficiente. De nuevo, si siete u ocho horas de sueño no son adecuadas para ti, cambia eso, o si dormir lo suficiente realmente no es algo para lo que consideres necesario tener un recordatorio, entonces quítalo de la lista. Quiero que lo modifiques de tal manera que funcione para ti y para lo que te has comprometido a hacer.

Cuando utilizas la lista nocturna de requisitos regularmente, te servirá como una poderosa herramienta para ayudarte a lograr nuevas cosas que te importan en la vida. Déjame darte un ejemplo. Hace algunos años recibí dos multas de tránsito al hilo por exceso de velocidad, lo cual resultó ser sumamente caro y vergonzoso. Me consideraba una persona bastante responsable, equilibrada, y haber recibido dos multas del mismo policía por manejar a 145 kilómetros por hora era mortificante.

En mi lista nocturna de requisitos agregué: "Hoy no manejé más de ocho kilómetros por hora por encima del límite de velocidad". Y lo mantuve ahí hasta que manejar lentamente y con prudencia se convirtió en un hábito arraigado. Ahora ya lo eliminé de la lista.

Si no vas a utilizar el Compañero Diario, te sugiero comprar un bloc de notas para crear tu lista nocturna de requisitos y mantenerlo cerca de tu cama, en tu buró o dentro del cajón del buró. Como sea, desarrolla el hábito de anotar todas las conductas cotidianas que completaste durante el día antes de dormir. Las investigaciones muestran que haremos más de las cosas que nos gusta hacer más seguido si monitoreamos, en blanco y negro, si las hemos hecho o no.[11]

Yo utilizo el Compañero Diario para mi lista nocturna de requisitos, pero durante los años que la escribí en papel, cuando había hecho algo, palomeaba la casilla. Cuando no había hecho algo, encerraba en un círculo todo el recuadro. A simple vista, siempre podía saber si mi semana estaba alineada con mi trayectoria personal. Ahora el Compañero Diario me deja ver los datos en un formato mucho más atractivo y contundente, y me permite establecer retos para animarme a pasar al siguiente nivel de mi viaje con el programa *Libera tu cerebro*.

El plan de acción de emergencia

El plan de acción de emergencia (PAE) consiste de una serie de herramientas que puedes utilizar en situaciones graves. No es un sustituto para desarrollar buenos hábitos, los que llamo hábitos de "si/entonces". Por ejemplo, *si* estoy fuera de mi casa y el impulso de comer lo que otras personas comen se apodera de mí, entonces me disculpo y voy al baño para activar mi plan de acción de emergencia. Lo necesitarás, sobre todo al inicio, porque es probable que el impulso de comer alimentos que no están incluidos en tu plan surja. Tal vez cada hora, tal vez cada día, tal vez sólo de vez en cuando. Incluso aunque sea cada nanosegundo, no te preocupes, estamos contigo.

Las investigaciones muestran que hay cinco cosas que te ayudarán a resistir la tentación en el momento. Te devuelven tu fuerza de voluntad y te ponen de vuelta en el camino correcto.

1. **Apoyo social.** La primera herramienta y la más efectiva es la conexión humana.[12] Así que si tienes un amigo o un compañero de apoyo a quien le puedas llamar o escribir un mensaje de texto, eso es lo mejor. La conexión humana también está disponible dentro de la Comunidad de Soporte en Línea de *Libera tu cerebro*. Siempre puedes publicar algo breve mientras estás en un restaurante o en una fiesta. No tiene que ser extenso para ser efectivo, sólo un mensaje rápido y honesto para pedir ayuda: "Hola. Estoy en una fiesta y realmente me siento en problemas. La comida me llama, pero me comprometo con todos ustedes a no comerme nada de lo que está aquí". Puedes publicar un mensaje parecido a éste y saber que recibirás mucho amor y apoyo de vuelta. Y cuando llegues a casa al final de la noche, puedes leer todos los comentarios y mensajes de apoyo que otros han publicado como respuesta. Es una gran manera de sentirse conectado.

En mi trayectoria con *Libera tu cerebro* el apoyo social ha sido la herramienta más efectiva para mantenerme en el camino. Pero yo soy extremadamente extrovertida y un 10 en la escala de susceptibilidad. Es posible que prefieras manejar esta situación sin la necesidad de recurrir a cientos de personas que te brinden su apoyo en todo momento. Encuentra el nivel de apoyo que te funcione más. Tener más por lo general es mejor. Úsalo todo. En verdad, úsalo. Acostúmbrate a publicar en la Comunidad de Soporte en Línea, o háblale o mándale un mensaje de texto a un amigo cuando aparezcan los antojos. Algunas personas dentro del programa han afirmado que el apoyo disponible en nuestra comunidad en línea fue su principal factor de éxito. No estás sólo en esto. Literalmente hay cientos de personas que recorren este camino contigo. Únete a nosotros.

2. **Oración.** Según algunas investigaciones, el segundo método para reponer la fuerza de voluntad en el momento es la oración.[13] Así que si eres una persona que reza, ésta es una buena noticia para ti. Reza. Reza. Reza. Aléjate de la situación y ve al baño. Ve a cualquier lugar en donde puedas tomarte unos minutos para estar solo y pídele a Dios que alivie tu tentación de comer. Pídele a Dios que te dé fuerza. Reza tu oración favorita. Siéntate un momento y sólo pide ayuda. Luego observa cómo pasas el resto del día sin desviarte de tu plan alimenticio. Es muy poderoso.

3. **Meditación.** Si estás en una fiesta o en un restaurante, siempre puedes disculparte e ir al baño. Siéntate ahí, respira profundo varias veces, y sólo aquieta tu mente y tu cuerpo durante unos minutos. El Compañero Diario de *Libera tu cerebro* tiene una opción para meditar que te ofrece algunos ejercicios de respiración profunda. Tan sólo cinco minutos de meditación son suficientes para devolverte tu fuerza de voluntad.[14]

4. **Gratitud.** No importa en qué lugar del mundo te encuentres, no importa en qué fiesta u ocasión especial, no importa en qué restaurante, siempre puedes guiar tu mente hacia la gratitud. Puedes anotar una pequeña lista de gratitud al reverso de un recibo. Puedes escribirla en tu teléfono inteligente. Puedes hacerlo en silencio en tu cabeza. Se lo puedes susurrar a un amigo. Puedes abrir el Compañero Diario y te dirá cómo hacerlo paso a paso. Es increíble cómo al orientar tus pensamientos hacia la gratitud esto te facilitará no caer en cualquier tentación.[15]

5. **Servicio.** Por último, cuando dejas de pensar en ti mismo y te enfocas en otros, es más fácil dejar de obsesionarse con las cosas que sólo se relacionan contigo. Haz algún tipo de servicio. La adicción a la comida es un fenómeno aislante, insular y enajenante que adormece la mente.[16] El servicio elimina todo eso. La definición de "servicio" puede incluir desde hacer algo bueno o útil para alguien más, como hacer un cumplido o sonreír o unirse a una organización de servicio en tu área. En el momento, en un restaurante o en una fiesta, puedes voltearte con la persona de al lado, o buscar a alguien que esté solo, e iniciar una conversación con ellos. Juega con niños. Recoge los trastes. Haz preguntas. Interésate por los otros. Muestra que estás presente para ellos.

Por más de una década mi servicio ha sido ayudar a las personas de mi comunidad a descubrir y seguir las reglas de *Libera tu cerebro*. Cada mañana a las cinco y media de la mañana, después de mi meditación matutina, tomaba llamada tras llamada de 15 minutos de la gente que me pedía ayuda. Los guiaba en su viaje de pérdida de peso y escuchaba sus compromisos alimenticios del día. Este servicio les ayudó, pero creo que también me ayudaba a mí. Me permitía iniciar cada día llena de gratitud y con un sentimiento de conexión. También me recordaba que, a pesar de los malos tiempos y retos que enfrenté, soy una persona útil. Reconstruir ese sentido de la confianza y del propósito mientras bajas de peso es invaluable. Así que busca en tu comunidad, estoy segura de que está llena de gente con necesidades. Ve dónde puedes dar lo que tienes que ofrecer.

Entonces la conexión humana, la oración, la meditación, la gratitud y el servicio nos brindan cinco estrategias para evitar la tentación durante una emergencia. También hay una sexta estrategia que es infinitamente adaptable: la distracción. Sal a caminar, toma un baño, teje o arma un rompecabezas. Algunas personas también dicen que cuando sienten que quieren comer, el simple hecho de preparar su comida saludable para el día siguiente puede ser muy reconfortante. Otras personas necesitan mantenerse fuera de la cocina. Lo que elijas hacer está bien, pero encuentra una forma de distraerte. Tal vez cepillarte y limpiarte los dientes con hilo dental sea una buena idea. Con frecuencia, cuando nos hemos lavado los dientes y hemos usado un enjuague bucal, ese sabor a menta que queda en nuestra boca hace que no queramos comer más. Es un buen truco. De antemano, haz una lista de cosas que pudieran servir para distraer tus pensamientos sobre la comida.

Por último, te sugiero escribir tu plan de acción de emergencia, con los pasos que piensas seguir, en orden. Empieza al principio con la frase: "Antes de desviarme de mi plan alimenticio, me comprometo a tomar las siguientes acciones". Asegúrate de que por lo menos cinco de las cosas que aparecen ahí sean realizables, es decir, que te puedas comprometer a hacerlas, y mantén ese pedazo de papel cerca de ti en todo momento. Si tienes el Compañero Diario de *Libera tu cerebro* y llevas tu celular a todos lados, automáticamente tendrás tu plan de acción de emergencia contigo.

Grupos maestros y amigos

Un grupo maestro es un pequeño grupo, idealmente de cuatro personas, que se reúne una vez a la semana para apoyarse, hacer lluvias de ideas, rendirse cuentas y crecer juntos en su aventura de *Libera tu cerebro*. Creo que el concepto de grupo maestro fue popularizado en el libro clásico *Piense y hágase rico* (*Think and Grow Rich*) de Napoleon Hill, publicado por primera vez en 1937.[17] Desde entonces los grupos maestros se han vuelto muy comunes, particularmente en el mundo de los negocios.

Hace algún tiempo, cuando dejé mi programa de 12 pasos para la adicción a la comida, al instante supe que sin las reuniones cara a cara, sin padrino y sin rendición de cuentas, estaría en riesgo de volver a caer en mis adicciones. Por lo que creé un grupo maestro. Nos llamamos "El grupo maestro de las grandiosas genios". Nos reunimos una vez a la semana durante 90 minutos, vía telefónica, y usamos una línea gratuita para teleconferencia. (Existen muchos servicios de teleconferencia sin costo que son fáciles de usar. Mi recomendación actual se encuentra en http://Book.BrightLineEating.com.) Cada una de nosotras tiene un tiempo determinado para compartir, recibir apoyo y retroalimentación. Aquí incluyo la estructura de nuestra llamada semanal. La llamada del grupo maestro no es para chismear. Su valor será diez veces mayor si adoptas esta estructura, o una similar, y te apegas a ella.

A la fecha, aún nos reunimos cada semana, y estamos totalmente comprometidas con apoyarnos durante este viaje. Mis grandiosas genios enriquecen mi vida inconmensurablemente. No puedo más que recomendar ampliamente la creación de un grupo maestro. Si puedes convencer a otras tres personas que estén tan comprometidas con este estilo de vida como tú, te sentirás apoyado y motivado a cada paso del camino. No tiene precio.

Si no puedes encontrar a tres participantes, entonces sólo consigue a una persona que te apoye, a esto lo llamamos tener un "amigo". Tu amigo es alguien a quien le puedes compartir tu compromiso con la comida y llamar en una emergencia. Muchas personas en *Libera tu cerebro* encuentran que tener un grupo maestro y un amigo, o incluso dos o tres amigos, es la mejor opción. Entre más apoyo, mejor.

Si no puedes encontrar a nadie en tu vecindario que también siga el programa, por favor considera descargar nuestro Compañero Diario y unirte a nuestra comunidad en línea, también es un excelente lugar

ESTRUCTURA DE LA LLAMADA SEMANAL DEL GRUPO MAESTRO (90 MINUTOS; CUATRO PERSONAS)

1. Darse la bienvenida (cuatro minutos).

2. El facilitador pregunta quién quiere ir primero, segundo, tercero y cuarto ese día (un minuto).

3. Ronda de apertura: el facilitador le pide a cada persona que complete lo siguiente: (10 minutos)

   a) Ahora me siento _____

   b) Mi logro de la semana pasada fue _____

   c) Con respecto a mi compromiso de la semana pasada, yo _____

   _____

4. El facilitador cuenta 16 minutos en un cronómetro, y la primera persona utiliza ese tiempo para compartir cómo se siente, discutir cualquier problema o reto que tenga, y recibir apoyo de las otras personas del grupo. Compartir durante 10 minutos y dejar seis minutos para recibir retroalimentación y apoyo es una buena práctica. Cuando suene la alarma es el turno de la siguiente persona (64 minutos).

5. Ronda de cierre: el facilitador le pide a cada persona completar lo siguiente: (ocho minutos)

   a) Lo que me llevo de la llamada de esta semana es _____

   _____

   b) Esta semana me comprometo a _____

   _____

   _____

   _____

   _____

   (Una persona anota todos estos compromisos en un lugar seguro para que puedan consultarse la siguiente semana. La gente tiende a ser olvidadiza.)

6. Programación. Asegurarse de que todos puedan asistir a la reunión de la siguiente semana, buscar una alternativa si no es así, y elegir a un facilitador para la siguiente semana (tres minutos).

para encontrar a gente que quiera formar un grupo maestro contigo. Tal vez puedas compartir en qué nivel te encuentras en la escala de susceptibilidad, si tienes una zona horaria, día u hora preferida para hablar, y si quieres estar en un grupo mixto o no. Y si logras crear ese grupo, creo que encontrarás, como yo lo hice, que te ofrece un marco de referencia y un entorno para crecer en tu viaje de *Libera tu cerebro* insuperable.

En particular, si tienes problemas con el programa el grupo maestro te brinda una estructura sólida con el apoyo que necesitas para retomar el camino y mantenerte ahí. Y si no tienes problemas, te invito a que trates de ayudar a una o dos personas que sí los tienen. Es una de las formas en que nos animamos como comunidad.

Es recomendable que incorpores estas herramientas en tu vida desde el día 1, son tan importantes para el programa como el plan alimenticio e incluso como las reglas esenciales. Te prometo que harán la diferencia entre bajar de peso y silenciar a tu saboteador… o no. Sé que funcionarán para ti, si las usas.

Caso de estudio: Teresa Stawicki

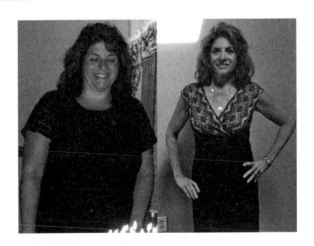

Peso máximo: 104 kilos
Peso actual: 57 kilos
Estatura: 1.57 metros

Vengo de una familia italiana. Nuestro punto de encuentro era la pasta; nuestra forma de convivir y compartir. Nadie podía ir a nuestra casa a dejar un paquete sin que mi mamá le ofreciera comida. Comer era algo que se promovía cuando era niña, pero cuando cumplí 12 años recuerdo que fue la primera vez que se me dijo que no podía probar todo lo que quisiera. De pronto, parecía, mi padre comenzó a decirme: "No deberías comer tanto". Mi mamá tenía sobrepeso, por lo que pienso que mi padre simplemente trataba de protegerme y evitar que subiera tanto de peso como ella. Por supuesto, cuando empezaron a intentar controlar mis porciones, comencé a buscar comida en otras partes.

Empecé a comer fuera de casa. Si tenía unos dólares extras, los gastaba en algún antojo para mí, en privado. Mientras crecía, no teníamos mucho dinero, así que no nos daban muchos extras, por lo que ir a un lugar de comida rápida parecía un verdadero lujo. O me llevaba algo de la máquina expendedora de la escuela. Siempre intentaba esconder comida.

Cuando tenía 14 años comencé a tratar de bajar de peso. Pesaba como 67 kilos. Compré un libro de dieta e intenté seguirla. En realidad no entendía todo lo que decía el libro, pero sí bajé 4.5 kilos. Claro que tan pronto como bajé ese peso dejé a un lado la dieta y regresé a mis hábitos de siempre.

Luego probé Weight Watchers a los 18. Empecé y dejé la dieta varias veces, y en uno de esos intentos incluso conseguí bajar a 58 kilos, cuando trataba de atraer a mi primer novio. Pero una vez que lo logré dejé de intentarlo. Nos casamos, relajé mis hábitos y dentro de poco había subido a 77 kilos. Así que volví a unirme a Weight Watchers. Bajé a 61 kilos. Pero nunca podía mantenerme en mi peso sin estar a dieta. Cada vez que bajaba de peso, lo volvía a subir, y otros cuatro kilos de más.

En mi cabeza podía escuchar la voz de mi madre que decía: "Si no estás delgada, nadie te va a querer". Pensaba que el peso me hacía la persona que era.

Cuando tenía 27 años me embaracé de mi hija mayor. Tenía miedo de engordar más, así que intenté seguir la dieta de Weight Watchers a lo largo del embarazo. Pero luego me volví a embarazar cinco meses después. Tenía dos bebés en casa, una nueva casa, así que me quedaba allí y comía. Cuando mi hija menor cumplió dos años yo pesaba 104 kilos. Tenía 30 años.

Otra vez me uní a Weight Watchers. Sólo bajé como 12 kilos, porque, claro, guardaba todos mis puntos para los postres. Cada vez que dejaba que los alimentos dulces entraran en mi programa mi mentalidad cambiaba de hacer dieta a perder la esperanza y ahí terminaba todo.

Tres años después me volví a unir. Pero no lograba bajar. Comía azúcar y harina. Nunca podía comprometerme. Volví a subir todo mi peso.

A mis cuarentas comencé a hacer ejercicio. Pero *esto* lo único que hizo fue darme "permiso" para comer igual que siempre. Mantuve un peso de entre 93 y 97 kilos durante seis años. Parecía no poder bajar de los 90 kilos. Luego, en 2014, intenté hacer el programa del doctor Jonny Bowden y bajé 11 kilos... pero luego me fui de crucero y al final del mismo volví a comer porciones completas de postre otra vez. Empecé a subir una vez más. Me sentía completamente desesperanzada.

Luego encontré *Libera tu cerebro*. Una vez que entendí que el azúcar funcionaba como una droga en mi cerebro todo fluyó perfectamente.

Mi mayor reto eran los eventos sociales. En mi comunidad italiana tenía que defenderme constantemente y repetir una y otra vez: "No, gracias, ésa ya no es la manera en que como". A veces tenía que ponerme un poco agresiva porque la gente me decía: "Vamos, cómete un pedacito de pastel. No te hará daño". Antes de *Libera tu cerebro* hubiera caído. Pero ahora sabía que una probadita me haría mucho daño. Tenía que ser muy directa, sobre todo con mis padres. Pero cuando finalmente vieron cómo bajaba de peso comenzaron a entender y a apoyarme. De hecho, mi madre se unió al programa, ¡y ahora ha bajado 11 kilos! Su salud también ha mejorado dramáticamente.

Ahora mi vida es hermosa. Me siento en control y con muchísima energía. Estoy contenta conmigo misma. Realmente soy otra persona. Ya no tengo molestias y dolores en mis rodillas ni en mis talones. Mi presión arterial es baja.

Lo mejor ha sido que la pérdida de peso me ha dado mucha seguridad. Ya no tengo miedo. Incluso me inscribí en un curso y me convertí en una entrenadora de vida certificada. Una vez que mi mente se aclaró me di cuenta de que tengo mucho que dar. Quiero ayudar a la gente. *Libera tu cerebro* me ha cambiado la vida.

Parte IV

El mapa de ruta: cómo mantenerse en el camino

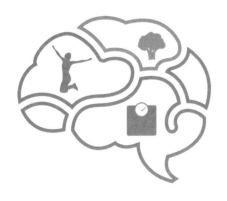

Capítulo 11

Vivir según las reglas de *Libera tu cerebro*

Libera tu cerebro fomenta la pérdida de peso sostenible porque no es una dieta de choque; es una solución para bajar de peso de por vida. Y muchas cosas suceden en el curso de una vida. Cosas que solían involucrar a la comida, ya sea por felicidad o tristeza. Quiero darte toda la información posible sobre cómo tener una vida plena y digna mientras te mantienes feliz, delgado y libre. Quiero que *Libera tu cerebro* sea sostenible y placentero para ti. No quiero que nunca vuelvas a subir de peso. Tu felicidad es demasiado valiosa para mí. En verdad.

Así que, en estos próximos tres capítulos, vamos a cubrir las cosas más comunes que podrían suceder y poner en riesgo tu camino. Te voy a ofrecer algunas sugerencias sobre cómo manejarlas. No puedo ir tan a detalle como lo hago en mis campamentos, porque eso requeriría de más volúmenes, pero te compartiré lo esencial.

¿Qué esperar en la fase de pérdida de peso?

Hablamos un poco acerca de esto en el capítulo 9, pero la realidad es que, desde el punto de vista psicológico, bajar de peso tiene un fuerte impacto sobre nuestro cuerpo, por varias razones. Primero, no adquirimos o eliminamos células grasas, las que tenemos sólo se expanden y se contraen con las fluctuaciones de nuestro peso. Cuando las células grasas se encogen esto tiene grandes implicaciones en cómo nos sentimos, porque las células grasas son los vertederos, los depósitos de desechos del cuerpo donde se almacena todo tipo de toxinas, a veces literalmente durante años.[1]

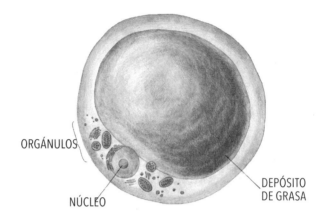

ORGÁNULOS

NÚCLEO

DEPÓSITO
DE GRASA

¿Ves ese enorme depósito de grasa en la imagen de la célula grasa? Bueno, pues no sólo contiene grasa, también es un espacio de almacenaje de toxinas. Cuando encoges tus células grasas, ¿qué hacen esos depósitos? Migran hacia la membrana de la célula y vierten su contenido al torrente sanguíneo.[2] La grasa se quema como combustible y las toxinas son procesadas por el hígado. Todo el día, todos los días. Toxinas, toxinas, toxinas. Así que bebe mucha agua para ayudar a eliminar esas toxinas. Y espera sentirte cansado. Ahora obtendrás una buena parte de tu combustible de tu grasa acumulada, que no es el combustible preferido del cuerpo. Una razón más por la que no te sentirás en tu mejor forma durante estos breves meses de pérdida de peso.

Parte del cansancio también provendrá de no comer las suficientes calorías para mantener tus necesidades metabólicas, pero ésta es la razón por la que bajamos de peso. Debes esperar que tu metabolismo baje su ritmo a entre 70 y 90% de su funcionamiento típico.[3] Uno de los mecanismos de esta desaceleración metabólica es una disminución de la hormona tiroidea, la hormona que alimenta tu motor metabólico. En los análisis de sangre esto puede interpretarse como hipotiroidismo. Y de cierta manera lo es. Pero es hipotiroidismo temporal inducido por una disminución en la ingesta calórica; es lo que tu cuerpo quiere hacer, por lo que no hay necesidad de tomar medicamentos. Se revertirá naturalmente cuando pases a la fase de mantenimiento y empieces a consumir más alimentos otra vez. Todo esto es la respuesta natural del cuerpo hacia la pérdida de peso. No te equivoques, bajar de peso es un proceso estresante para el cuerpo. Pero el plan alimenticio de *Libera tu cerebro* te va a permitir seguir con tu pérdida de peso a largo plazo, sin sentirte excesivamente hambriento. Tal vez te preguntes: "¿Debería preocuparme más por esto? ¿Mi metabolismo sufrirá algún rebote?". Es cierto que existen investigaciones que argumentan que no, como un famoso estudio que muestra que los metabolismos de los graduados del programa *El mayor perdedor* nunca se recuperaron de la extrema privación de calorías a la que fueron sometidos.[4] Es importante mencionar que nunca hemos visto evidencia de esto en *Libera tu cerebro*. Después de llegar a su peso objetivo y hacer la transición hacia el mantenimiento, la gente es capaz de comer una sorprendente cantidad de alimentos y experimentar pocos antojos con poco o nada de hambre. Así que no, no creo que haya motivo para alarmarse. A la larga, bajar de peso es la mejor cosa que puedes hacer por tu salud. Los efectos secundarios negativos de la pérdida de peso son temporales.

Creo que otra razón por la que nos sentimos cansados durante los primeros días del programa es que muchos de nosotros estamos acostumbrados a consumir cafeína y azúcar para estimularnos más allá de nuestros límites naturales, para darnos ese toque extra de energía. Cuando ya no podemos hacerlo, se puede sentir como si nos topáramos con una pared. El cuerpo finalmente empieza a demandar el descanso que ha necesitado por un largo tiempo.

Así que, si estás cansado, descansa. Si no puedes hacerlo, por lo menos llévatela tranquila. Aquí es en donde, como dije en el capítulo 7, te sugiero que imagines que vas a todos lados con pantuflas de conejo. Ése es el tipo de actitud que quiero que tomes frente a esta primera etapa de pérdida de peso, porque es agotadora, pero es temporal. En general, en mi experiencia tras entrenar a cientos de personas, esto desaparece al día 90. A veces dura más, pero en ocasiones termina antes. También es cierto que algunas personas no sienten ningún tipo de cansancio y se empiezan a sentir fantásticas tan pronto como inician *Libera tu cerebro*. Pero, de igual forma, eventualmente el programa se convierte en una fuente de energía abundante, desbordante y constante durante todo el día. Así que prepárate, no pierdas de vista el objetivo, y sé paciente con el proceso.

¿Qué decirle a la gente sobre tu pérdida de peso?

Tu cuerpo va a empezar a cambiar, y es probable que la gente comience a preguntarte al respecto. Esto puede resultar intrusivo, pero la gente no lo hace con el afán de molestar. Sólo tiene interés y curiosidad. Tu respuesta depende enteramente de ti. Yo siempre les decía a todos lo que hacía y por qué, pero yo soy bastante abierta. Si alguien te pregunta *por qué* no comes esto o aquello y realmente no quieres discutir el tema con esa persona, podrías simplemente decir: "Recién descubrí que tengo alergias y sensibilidades hacia la comida". Esto es muy real. Decir que soy sensible al azúcar es un cumplido. Cuando consumo azúcar o harina empiezo a obsesionarme, a tener antojos y a subir de peso. Desde mi punto de vista, ésa es una reacción alérgica.

También sé lo que se siente abstenerse del azúcar y la harina por largos periodos de tiempo, para luego consumirlos otra vez y experimentar reacciones verdaderamente dramáticas (como síntomas de gripe, urticaria, dolores de cabeza y otros efectos fisiológicos). Por lo que ahora sí estoy convencida de que soy alérgica al azúcar y a la harina. Simplemente no me caen bien. Pero independientemente de que sea una metáfora o una realidad fisiológica, de cualquier manera es útil. Es útil decir: "He descubierto que tengo alergias y sensibilidades hacia la comida. He dejado de comer azúcar y harina, y he visto que eso me funciona muy bien".

O si tienes alguna otra condición médica —artritis o migrañas o insomnio— que has notado que se alivia con el programa *Libera tu cerebro*, entonces también puedes recurrir a ella. Intenta decir: "He experimentado con eliminar el azúcar y la harina de mi dieta y mis dolores de cabeza han mejorado mucho, así que ya no las consumo".

El principal factor a tener en cuenta es que realmente a nadie le importa tanto. Las personas no están enfocadas en ti; están enfocadas en sí mismas. Quiero proponer otra cosa: si algunas personas parecen estar muy interesadas, probablemente sea porque ellas mismas tienen algún problema con la comida. Date la oportunidad de ayudarlas. Comparte el mapa de ruta para escapar de la miseria y el infierno de comer en exceso. Incluso si lo único que dices es: "He dejado de comer azúcar y harina", habrás plantado una semilla que tal vez más adelante crezca para convertirse en algo hermoso.

Cocinar para una familia y la división de la responsabilidad

Éste es un tema muy cercano a mi corazón porque tengo tres hijas. También es algo de lo que sé mucho porque durante varios años di una clase en la universidad sobre la Psicología de la Alimentación y en ella incluí una unidad sobre la psicología de alimentar niños. Mi referencia obligada en este campo es una nutrióloga llamada Ellyn Satter.* Su filosofía sobre la comida es muy diferente a *Libera tu cerebro*, así que prepárate en caso de que decidas investigar un poco más sobre ella. Ella no cree en la adicción a la comida, sino en ser un "comedor competente",[5] lo que significa darte permiso para comer la cantidad que quieras de todo lo que quieras, de una forma consciente, a la hora de sentarte a comer. Si tienes sobrepeso, ella sugiere no preocuparse por ello. Satter y yo hemos hablado al respecto y hemos acordado estar en desacuerdo sobre este punto. Comer competentemente es algo que nunca me funcionó y creo que hay personas con cerebros altamente susceptibles que encontrarán que esto tampoco les funciona. Para las personas que se encuentran en la parte baja de la escala de susceptibilidad podría funcionar de maravilla. Dicho eso, yo sí recomiendo el acercamiento de Satter a la alimentación de los niños. Aunque estoy consciente de que muchos niños en Estados Unidos tienen sobrepeso o están obesos, ellos no son adultos, por lo que creo que es erróneo dirigirlos, aunque sea sutilmente, hacia *Libera tu cerebro*. Este programa es una elección que la gente debe hacer por sí misma. Es un plan para la gente que lo quiere, no para la que lo necesita.

Pero si queremos que nuestros niños coman sanamente, ¿qué podemos hacer? Bueno, pues una de las mejores cosas que podemos hacer cuando alimentamos a nuestros hijos es apegarnos a comidas estructuradas. Si eres un padre de familia que utiliza el programa *Libera tu cerebro*, eso es maravilloso, vas a establecer el desayuno, la comida y la cena con una regularidad que tal vez nunca antes habías tenido y eso será algo bueno para los niños en tu vida.

Una de las ideas clave de Satter que me parece esencial —y que me ha permitido mantener la cordura a la hora de alimentar a mis hijas— es algo a lo que ella llama la "división de la responsabilidad".† Esta idea claramente delinea cuál es *mi* trabajo y cuál es *su* trabajo cuando se trata de comida.

La responsabilidad de los padres es decidir en qué momento se comerá, dónde se comerá y qué es lo que se comerá. Cuándo, dónde y qué.

---

* Véase http://ellynsatterinstitute.org/other/ellynsatter.php.
† Un pdf (http://ellynsatterinstitute.org/cms-assets/documents/203702-180136.dor-2015-2.pdf) que resume el concepto de división de la responsabilidad de Ellyn Satter puede encontrarse aquí: http://ellynsatterinstitute.org/dor/divisionofresponsibilityin feeding.php.

Pero una vez que la comida se ponga sobre la mesa, la responsabilidad de los padres termina. Luego, la responsabilidad de los hijos es decidir cuánto comer de lo que está servido, si es que deciden comer algo.

Yo tuve mucha suerte de aprender sobre la división de la responsabilidad cuando mis hijas mayores —gemelas— todavía eran pequeñas. Nunca en la vida las he presionado para que coman algo. Nunca. No tienen que comerse sus verduras antes de probar un poco de lo que consideran "lo bueno" o antes de que puedan levantarse de la mesa. No tienen que probar por lo menos un poco de todo. No tienen que acabarse lo que está en su plato. Tan pronto como he servido la comida me vuelvo ciega, sorda y tonta. Ni siquiera pongo atención a lo que eligen y a lo que rechazan.

Esto significa que si parte de lo que sirvo es almidón y todo lo que ellas quieren comer es arroz con mantequilla, pueden comer exactamente eso. Pueden consumir eso en cada comida por el resto de sus vidas, si así lo quieren. Pero lo mejor de todo esto es que no quieren hacerlo. Lo que Satter descubrió, y he encontrado que es cierto, es que cuando ofreces una variedad de opciones y luego te alejas, esto les da la oportunidad a los niños de descubrir alimentos, probarlos, y descifrar si les gustan o no. Nunca elogio a mis hijas por comerse sus verduras. Nunca les echo una mirada amenazante por comer sólo arroz blanco con mantequilla. Es totalmente su decisión.

Otra parte de la filosofía de Satter es nunca comportarse como un cocinero de comida rápida. Si no les gusta lo que sirvo, siempre habrá otra oportunidad para comer en un par de horas. Generalmente los niños comen durante el desayuno, la comida y la cena, además de una colación a media mañana y una a media tarde. Mis hijas a veces se quejan y dicen: "¡Pero eso no me gusta! ¡No hay nada aquí que me guste comer!" A lo que yo respondo: "Nunca tienes que comer nada que no te guste". Y la conversación termina ahí, porque saben que es verdad. No voy a obligarlas a comer, ni un solo bocado. En mi casa, después de la cena, nunca se sirve más comida. Mis hijas saben que no pueden pastar todo el día. No pueden entrar a la cocina y abrir cajones y puertas para comerse lo que se les antoje.

Establecer la división de la responsabilidad puede resultar más difícil si tus hijos ya son mayores y están acostumbrados a agarrar lo que quieran de la cocina cuando quieran hacerlo. Más allá de comprometerte a ser un excelente modelo a seguir y ofrecerles buenos alimentos en cada comida, tal vez no haya mucho que hacer en este punto. Pero si tus hijos son pequeños y los presionas para comer alimentos específicos, date cuenta de que puedes dejar de hacerlo, esto los ayudará a convertirse en comedores más competentes. Además de que te quitará una gran carga de encima.

Lo que yo ofrezco durante las comidas, con el fin de que cocinar para mi familia se alinee con mis propios alimentos de *Libera tu cerebro*, es un gran platón de almidón, además de lo que yo voy a comer: mi proteína, mis verduras, mi ensalada, mi fruta. Algunas buenas opciones de almidón para los niños —o cualquier adulto en tu hogar que no siga el programa— incluyen: arroz integral, pasta integral, espirales de kamut, quinoa, papas *hash brown* y camotes. Los niños sí necesitan aunque sea un poco de almidón. No pueden vivir sólo a base de proteínas y verduras como nosotros cuando estamos en la fase de pérdida de peso.

Ahora, estoy segura de que, si eres un padre de familia o abuelo y has seguido la ciencia de *Libera tu cerebro*, has empezado a ponerte nervioso sobre lo que tus hijos o nietos comen. A mí también me pone los pelos de punta. Las opciones a las que los niños están expuestos en restaurantes, en los menús infantiles y en los programas alimenticios de la escuela son terribles.

Lo que sí quiero es tranquilizarte un poco. Por un lado, está bien que los niños coman harina. En esencia, la harina es glucosa, y la glucosa causa problemas cuando no es utilizada como combustible de inmediato, pero los niños pequeños gastan mucha energía. Por lo que mucha de la harina que comen es rápidamente convertida en glucógeno para sus músculos y eso lo queman luego luego.

El azúcar es más complicada. Esto es lo que yo hago. Nunca ofrezco jugo de frutas, ni refresco ni postre. No hay una expectativa al final de la comida o la cena de que va a haber algún tipo de postre. Ni siquiera fruta. Si hay fruta, se sirve con la comida. No quiero que mis hijas piensen que una comida saludable tiene que completarse con algo dulce.

Mis hijas sí le ponen miel de maple a sus *hot cakes* integrales. Sí usan miel de abeja. Pero eso es todo. Nunca hay galletas dulces, pays o *brownies* en nuestra casa. Y tampoco hay papas ni ningún tipo de comida chatarra a base de harina.

Cuando mis hijas salen a comer, o a una fiesta o cena, claro que son confrontadas con opciones poco saludables. En general, mi filosofía es no hacer un gran alboroto al respecto. Mientras no sea algo de todo el día todos los días, las investigaciones muestran que esto no reconecta su cerebro.[6] Lo que reconecta el cerebro es el acceso constante y crónico. Así que mientras yo ofrezca lo contrario, siento que es lo mejor que puedo hacer. Incluso creo que es mucho peor demonizar esos alimentos, porque se ha demostrado que esto conduce a la preocupación de obtenerlos.[7]

Mi objetivo es hacer que mis hijas lleguen a la adultez con una actitud relativamente neutral frente a la comida. Claro que estoy consciente de que trato de evitar la transmisión de mis propios problemas con la comida hacia mis hijas. Por lo que soy muy cuidadosa, por ejemplo, de *nunca* hablar acerca de mi cuerpo o mi peso o lo que como o no como cerca de ellas. Tampoco las dejo hablar sobre sus cuerpos de una forma negativa. En algún momento comencé a escucharlas mencionar aquí y allá, a edades muy tempranas, que sus estómagos eran "enormes" o un término derogatorio similar. No creo que ni siquiera supieran lo que decían; sólo repetían lo que las niñas en la escuela decían sobre sí mismas. Inmediatamente detuve esa conversación. "No, gracias", les contesté. "Nada de hablar sobre la gordura en esta casa, por favor." Dejó de suceder. Y toco madera.

Un último comentario sobre los alimentos que comen otras personas. Muchos de nosotros nos preocupamos por los hábitos alimenticios de los otros adultos que viven en nuestra casa, o en nuestra vida. Éste es mi principio general: aunque existan razones sólidas por las que crea que una persona a la que quiero debería de querer cambiar su forma de comer, me esfuerzo justamente por no hacerlo. Me mantengo fuera de la comida de otras personas. Simplemente "mantengo mis ojos en mi propio plato". Esto también significa que debo ser responsable de mi propia comida, porque vivo con otras personas que también cocinarán algo, y no es mi responsabilidad hacer que cambien la preparación de sus alimentos. Mi responsabilidad es cocinarme mi propia comida. "Soy responsable de la comida que introduzco a mi boca". Fin de la historia.

Y esto también se aplica a la comunidad de *Libera tu cerebro*. Hay muchas personas dentro del programa que tienen éxito de una forma muy distinta a la mía. Comen cosas que yo no comería. Preparadas de formas que yo no comería. O *sin* comer cosas que yo sí comería. De igual manera, no es mi asunto. Honestamente, mantener mis ojos en mi propio plato y amar y aceptar a la gente sin importar qué coma es la única forma en que conservo mi sanidad.

Esto también es un gran ejemplo de cómo *Libera tu cerebro* nos ayuda en muchas más cosas que la pérdida de peso, establecemos mejores límites, nos volvemos menos codependientes y separamos comer fuera del compromiso social. No dejes que tu propio triunfo se vea minado por obsesionarte con los problemas de alguien más.

Espaciar tus comidas

Tal vez te preguntes cuándo deberías comer. Por lo general, la regla de oro es intentar comer el desayuno a la hora del desayuno, la comida a la hora de la comida, y la cena a la hora de la cena, y tratar de espaciar tus comidas entre cuatro y seis horas. En otras palabras, procura no realizar tu siguiente comida antes de que pasen cuatro horas de haber hecho tu última comida e intenta no esperarte más de seis horas. Aunque sí quiero aclarar que ésta no es una regla clara. Es sólo una guía. Hay momentos en los que realizo mi siguiente comida un poco antes de las cuatro horas y hay veces en las que tengo que separar mis comidas por un poco más de seis horas. La vida a veces se interpone. Pero en general, la regla de cuatro-a-seis horas es una buena guía.

Uno de los beneficios de esperar por lo menos cuatro horas entre comidas es que habrás digerido mejor tus alimentos de la comida previa.[8] Si comes antes de las cuatro horas, tal vez no hayas terminado de digerir la mayoría de tus alimentos, y es mejor para el sistema digestivo si vacías el bolo de la comida previa antes de agregar más.

Si tienes una agenda complicada, por ejemplo, trabajas en turnos cambiantes, siempre hay una solución viable para espaciar tus comidas. Aquí hay algunas opciones que la gente ha intentado:

- **Abandona la regla de oro de "comer tus alimentos a horas específicas" del día y utiliza la regla de cuatro-a-seis horas.** Por ejemplo, si trabajas por turnos, come tu desayuno a las dos horas de haberte despertado, aunque eso signifique hacerlo por la tarde, y espacia el resto de tus comidas a partir de ahí.

- **Abandona la regla de cuatro-a-seis horas.** Si en tu trabajo no tienes recesos en intervalos regulares, quizá tengas que pasar largos periodos entre comidas, y eso está bien. Nadie nunca se ha muerto de hambre entre comidas.

- **Haz dos comidas al día en vez de tres.** Conozco a algunas personas para quienes ésta es la mejor solución, porque su horario laboral es tal que sienten que simplemente no pueden comer en el trabajo, y su vida fluye mucho mejor cuando concentran su consumo alimenticio en sólo dos comidas. Por lo general no recomiendo esto, pero sí conozco gente a la que le funciona.

- **Haz cuatro comidas al día en vez de tres.** Igualmente, algunas personas funcionan mejor si pueden partir una de sus comidas en dos, para así solucionar, por ejemplo, el problema de un lugar de trabajo que no les ofrece más de 10 o 15 minutos de receso en un momento dado, por lo que simplemente no tienen tiempo de realizar una comida completa en una sola sentada.

Entiendes la idea, ¿no? La conclusión es que, sin importar tus circunstancias, existe una manera de hacerlo funcionar. Recuerda que las cuatro reglas principales son: *azúcar, harina, comidas* y *cantidades*. Mientras realices comidas discretas sin pastar o comer entre horas, cumples con *Libera tu cerebro*. Todo está bien.

Cuando estás enfermo

Si tienes un resfriado, no necesitas alimentarlo o matarlo de hambre, sólo apégate a tu plan alimenticio acostumbrado. Sin embargo, si tienes gripe o un virus estomacal que te provoca vómito, la historia es un tanto diferente. Aunque sí recomiendo mantener la estructura de tres comidas al día, tal vez quieras modificar un poco lo que comes. Trata de comer los alimentos que consumes en el desayuno durante tus tres comidas; alimentos como la avena y los plátanos son más fáciles de mantener en el estómago que el pollo y la ensalada. Y, obviamente, éste es un caso en el que la regla de acabarte tu comida no aplica. Si sólo puedes comer un bocado de avena, por piedad, detente. Un caldo está bien, mientras sean sólo ocho onzas (227 gramos), y se consuma en una de las tres comidas. Pero las reglas aún aplican, nada de tomar *ginger ale* o comer galletas saladas.

Una nota sobre las colonoscopías. Nunca he conocido a nadie que sufra de antojos irresistibles tras beber la solución preparatoria del estudio, así que adelante y a seguir las instrucciones. Si te dicen que sólo puedes ingerir líquidos claros antes de la prueba, tómalos en la estructura de tres comidas al día. Caldo o jugo de arándano blanco diluidos con la misma cantidad de agua, además de la solución preparatoria, están bien.

Hacer sustituciones

El poder de *Libera tu cerebro* para acortar la brecha de la fuerza de voluntad es que evitamos tomar decisiones acerca de qué comer en el momento con base en cómo nos sentimos. Así que nunca debemos cambiar nuestra comida porque hemos abierto el refrigerador y pensado: "Ugh, la verdad ahorita no se me antojan los pimientos. Creo que mejor comeré espárragos". No hay integridad en eso. Sin embargo, *sí* existen razones legítimas para hacer sustituciones en tu plan alimenticio.

1. Si anotaste que comerías pescado a la hora de la comida pero llega el mediodía, abres el refrigerador, y descubres que el pescado está rancio, entonces *a)* no te lo comas y *b)* no vayas a la tienda a comprar más pescado. Busca otra proteína, pésala, y sigue con tu vida.

2. Hay algo que me gusta llamar la "excepción materna". Digamos que para la cena anoté que comería pollo asado, pimientos y cebollas en rodajas, y ensalada. Pero luego a mi hija le da una infección en el oído y me paso toda la tarde en el consultorio del pediatra, más un tiempo de espera en la farmacia. Llego a casa a las seis y media de la tarde, así que no habrá manera de que me ponga a rebanar cebollas en ese momento. Es hora de abrir una lata de elote y poner unas hamburguesas vegetarianas congeladas en el microondas. No pedir una pizza, sino elegir más alimentos del programa. Si no tienes hijos, es probable que se te presente alguna situación imprevista en algún punto y que decidas que lo más sano es sustituir la comida comprometida previamente por un menú más sencillo. Eso está bien.

3. En ocasiones los factores sociales hacen que un intercambio de comida en el momento sea lo correcto. Aunque saber cuándo y cómo activar esta opción requiere algo de sabiduría y perspectiva de tu parte. En estos días, si llega la tarde y hemos estado encerrados en la casa todo el tiempo, y mi esposo dice: "¿Quieres ir por comida mexicana?". No tengo ningún problema en decirle: "Claro". He comido alimentos dentro del programa *Libera tu cerebro* en restaurantes mexicanos durante años, y hacer un cambio

de comida de último minuto ahí me parece bien y fácil. Claro que no lo hago todos los días. Y durante mis primeros años en el programa no hacía ese tipo de cambios de último minuto. Me comía lo que había prometido, y tal vez planeaba una cena con él para el día siguiente o para el fin de semana, cuando me podía comprometer a ello de antemano. Me tomó mucho tiempo ganarme el derecho de tomar decisiones espontáneas con respecto a la comida. Dicho eso, incluso en los primeros días, si estaba fuera con mis amigas y, por factores fuera de mi control, acabábamos en un restaurante, entonces sí comía fuera. Lo más importante es no saltarse comidas o podrías abrirle la puerta al saboteador y éste podría convencerte de comer más un tiempo después.

Hambre y satisfacción

Me gustaría hablarte sobre dos pesadillas comunes que tienen el potencial de desviarte de tu programa, y cómo hacer las paces con ellas. La primera es el hambre y la segunda es la satisfacción (o la sensación de estar lleno). Propongo que el hambre no es una emergencia, así como tampoco lo es estar muy lleno. Sólo son sensaciones. Y puedes acostumbrarte a ellas, incluso desarrollar un cierto nivel de confort con ambas.

Muchas personas inician *Libera tu cerebro* tras haber comido tanto y tan seguido que en realidad hace mucho tiempo que no experimentan hambre, a nivel fisiológico. Y las únicas ocasiones en que se dieron cuenta de que en verdad tenían hambre, de inmediato decidieron resolver el "problema" al comer algo.

En *Libera tu cerebro* no hacemos eso. Nos esperamos hasta la hora de cada comida para comer. Y es muy probable, e incluso posible, que te vaya a dar hambre antes de la hora de tu siguiente comida, especialmente cuando sigas el plan alimenticio para bajar de peso. No comerás suficientes alimentos para satisfacer tus necesidades metabólicas, razón por la que vas a quemar los depósitos de grasa y perder peso.

Es cierto que algunas personas atraviesan la fase de pérdida de peso y reportan nunca haber experimentado hambre. Otras personas declaran tener hambre una hora o dos antes de las comidas. Y algunos pocos reportan sentirse muy hambrientos por mucho tiempo. Pero no importa cómo lo veas, el hambre no es una emergencia. Es meramente una sensación interesante en el cuerpo. Pero si no te sientes de esa manera, si el hambre te genera algo de pánico, te invito a analizar por qué. Tal vez escribe al respecto o aprende a hacer las paces con ella. No es insoportablemente dolorosa. Es más bien desagradablemente agradable. Es como una pequeña cosquilla en la panza. Y lo mejor es que generalmente desaparece. Quince o 30 minutos después se habrá esfumado por completo. No porque hayas comido algo, simplemente porque el hambre viene y va. Con frecuencia, algo simple como un vaso de agua o un té de hierbas ayudará. Por lo que te sugiero que empieces a pensar en el hambre de una forma distinta. Respira a través de ella. Observa qué es lo que sucede cuando te preguntas por qué te asusta tanto.

El primo gemelo del hambre es la satisfacción o sensación de estar lleno. Ahora bien, yo soy alguien a quien le gusta sentirse completamente llena. Antes de *Libera tu cerebro*, esa sensación de tener la panza llena tras la cena del Día de Acción de Gracias era muy reconfortante, pero he trabajado con la gente por un buen tiempo como para saber que algunos de ellos se sienten fatal cuando están muy llenos. Algunas personas han reportado que el tamaño de las comidas que ofrecemos en el programa es suficiente para producir esa sensación de incomodidad. Si tienes antecedentes de bulimia y la sensación de estar lleno puede desencadenar una reacción negativa en ti, entonces reduce las cantidades un poco.

Y, una vez más, quisiera invitarte a que convivas con esa sensación incómoda para tratar de hacer las paces con ella. Acéptala. Escribe sobre ella. ¿Qué parte de sentirte lleno te asusta o te parece incómoda? ¿Qué sentimientos te provoca?

En el pasado, es probable que hayas reaccionado ante el hambre o la satisfacción de una manera que, a final de cuentas, no sirvió a tus intereses. Ahora tienes una oportunidad de cambiar eso.

Pensamientos y mantras sobre la comida

De igual manera, puedes cambiar tu forma de pensar en toda la comida que "no es tu comida" y que está allá afuera en el mundo. Los mantras son una buena manera de hacerlo. Un mantra es cualquier frase que codificamos, dotamos de poder, y pronunciamos cuando lo necesitamos. Yo tengo tres que me han ayudado mucho en mi viaje para bajar de peso. El primero es: "No comas, no importa lo que pase. No importa lo que pase, simplemente no comas". Por supuesto, no me refiero a volverse anoréxico. Me refiero a no comer ningún bocado de un alimento que no esté dentro de mi plan alimenticio. Éste puede ser un mantra repetitivo sumamente reconfortante si he tenido una tarde difícil y mientras manejo o camino paso muchas tentaciones. "No comas, no importa lo que pase. No importa lo que pase, simplemente no comas".

El siguiente mantra que me ha resultado útil cuando me ofrecen comida en las fiestas es: "Ésa no es mi comida. Eso es veneno para mí". No lo digo en voz alta, sólo en silencio. Y replantear esos alimentos no como delicias, sino como venenos mortales, es muy efectivo y muy cierto. Para mí, esa comida sí envenena mi vida. Envenena mi cuerpo. Plaga mi mente con antojos y obsesiones. Daña mi autoestima. Me enferma. Hará que muera décadas o años antes si la consumo como solía hacerlo. *Es veneno para mí.*

El tercer mantra es: "Gracias a Dios, ésa no es mi comida". Si no quieres incluir a ningún dios ahí, también puedes decir: "Por fortuna, ésa no es mi comida" o simplemente: "Ésa no es mi comida". En nuestra Comunidad de Soporte en Línea este mantra se ha transformado en una frase muy popular: "No es mi comida". Muchas veces esto se abrevia como NEMC. No es necesario dignificarlo al deletrearlo. Es simplemente NEMC, y no tienes que detenerte ni un segundo más a pensar en ello.

Estos mantras son parte de una discusión más global, que me parece pertinente tener, sobre nuestra fortaleza mental y NEMC. Te contaré una historia para ilustrar a lo que me refiero. Seis meses después de iniciar mi aventura de *Libera tu cerebro*, me encontraba en Sídney, Australia, y estaba a 2.3 kilos de llegar a mi peso objetivo. Me sentía exhausta a causa de un hipotiroidismo severo que no había sido tratado apropiadamente y el deseo por comer había regresado para atormentarme. Luchaba contra los antojos, valientemente, casi todo el día todos los días. Pero hasta ese punto libraba la batalla. Un día me encontraba en la estación de camiones para llegar a la Universidad de Nueva Gales del Sur, en donde trabajaba como una becaria de investigación posdoctoral. Estaba parada frente a un café que tenía pasteles en la ventana, filas de pasteles. Y, típicamente, cuando esperaba en esa parada, me metía a la tienda de al lado, que si no mal recuerdo era una librería, y me quedaba ahí para no tener que ver los pasteles.

Pero estaba tan exhausta y extrañaba tanto mi casa que ese día me permití observar esos pasteles a través de la ventana. No sólo los observé, los estudié. Fantaseé con el sabor de uno de ellos y el olor de otro y cuál escogería si me lo fuera a comer. En mi mente todo era completamente hipotético. Incluso me dije a mí misma: "Estoy a salvo porque no me los voy a comer. Sólo los voy a ver".

Me subí al camión y me fui al trabajo. Al día siguiente, otra vez me esperé en esa parada de camión. Y entré y pedí un pastel. Pero no me detuve ahí, después de una pieza me comí otras. Y de ahí me seguí aún más, durante tres meses, en los que recuperé todo mi peso y más; pasé de ser una talla 4 a una 24 en tres meses. Fue la etapa más dolorosa de mi vida. Simplemente no podía dejar de comer.

Pero finalmente, unos meses después, volví al programa y bajé todo el peso otra vez, y me he mantenido delgada desde entonces. Lo que aprendí de esa experiencia fue que los pensamientos son muy poderosos. Simplemente no me puedo permitir fantasear sobre la comida. Tan pronto como mi mente vaga hacia el mundo de NEMC, la bloqueo frente a esos pensamientos. "Ésa no es mi comida. Eso es veneno para mí. No comas, no importa lo que pase. No importa lo que pase, simplemente no comas".

Hacer paréntesis

Para finalizar este capítulo me gustaría hablarte sobre una pequeña recomendación que puede ayudarte en cualquiera de las situaciones en donde te preocupe comer algo fuera de tu plan alimenticio. Esto incluye ir al cine por primera vez después de haber empezado *Libera tu cerebro*, hacer el súper en un lugar con muchas delicias, asistir a una boda o ir a cenar a casa de un amigo. Entiendes la idea. Cuando sabes que te enfrentarás a una situación complicada de este tipo, te sugiero utilizar una poderosa herramienta llamada "hacer paréntesis". El mejor ejemplo de esta herramienta es la imagen de unos separadores de libros. Los separadores de libros se colocan a ambos lados de una fila de libros en un librero, ¿cierto? "Hacer paréntesis" en un evento es más o menos así.

Supongamos que el evento en cuestión es una boda. Antes de la boda puedes mandarle un mensaje de texto a un amigo o publicar un comentario en la Comunidad de Soporte en Línea de *Libera tu cerebro* que diga: "Voy a ir a una boda hoy en la noche, y estoy preocupado porque nunca he ido a una boda sin comer NEMC. Creo que va a ser difícil, pero tengo mi plan de acción de emergencia listo, y me comprometo a activarlo en caso de sentirme realmente tentado".

Al final del evento puedes regresar a la Comunidad de Soporte en Línea o enviarle un mensaje a tu amigo otra vez, que diga: "Me apegué a mis reglas. ¡Me siento increíble! Gracias por tu apoyo".

Tan sólo saber que de antemano vas a "hacer paréntesis", que vas a reportar tu triunfo a la comunidad de *Libera tu cerebro* o a tu amigo, es suficiente para sostenerte.

Caso de estudio: Meg Queior

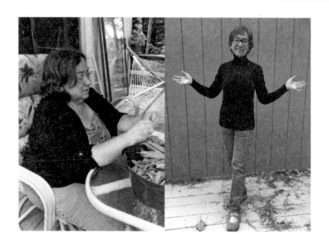

Peso máximo: 118 kilos
Peso actual: 57 kilos
Estatura: 1.57 metros

Muchos de los recuerdos de mi niñez se asocian con la comida. Por ejemplo, recuerdo cuando me escondía en la despensa de mi abuela para comerme terrones de azúcar morena directamente de la bolsa. Más adelante, en mi infancia, recuerdo con claridad cómo me sentía reconfortada por la comida y cómo la usaba para calmar mi ansiedad. Para cuando era una adolescente, aunque tenía un sobrepeso moderado, comencé a tomar píldoras dietéticas y a hacer la dieta de la toronja. La necesidad de bajar de peso estaba profundamente vinculada con mi autoimagen.

En mis veintes hacía cosas como comer un solo yogurt al día. Bajaba entre 2.3 y 2.7 kilos, pero nunca duraba, ¿cómo podía ser esto? Durante mis treintas y cuarentas mi forma de comer empeoró. Probé todas las dietas y programas de moda en el mercado: Weight Watchers (en repetidas ocasiones), Pritikin, Atkins, la dieta mediterránea, Jenny Craig (como miembro de por vida), incluso un grupo de 12 pasos. Lo que se te ocurra, yo lo probé. Mis éxitos eran modestos y duraban poco, y luego recuperaba todo mi peso, y más.

Para mis cincuentas, mi peso había escalado por encima de los 91 kilos. Empecé a tomar medicamentos para la presión, mi movilidad estaba cada vez más comprometida, y necesitaba remplazos bilaterales de rodilla. Vivía sin esperanza de encontrar una solución a mis problemas con la comida y el peso hasta que un amigo me introdujo al trabajo de Susan. *Libera tu cerebro* me ayudó en donde nada me había ayudado antes, ni siquiera un programa de 12 pasos para la adicción a la comida. La diferencia para mí fue que *Libera tu cerebro* explicaba la neurociencia detrás de la adicción a la comida. Susan no sólo me *decía* qué hacer; me explicaba por qué debía hacerlo. Para mí, eso ha hecho toda la diferencia. Antes del programa proclamaba ser una adicta al azúcar, al pensar que era una metáfora, sin darme cuenta de que había dado en el clavo.

Libera tu cerebro ha sido un milagro para mí. En el curso de una semana mis antojos desaparecieron. A medida que Susan explicaba cada herramienta del programa, yo las recogía y me las echaba a la bolsa. Mi peso disminuyó de manera consistente. Ahora mi sensación de hambre está completamente saciada por mi ingesta de comida. Disfruto mis comidas, me siento satisfecha, me siento agradecida, y avanzo.

Tras bajar 38 kilos, me encontré una foto de cuando estaba en mi peso más alto, y fue una revelación. Me di cuenta de que en ese momento había vivido en un poderoso estado de negación que me impedía relacionarme completamente con mi realidad. Era obvio para el resto de la gente, estoy segura, y de cierta manera sabía que era una carga, pero cuando estaba en mi mayor peso en verdad no veía lo que cargaba cuando me miraba al espejo. Cuando esa realidad me golpeó fue terrible, y me hizo apreciar la complejidad de la negación y la adicción.

En mi peso objetivo, peso la mitad de lo que pesaba cuando empecé. He bajado lenta pero seguramente, por lo que me ha tomado más tiempo que a otros, pero eso está bien. El viaje ha sido de una profundidad inmensa. De cierta forma, ha sido fácil para mí. Sólo hago el programa casi sin esfuerzo, todos los días. Mi estado de salud ha mejorado en todos los sentidos: ya no tomo medicamentos, mis análisis de sangre están en los rangos saludables, mi presión arterial ha disminuido y mi recién descubierta movilidad ha sido un regalo sorprendente.

Últimamente he pensado mucho en Meg la gorda, quién era y cómo se sentía. Honrarla es importante para mí, no rechazarla ni negarla. Ya no la juzgo. Cada día aprendo a ser compasiva conmigo misma, tanto con la talla que era entonces y la que soy ahora. A los 65 años y en un cuerpo adecuado, la vida se abre de maneras profundamente satisfactorias y sorprendentes. Tengo un entusiasmo por la vida que no había experimentado en décadas, y por primera vez en toda mi vida estoy en paz con mi comida. Estoy convencida de que *Libera tu cerebro* me ha salvado la vida. Me siento profunda e increíblemente agradecida.

Capítulo 12

Restaurantes, viajes y ocasiones especiales

Libera tu cerebro busca ser un programa resistente y flexible para que lo puedas seguir durante toda tu vida, en el mundo real, con un mínimo sacrificio. En mi caso, soy un animal sumamente social. Salgo a comer, celebro muchas vacaciones con mi grupo de fe, y viajo con frecuencia tanto por trabajo como por placer. Y, aun así, me apego completamente a mis reglas. Es posible tenerlo todo. Sin embargo, sí requiere de una preparación y planeación extra. En este capítulo hablaremos sobre cómo vivir una vida de reglas precisas fuera de casa.

Restaurantes

Tal vez parezca exagerado, pero, en la medida de lo posible, recomiendo no comer fuera de casa durante los primeros 30 días. Es muy útil crear el hábito de *Libera tu cerebro* antes de aventurarte a un restaurante. Salir a comer es totalmente posible, pero siempre será un poco más difícil de manejar que una comida en casa, sobre todo porque no llevarás tu báscula para alimentos a los restaurantes y tendrás que calcular tus cantidades al tanteo. Hacer esto de una forma honesta y sin utilizarla como una oportunidad para comer de más puede representar un reto constante para algunas personas.

Se requiere de una honestidad escrupulosa para no comer en exceso en un restaurante. Si haces comidas demasiado grandes y grasosas muchas veces a la semana, esto te mantendrá gordo y, finalmente, miserable, por lo que vale la pena aprender buenos hábitos en los restaurantes desde un inicio. No esquives el tema. Querrás escoger tus restaurantes con cuidado. Métete a internet y revisa el menú antes de tiempo si es posible. Tu objetivo es encontrar algo que comer en cada categoría de tu plan alimenticio. Por ejemplo, si aún estás en la fase de pérdida de peso y sigues el plan alimenticio para adelgazar, a la hora de la cena necesitarás proteína, una verdura cocida, y una ensalada. Si comes carne, un restaurante con parrilla por lo general es una buena opción porque ahí podrás obtener las tres cosas. Cuando salgas a comer, si no tienen ninguna opción para una de tus categorías de alimentos, a veces puedes hacer sustituciones limitadas. Por ejemplo, "los productos agrícolas son los productos agrícolas": puedes cambiar unas verduras crudas por unas cocidas o verduras por fruta. Para la comida, si el restaurante no tiene fruta fresca, la puedes sustituir por una ensalada. Sin embargo, si estás en tu peso objetivo y no tienen un cereal que puedas comer, tendrás que dejarlo ir por esa comida. Querrás ordenar cuidadosamente. Déjale saber al mesero que no comes harina o azúcar. Pide tu ensalada sin crutones, sin queso, y el aceite y el vinagre por separado. Si no estás seguro de lo que contiene algún platillo, pregunta. Pide que la comida se prepare de manera sencilla, sin salsas. Asegúrate de que el pescado o el pollo no estén rebozados o empanizados.

En ocasiones tal vez tengas que regresar tu comida. En mi cumpleaños 29, tan sólo unas semanas después de haber empezado a seguir este programa alimenticio, mi esposo y yo estábamos de vacaciones en Nueva York. Mientras caminábamos por Manhattan, en el barrio de la Pequeña Italia, buscábamos un lugar agradable donde comer. Enfrente de los restaurantes italianos, varios hombres con acentos muy marcados intentaban convencernos de entrar a sus establecimientos. Revisamos muchos menús. Escogí un restaurante que servía lubina chilena, mi platillo favorito. Ordené con mucho cuidado. Le dije al mesero que no comía ni harina ni azúcar, y le pedí que por favor asaran mi pescado sin rebozarlo en harina. La comida se tardó años en salir, habíamos caminado durante todo el día, y me sentía débil y muerta de hambre para cuando llegó a la mesa. Para mi consternación y la incredulidad de mi esposo, mi pescado llegó completamente empanizado. Normalmente hubiera dicho algo, pero en esta ocasión fue mi esposo, que estaba impresionado por su error, quien habló por mí: "¡Mi esposa le dijo que no come nada de harina!", a lo que el mesero respondió: "¡Esto no es harina! ¡Esto no es harina! Esto es pan". Siempre me río cuando recuerdo esa noche. Claro que en ese momento no fue gracioso. Ahora que tantas personas siguen estilos de vida sin gluten, ese tipo de confusiones probablemente no suceden a menudo. Tómalo como una advertencia para siempre especificar con claridad qué puedes y qué no puedes comer.

Cuando llegue la comida, antes de que empieces a comer, calcula tus porciones al tanteo. Típicamente, las porciones de ensalada y verduras no serán lo suficientemente grandes y las de las proteínas serán demasiado grandes. Pídele a Dios que te ayude a ver con claridad, o invoca a tu naturaleza más alta y más honesta. Luego corta un pedazo de carne para que te queden cuatro onzas (o 113 gramos, si eres mujer) o seis onzas (o 170 gramos, si eres hombre). Quita el resto de la comida de tu plato y colócala en uno distinto. Pide uno si es necesario.

Además de acordarme de rezar, el truco que utilizo para mantenerme honesta en los restaurantes es imaginarme que estoy en un concurso de pesar comida similar al de "adivina cuántos *jellybeans* hay en el tarro" de las ferias estatales. Cuando trato de adivinar una cantidad en un concurso, realmente intento acertar. Quiero ganarme el premio. En un restaurante imagino que debo determinar con precisión las medidas exactas de mi comida para que mi "propuesta" sea la que gane.

En mis campamentos tengo el tiempo y el espacio suficientes para adentrarme en la gastronomía de distintas partes del mundo, pero, básicamente, los restaurantes mexicanos, chinos, tailandeses, japoneses, indios, y sí, incluso italianos, pueden funcionar. Aquí ofrezco algunas recomendaciones.

En una taquería es muy fácil pedir un plato sopero en vez de una tortilla, y agregarle los ingredientes, por ejemplo, de un burrito, de acuerdo con las categorías de tu plan alimenticio. De nuevo, estimar las cantidades es lo más difícil, así que facilítate la tarea al ordenar sólo un tipo de proteína y luego pide muchas verduras cocidas, salsa, elote, lechuga, etc. Dado que combinarás tus seis onzaas (170 gramos) de fruta y seis onzas (170 gramos) de verduras para la comida en 12 onzas (340 gramos) de verduras (o 6 onzas o 170 gramos de verduras y ocho onzas o 227 gramos de ensalada en 14 onzas o 397 gramos de verduras para la cena), les puedes pedir que llenen tu plato sopero con casi cualquier producto agrícola que tengan. Luego pide guacamole o crema agria para tu ración de grasa. ¡*Voilà*! Si estás en un restaurante mexicano, las fajitas casi siempre son una gran opción, sin tortillas, claro. De nuevo, sólo escoge una fuente de proteína. Si vas a pedir fajitas de pollo, no te comas el queso ni los frijoles.

En un restaurante chino o tailandés puedes ordenar verduras con carne o tofu, pero tendrás que pedirles que la salsa no lleve azúcar, harina o maicena. He descubierto que un plato de comida en un restaurante asiático es típicamente la cantidad apropiada para una comida.

Los restaurantes japoneses pueden ser complicados porque ocultan el azúcar en muchas cosas; es probable que el aderezo para ensalada tenga azúcar, pero tal vez no tengan aceite y vinagre para darte, por lo que quizá tengas que prescindir del aderezo en la ensalada. El arroz del sushi tiene azúcar, pero si estás en mantenimiento, puedes ordenar sashimi y un plato de arroz sin ningún otro ingrediente o condimento. Una guarnición de edamames es una gran opción de proteína si no te gusta el sashimi. Otra posible guarnición es el *ohitashi* o espinaca hervida; es una excelente opción de verdura si la pides sin salsa. Si tienen una parrilla hibachi, está perfecto, ya que una cena hibachi incluye proteína, verduras, arroz (para aquellos que se encuentren en la fase de mantenimiento), y típicamente alguna variedad de ensalada (sólo pide el aderezo por separado). Asegúrate de decirles que no quieres que usen salsa teriyaki en la parrilla, ya que tiene mucha azúcar.

Los restaurantes indios funcionan bien, especialmente para un bufet a la hora de la comida, pero es probable que los alimentos sean más grasosos que los que cocinas en casa, por lo que no es recomendable comer ahí muy seguido durante la fase de pérdida de peso. Evita los platillos con salsa makhani, ya que contienen azúcar. Si prefieres comer verduras, encontrarás *dal* (lentejas) o *chana masala* (garbanzo) para tu proteína, y si prefieres la carne, seguramente tendrán algún tipo de pollo, cabra, cordero o res. Y también habrá platillos con verduras. Si aún estás en la fase de pérdida de peso, asegúrate de evitar los platillos con verduras que están llenos de papas.

Por italiano no me refiero a una pizzería. Eso no funcionará, a menos que tengan un generoso menú de ensaladas. Mejor elige pescado, pollo o carne a la parrilla con una guarnición de espinaca al ajo y una ensalada.

Hay dos dichos que deberán convertirse en tus mantras para cenar fuera: "Menos es más" y "Cuando tengas duda, déjalo afuera". El objetivo es salir del restaurante con un sentimiento de libertad, sin pensar dos veces en lo que elegiste para comer. Si notas que todavía piensas en la comida después de haber terminado, ésa es la voz de tu conciencia. Escribe sobre ello o discútelo con tu grupo maestro o tu amigo y decide qué cambiar la próxima vez. Crea un plan de contingencia que empiece con las palabras "la próxima vez, yo haré" para ayudarte a manejar la situación en el futuro. Por ejemplo: "La próxima vez que ordene fajitas, voy a pedir un plato limpio y voy pasar la carne ardiente y los vegetales ahí para no sentirme tentado a comerme toda la grasa con mi cuchara".

Viajes

Si hay una regla cardinal para viajar cuando sigues el programa *Libera tu cerebro*, es planear con antelación. Planea, planea, planea. Hay un gran dicho con respecto a esto: si no logras planear, planearás no lograrlo. Es totalmente cierto. Y lo opuesto también es cierto. Con un poco de previsión, viajar puede ser sumamente fácil y totalmente hermoso. Aquí te comparto algunas de las maneras en que planeo con antelación cuando sigo *Libera tu cerebro*.

Llamar con antelación

Si me voy a quedar en un hotel, llamo antes de tiempo para preguntar si puedo tener mi propio horno de microondas o refrigerador en el cuarto. Si no se puede, está bien, pero esto afecta los alimentos que elegiré llevar conmigo. Si vas a asistir a una conferencia o viajar con un grupo turístico, llama con antelación para saber qué tipo de alimentos van a servir durante las comidas. ¿Las comidas sólo son sándwiches en una caja? Eso no va a ser de mucha ayuda. Si es un bufet que ofrece una barra de ensaladas con todo tipo de verduras y frijoles, entonces con toda seguridad podrás escoger alimentos dentro de tu programa. Con tan sólo un par de llamadas al servicio de *catering* y a los organizadores del evento, podrás averiguar si necesitarás llevar tu propia comida y para cuántos días tendrás que planear. A menudo tendrán el gusto de prepararte una comida especial. Una vez que hayas hecho la llamada, te puedes relajar.

¿Dónde quedarte?

Si tengo la opción de elegir mi hospedaje, prefiero quedarme en un lugar con acceso a las instalaciones de una cocina. Airbnb ha sido un cambio positivo para la comunidad de *Libera tu cerebro*. La mayoría de los hoteles de estadía prolongada tienen cocinas pequeñas en las recámaras.

O también podrías quedarte con amigos o familiares para tener acceso a su cocina. Los hoteles funcionan, pero tener una cocina es mucho más agradable.

Desayunos en el camino

Cuando viajo, por lo general empaco mis propios desayunos. Siento que es mucho más fácil empezar mi día con una comida en la que no tengo que pensar, guardo esa energía para comer o cenar fuera. Siempre que viajo llevo mi báscula digital para alimentos. También llevo varios ingredientes previamente pesados en casa. Mi proteína favorita para los viajes es una bolsita de dos onzas (57 gramos) de nueces mixtas, edamames asados y garbanzos asados. (Para los hombres serían tres onzas u 85 gramos.) Para desayunar en un hotel, preparo una de estas bolsitas, más una onza (28 gramos) de Quadritos, y le agrego mi propia fruta que traigo de casa, por lo general una manzana porque son más fáciles de transportar. Si tienes microondas o refrigerador en tu habitación y quieres traer avena o huevos hervidos, ésas también son muy buenas opciones.

Empacar todas tus comidas

Ha habido ocasiones en las que he asistido a una conferencia durante el fin de semana, o incluso un evento de cuatro días, y que he decidido que no quería hacer todas mis comidas y cenas en el restaurante del hotel. Así que, en vez de eso, me he llevado literalmente toda mi comida: verduras, proteínas, frutas y cereales, todo el paquete. Es realizable. También es una buena opción para la gente que es muy sensible al aceite y a la sal, ya sea por una condición cardiaca o por la enfermedad de reflujo gastroesofágico (ERGE). Otra alternativa es llevar un suministro de tu comida para varios días.

Hay dos formas principales de hacer esto. La primera es pesar y medir todos tus alimentos antes de salir y empacar cada comida en su propio contenedor de Tupperware. Esto funciona mejor en un viaje en carretera, donde puedes llevar una hielera en el coche. Cuando llegues al hotel, puedes arrastrarla por el pasillo y rellenarla con el hielo de la máquina y, una vez que el hielo se derrita, puedes tirar el agua en la tina de tu habitación.

Cuando viajes en avión, lleva tu comida en su empaque original —todavía sin pesar ni medir— y luego lleva tu báscula digital para comida más algunos contenedores para viaje. Podrás pesar todo cuando llegues a tu hotel.

No empacar ninguna comida

Es posible no llevar nada de comida contigo cuando sales de viaje, especialmente si eres un viajero experimentado de *Libera tu cerebro*. Podrías decidir simplemente confiar. Yo he hecho esto muchas veces y he estado bien, pero he viajado mucho; he hecho cientos de viajes desde que empecé el programa. Haré hasta lo imposible por encontrar una comida que se apegue a mi plan alimenticio, y en el fondo sé y confío en que lo haré. No voy a sucumbir y comerme cualquier cosa si ésta tiene azúcar o harina o si es una comida entre horas. Simplemente no lo voy a hacer. Incluso aunque sea el final del día y mi fuerza de voluntad esté casi vacía y todo haya salido mal y el auto que renté se haya descompuesto y mi maleta se haya perdido y sea la hora de la cena y haya un puesto de pizza frente a mí. Ni siquiera me voy a acercar.

He desarrollado integridad y confianza en mí misma, pero me ha tomado tiempo. Si eres nuevo en el programa *Libera tu cerebro*, no te recomiendo salir de viaje sin tener una idea clara de dónde van a provenir tus comidas. Simplemente no es sabio. Haz lo que tengas que hacer para proteger tu programa. Vale la pena. Cuando te hayas convertido en un viajero experto, quizá aún elijas ser cauteloso con los viajes si tienes otros factores de estrés en tu vida. Yo experimenté esto recientemente, después de que el movimiento de *Libera tu cerebro* empezó a crecer y de pronto me encontré con docenas de empleados y cientos de personas que exigían mi tiempo, y tecnologías digitales difíciles de descifrar: mi fuerza de voluntad estaba agotada por la fatiga de decidir de una forma que nunca antes había vivido. Debido a esto, tuve que dejar de comer fuera tan seguido cuando viajaba. Tenía que regresar a las bases y llamar con antelación, preguntar qué iban a servir, y hacer un esfuerzo adicional para asegurarme de que no tendría que decidir nada sobre mi comida durante mi viaje. También tuve que empezar a llevarme mi báscula de comida a los restaurantes, incluso en mi ciudad natal. En un principio esto puede sentirse raro, pero te prometo que nadie se va a fijar. Consulta mis recomendaciones de básculas para viaje en http://Book.Bright LineEating.com. Vale la pena aligerar la carga de ese momento futuro en el que tu fuerza de voluntad estará perdida en acción. Planea con antelación.

Volar

Si sé que voy a estar en un avión a la hora de una de mis comidas, siempre llevo mis propios alimentos. Simplemente no confío en que voy a poder recibir una comida dentro de mi plan alimenticio en un avión. La Administración de Seguridad en el Transporte (Transportation Security Administration o TSA) sí te permitirá llevar comida en el avión. Lo que probablemente no puedas hacer es, a la hora de pasar la aduana, sacar comida del avión. No puedes ingresar fruta o productos agrícolas a un país extranjero.

Lo que la TSA no permite ingresar a los aviones son líquidos o gel. Así que no empaques yogurt, porque ése es un "gel". Tampoco lleves pequeños contenedores con aderezo para ensalada. Mejor lleva tu ensalada ya con el aderezo puesto.

Alimentos a base de plantas que son buenos para viajar

Proteínas. Pequeñas bolsas llenas de nueces, semillas, garbanzos asados o edamames asados (también conocidos como nueces de soya) son buenas opciones para viajar. Ahora también existen bolsitas empacadas al vacío de cosas como garbanzos con una salsa tipo india —básicamente lo que obtendrías en un restaurante indio— de la marca Tasty Bite. Sólo necesitas abrirla y calentarla —es un muy buen alimento— y debes refrigerarla después de abrirla. Las bolsitas pueden meterse directamente en tu maleta.

Cereales. Si estás en la fase de mantenimiento, te toca comer cereales en la comida y en la cena. La marca Seeds of Change produce una combinación de arroz integral con quinoa que sólo tienes que calentar en el microondas. De ser necesario, incluso podrías comértela fría (ésta es la razón por la que es bueno llamar con antelación y saber si vas a tener un microondas en tu habitación o no). Las bolsitas no tienen que refrigerarse, y nunca se les va a derramar nada, por lo que son ideales para viajar. Bolsitas de cereal seco como Quadritos, Ezekiel de Uncle Sam o Fiber One son ideales. También podrías llevar paquetitos de avena.

Verduras. Las verduras son un poco más complicadas porque generalmente son pesadas y estorbosas, pero los paquetitos de zanahorias baby o guisantes funcionan muy bien. También puedes cortar ramilletes de brócoli u otras verduras para picar y ponerlas en bolsitas.

Grasas. Media onza (14 gramos) de nueces o semillas es la opción de grasa más fácil para viajar.

Carne y lácteos que son buenos para viajar

Quizá no pienses en la carne y en los lácteos como alimentos que son buenos para viajar, pero hay algunos que sí lo son. El ejemplo clásico son los huevos hervidos. Duran mucho tiempo, incluso sin refrigeración. Rápidamente puedes hervir una docena, y con eso ya tienes seis raciones de proteína si eres mujer o cuatro raciones de proteína si eres hombre. Sólo sécalos, ponlos en una bolsita, y empácalos en tu maleta o en tu equipaje de mano. Otra muy buena opción es el queso, especialmente los quesos de hebra preenvasados, que usualmente vienen en porciones de exactamente una onza (28 gramos). Empaca dos si eres mujer, tres si eres hombre, y ésa es una ración de proteína muy conveniente, que es buena para viajar y que dura mucho tiempo sin refrigeración. Paquetitos de atún también funcionan bien.

La comida dura más de lo que creemos

Cuando recién iniciaba el programa *Libera tu cerebro* me mudé a Sídney, Australia. Durante los dos años que viví ahí, la principal lección que aprendí sobre los viajes es que la comida no se echa a perder tan rápido como hemos sido condicionados a creer. Viajé de ida y vuelta a los Estados Unidos cuatro veces, y di toda la vuelta al mundo una vez, y empaqué todas mis comidas para esos vuelos. En una ocasión me esperaba día y medio de viaje directo de Estados Unidos a Sídney gracias a una escala de 13 horas en Tokio, y me senté a comer salmón 41 horas después de haberlo cocinado y empacado, sin hielo, sin una bolsa aislante y sin refrigeración. Estaba en perfecto estado. La comida no se echa a perder tan pronto como crees. No voy a agregar una advertencia aquí; lo dejo a tu consideración.

Cruzar zonas horarias

La segunda lección que aprendí mientras viajaba de Sídney a Estados Unidos y de regreso es cómo espaciar tus comidas cuando viajas internacionalmente. En casa, la hora estándar de cada comida puede ser desayunar a las siete de la mañana, comer a mediodía y cenar a las seis de la tarde. Básicamente, comes cada cinco o seis horas. Pero luego no consumes nada durante la noche, es decir, aproximadamente unas 13 horas. Entonces, la primera vez que hice este viaje, espacié mis comidas como mejor pude, al desayunar, comer y cenar con diferencias de entre cuatro y seis horas, y luego dejar un buen espacio antes del siguiente desayuno. No salió nada bien. No me pude dormir durante ocho horas de esas 13, y fue increíblemente tortuoso esperar tanto tiempo para comer.

Lo que he aprendido es que cuando estás de viaje debes contar todas las horas dentro del avión como parte del tiempo que estarás despierto. Viajar a través de distintas zonas horarias es agotador. Ya nunca me permito estar entre ocho, 10 o 13 horas sin comer cuando viajo en avión.

He desarrollado un sistema para determinar cuántas comidas debes realizar cuando viajas por distintas zonas horarias. Ahora bien, no hablo de viajar dentro de los Estados Unidos, donde sólo cruzas tres zonas horarias. Si haces eso, aún es factible comer tres veces al día —con más horas de diferencia entre comidas en una dirección, y con menos horas de diferencia entre comidas en otra dirección—. Cuando atraviesas seis zonas horarias, o 10, o 16, se vuelve particularmente necesario planear el intervalo de tus comidas, porque las nociones de "desayuno", "comida" y "cena" simplemente ya no aplican. El día y la noche han intercambiado lugares.

La primera cuestión que hay que descifrar es cuándo vas a realizar la última comida en la zona horaria que vas a dejar. Llamémosla una "comida ancla". Por ejemplo, supongamos que sales de casa y que tu vuelo es a las ocho de la noche. De acuerdo, entonces tu comida ancla es la cena. Vas a comer tu cena a la hora de la cena, un par de horas antes de tu vuelo. Tu siguiente comida ancla se relaciona con la hora en que aterrices. Así que imaginemos que aterrizarás a las dos de la tarde, hora local. Quieres darle energía a tu cuerpo al comer antes de aterrizar ya que tendrás que pasar la aduana, encontrar tu camino hacia tu destino, y situarte en donde sea que esté tu nuevo lugar. Ya después encontrarás dónde cenar en tu nueva zona horaria local.

Así que ahora ya tienes tu comida ancla de salida y tu comida ancla de llegada. Cuenta todas las horas de viaje entre estas comidas y divídelas entre seis. Querrás comer cada seis horas mientras vuelas. Si tienes que hacer un pequeño ajuste y comer cada cinco horas para que alcances a realizar todas tus comidas, incluso cada cuatro horas, hazlo, pero asegúrate de comer cada cuatro a seis horas mientras estás en el aire.

Lleva tu programa

Sólo quiero recordarte algo muy importante: cada vez que viajes necesitas llevar tu programa contigo, así como por lo menos algo de tu comida. *Libera tu cerebro* es portátil, y lo último que quieres hacer es dejar las piezas que te dan estructura en casa y viajar a un nuevo destino sin tus herramientas y todo el sistema que te ayuda a mantenerte feliz, delgado y libre.

Por ejemplo, mi banca de meditación es lo primero que guardo en mi maleta. También me llevo mi teléfono inteligente con mi Compañero Diario de *Libera tu cerebro* para tener mi lista nocturna de requisitos a la mano, mi diario de alimentación, mi diario de gratitud, mi plan de acción de emergencia, teléfonos de mis amigos y los miembros de mi grupo maestro, y acceso a la Comunidad de Soporte en Línea.

Vivimos en una maravillosa era digital donde las herramientas que necesitas para mantenerte conectado y fuerte están disponibles en donde quiera que te encuentres. Y he aprendido, a la mala, que a veces es todavía más importante utilizar las herramientas del programa para mantenerme firme con mi plan alimenticio cuando estoy de viaje que cuando estoy en casa. Viajar es estresante, y muchas veces hay mucho que hacer en un solo día; si no me aseguro de cuidarme mental, emocional y espiritualmente, mi fuerza de voluntad se agotará. Me voy a sentir cansada en vez de relajarme.

Así que llevo mi báscula. Llevo mis herramientas de soporte. Y continúo con este estilo de vida en cualquier parte del mundo en la que me encuentre. Viaja conmigo.

Vacaciones

Para muchas personas que inician el programa *Libera tu cerebro*, las vacaciones se vislumbran como algo imponente y aterrador. Pero hablemos en serio por un momento. El Día de Acción de Gracias es sólo un jueves. Puedes sobrevivir un día cualquiera si te apegas a tus reglas. Simplemente tienes que planear con antelación y reclutar mucho apoyo. Todos los miembros del programa se enfrentarán al mismo reto que tú. Nosotros te apoyamos. Come pavo para tu ración de proteína, pero no le pongas salsa, y asegúrate de que haya verduras simples y sin adulterar. Siempre puedes llevar un platillo propio si vas a comer en casa de alguien más. La calabaza almizclera en puré o asada siempre es deliciosa. Trata de hacer una hermosa ensalada de verduras con algo de piña fresca, según si es para una comida o una cena. Si estás con el plan alimenticio de mantenimiento y te toca un cereal para la comida, pesa un poco de puré de papa o arroz salvaje. Si te vas a sentir raro por llevar tu báscula de alimentos a la casa del anfitrión, trata de calcular tus porciones como lo harías en un restaurante, al tanteo. Si estás con tu familia y todos saben que sigues el plan de *Libera tu cerebro*, lleva tu báscula y úsala; te sentirás en paz.

De hecho, la comida tradicional para el Día de Acción de Gracias se adapta muy bien con el programa de *Libera tu cerebro*. Casi siempre hay alimentos que puedes comer sin problema. La parte complicada es la hora de la comida. A menos que no tengas problema de comer (o cenar) a las tres de la tarde, tal vez quieras hablar con el anfitrión antes de tiempo y ver si es posible que la comida se sirva ya sea a la una o a las cinco de la tarde, horarios que se alinean mucho mejor con la comida o la cena.

Si ahora piensas: "No hay manera de que yo haga esto, no en el *Día de Acción de Gracias*", no estás solo. Muchas personas tienen esa misma reacción en un principio. Escucha esto: el primer campamento que ofrecí comenzaba en octubre, pero todos sobrevivieron las vacaciones e incluso lograron bajar de peso. Algunas investigaciones del Registro Nacional de Control de Peso muestran que las personas que mantienen sus planes alimenticios durante los fines de semana y a lo largo de las vacaciones experimentan menos estrés y tienen menores posibilidades de recuperar su peso.[1] Si quieres adelgazar y mantenerte así para siempre, entonces comprométete a respetar tus reglas, incluso durante las ocasiones especiales. No va a ser tan terrible como te imaginas. Cuando pases tus primeras vacaciones sin desviarte de tu plan alimenticio, te sentirás increíble, pero todos a tu alrededor se sentirán miserables por haber comido tanto. Se quejarán y se lamentarán o acabarán echados en el sillón, y tú te sentirás fabuloso. Quizá hasta decidas abandonarlos e irte a caminar o ayudar a lavar los trastes en la cocina.

Eso sí, hay una cosa que debo advertirte. Con base en mi experiencia personal y la de cientos de mis campistas, a menudo un comedor adictivo logrará apegarse a su plan alimenticio durante un día feriado, unas vacaciones o un evento significativo, pero luego, en la privacidad de su hogar, terminará por atracarse para "recompensarse". A esto se le conoce como "reentrada" y es un fenómeno real. En los momentos después de un viaje, una fiesta o unas vacaciones debes mantener tu guardia y ser más vigilante que de costumbre.

Ocasiones especiales

Las bodas, los cumpleaños y otras ocasiones especiales son mucho más fáciles de manejar con *Libera tu cerebro* como tu guía. De antemano ya sabes qué vas a comer; comerás lo que viene en tu plan alimenticio. La clave está en descifrar cómo obtener lo que necesitas.

La primera regla de oro es tener los horarios de tus comidas en mente. Por ejemplo, si la ceremonia de la boda empieza a las siete de la noche, puedes apostar que la cena no se servirá hasta después de las nueve de la noche, y eso es demasiado tarde; será mucho mejor que cenes antes de salir. Si la gente te pregunta por qué no comes, simplemente diles: "Oh, es que es un poco tarde, y a mí nunca me da hambre a esta hora". Si es una fiesta de cumpleaños a las tres de la tarde, no comas nada ahí y asegúrate de llegar a tu casa a la hora de la cena, pero empaca una cena en tu coche por si acaso decides quedarte más tarde.

Si el evento incluye una comida y ésta se realiza a la hora en que normalmente comes, entonces planea con antelación qué comerás allí. Llama a quien esté a cargo de la comida y averigua qué hay en el menú. Si es una boda, consigue el nombre de la persona encargada del servicio de *catering* y llámala. Por lo general, los servicios de *catering* no tienen ningún problema en hacer excepciones para personas con necesidades alimentarias especiales, es su trabajo. En estos días todo mundo sigue una dieta especial, celiacos, paleos, diabéticos, etc. Créeme, están acostumbrados a esto. Sólo habla con detalle sobre los platillos que servirán y pide lo que necesites.

Cuando asistas al evento, recuerda enfocarte en la gente, no en la comida. Juega este pequeño juego: ve si puedes conocer a tres personas nuevas, recuerda sus nombres, y averigua dos cosas interesantes acerca de cada una de ellas. Evalúate de camino a casa. Te sorprenderá cómo estas nuevas conexiones humanas te harán disfrutar más de tu noche.

También te invito a enfocarte en lo que disfrutarás del evento ahora que has iniciado tu viaje con *Libera tu cerebro*. ¿Acaso será usar un vestido que hace tiempo no te quedaba? ¿Bailar sin sentirte cohibido? ¿Sentirte más seguro al conocer gente nueva? Muchos miembros de nuestra comunidad dicen que lo que ahora aman de las vacaciones y las ocasiones especiales es que realmente sienten que tienen algo que celebrar: su nueva vida.

Caso de estudio: Nathan Denkin

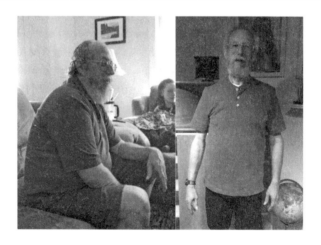

Peso máximo: 107 kilos
Peso actual: 70 kilos
Estatura: 1.82 metros

Soy una de esas personas que creció siendo naturalmente delgada y, aunque eso parezca ser envidiable, la desventaja es que los malos hábitos se infiltraron en mi vida y se arraigaron con fuerza, hasta que finalmente comenzaron a afectarme. Cuando por fin me di cuenta de que pesaba 107 kilos, llevaba décadas de acumular malas decisiones alimenticias y, por ende, kilos. Pizza, helado, hamburguesas con doble porción de tocino, todo eso me encantaba. Cuando me diagnosticaron la enfermedad de Crohn, los corticoesteroides que me recetaron aceleraron mi aumento de peso. El deterioro de los discos y otros problemas relacionados con la columna me hicieron dejar mis actividades de quema de calorías.

A los 66 años me diagnosticaron una enfermedad de las arterias coronarias. Ciertamente eso me motivó. Bajé a 83 kilos seis meses después, pero seis meses después de eso volví a superar los 91 kilos. Me sentía verdaderamente estúpido, a pesar de que siempre me había considerado una persona bastante inteligente. Me había saltado un año en la escuela primaria y estaba en clases de honor en la preparatoria y en la universidad; tengo un doctorado de Caltech en Física y trabajé en los Laboratorios Bell (Bell Labs). Pero cuando se trataba de elegir comida actuaba como un verdadero imbécil. Me daba cuenta de que le había hecho daño a mi cuerpo y que iba a tener que vivir con eso para siempre.

Luego, a los 67 años, encontré *Libera tu cerebro*. De alguna manera, la mayor bendición fue finalmente saber por qué no había logrado bajar de peso antes. Tal vez parezca poco, pero cuando no puedes aceptar las malas decisiones que has tomado con respecto a la comida por tanto tiempo, conocer la razón detrás de ellas es importante. Antes de *Libera tu cerebro*, incluso llegar a 82 kilos parecía un objetivo inalcanzable. Finalmente ser capaz de establecer un peso objetivo que me permitiera tener un estado de salud óptimo fue increíble. ¿Alcanzarlo? No hay palabras para describir esto. Sin el sobrepeso, mis triglicéridos disminuyeron 36%. Mi presión arterial bajó tanto que tuve que suspender el metropol que tomaba para la fibrilación auricular. Reduje mi dosis de aspirina como anticoagulante de 325 a 81 miligramos. Con frecuencia, ¡mis doctores tienen más preguntas sobre cómo funciona el programa que de mi salud! Lo mejor de todo es que mi nivel de energía ha mejorado muchísimo y duermo mejor.

Como científico, lo que más me cambió la vida fue obtener respuestas a preguntas que ni siquiera sabía que tenía. Quizá por primera vez en la vida me entendía a mí mismo y comprendía por qué había tomado las decisiones que había tomado, aun cuando iban en contra de mis propios intereses.

Feliz, delgado y libre es aplicable a mucho más que mi peso y mis problemas con la comida. Este programa me enseña cómo emplear lo que he aprendido en todos los ámbitos para vivir una vida más feliz y saludable.

Capítulo 13

¿Qué pasa si rompo mis reglas?

Podrías pensar que más bien no es una cuestión de *si* las rompes, sino de cuándo. Sin embargo, conozco a muchas personas que han pasado 30 o incluso 40 años sin romper sus reglas. Una vez que estableces *Libera tu cerebro* como un estilo de vida, no hay ninguna necesidad de romper tus reglas. Nunca. Un día a la vez.

Me gustaría hacer énfasis en este punto, porque la gente con frecuencia no se da cuenta de qué tan posible es apegarse a su plan alimenticio durante años, sin desviarse. No porque seas un fanático, sino porque funciona. ¿Recuerdas la discusión en el capítulo 7 sobre cómo nuestros hábitos más arraigados no drenan nuestra energía mental, como lavarte los dientes dos veces al día durante años? Es exactamente lo mismo.

De hecho, quiero ampliar esta analogía un poco, porque me parece que es ilustrativa. Muchos de nosotros nos lavamos los dientes dos veces al día, todos los días. Y aunque estoy segura de que todos creemos que es una conducta valiosa, probablemente no pensamos que sea la base de nuestra felicidad, salud o sanidad. Tampoco nos imaginamos que una gran tragedia podría suceder si dejáramos de cepillarnos los dientes ocasionalmente. Sin embargo, nos apegamos a esta conducta, fielmente, en la mañana y en la noche, día tras día porque *a)* creemos que es mejor lavarnos los dientes que no hacerlo y *b)* una vez que el hábito ha sido establecido, es fácil apegarse a él.

Los beneficios de *Libera tu cerebro* van más allá de tener buen aliento y encías saludables. Para muchos, adherirse a los hábitos básicos de este programa desencadena una cascada de poderosas transformaciones. El peso que obstinadamente se aferraba a quedarse se elimina; la necesidad de tomar medicamentos y los problemas crónicos de salud desaparecen;

la energía aumenta; la confianza en uno mismo crece; los corazones estallan de felicidad. Se realizan bailes privados en los probadores de las tiendas departamentales. Se organizan clósets. El nuevo día es recibido con ojos abiertos y agradecidos.

Detrás de esto, para muchos de nosotros, corre el miedo —una incertidumbre persistente o, peor, un pánico paralizante— de que una desviación del plan alimenticio de *Libera tu cerebro* podría derrumbar la estructura y hacerla añicos, y enviarnos de regreso al lugar en donde habíamos empezado. Este miedo, ya sea válido o no, racional o no, es la fuerza magnética que mantiene nuestro tenedor lejos de cualquier probadita de comida que no esté dentro del programa. Sabemos que ninguna satisfacción momentánea vale la pena.

Los hábitos de *Libera tu cerebro* se arraigan tanto como el hábito de lavarse los dientes, por lo que obtenemos casi toda nuestra regularidad de manera gratuita. Es fácil. ¿Tienes un vuelo muy temprano en la mañana? No hay problema, las bolsitas de comida para viajar ya están previamente pesadas la noche anterior y listas para guardarse en la maleta. ¿Una boda en viernes? Más vale hablar con el servicio de *catering* y arreglar nuestra comida hoy. ¿Un viaje en carretera? ¡Qué diversión! La hielera está empacada. Las comidas se incorporan al itinerario y se programan para realizarse cada cuatro a seis horas en los paradores que tengan mesas para picnic.

Así que la combinación de automaticidad, la felicidad por la salud que gozamos en nuestra nueva vida y el horror de pensar en regresar a nuestro antiguo estado es lo que nos mantiene motivados.

Aun así estoy consciente, después de 20 años de asistir a distintos programas de 12 pasos para la adicción a la comida y tras haber ayudado a cientos de personas en los campamentos de *Libera tu cerebro*, de que mucha gente romperá sus reglas en algún momento dado. Y lo que me gustaría puntualizar sobre esto es que: *a)* no vale la pena, así que, si aún no lo has hecho, no lo hagas; *b)* piensa en ese lapsus como una experiencia fortalecedora y no como una catástrofe, y *c)* recuerda que siempre, siempre puedes recuperar tus reglas, aunque esto será fácil para algunos y difícil para otros.

Desde que empecé este nuevo estilo de vida, no siempre pude apegarme perfectamente a mis reglas. He recorrido un largo camino y he realizado muchos estudios sobre lo que funciona y lo que no funciona para mi cerebro. Puedo compartir mis experiencias personales sobre el rango de situaciones que pueden suceder cuando rompes tus reglas.

Pero antes de hacerlo quisiera recordarte que yo soy un 10 en la escala de susceptibilidad, lo que significa que las consecuencias son mucho peores para mí que para alguien que es un 4. De hecho, entre más abajo te ubiques en la escala de susceptibilidad, es menos probable que busques adherirte estrictamente a las reglas bajo cualquier condición.

Tras el incidente con el pastel en Australia, al que siguió mi doloroso y dramático aumento de peso, con el tiempo logré mantener mi enfermedad de Hashimoto —un tipo de hipotiroidismo— y una extrema fatiga adrenal bajo control y retomé mi proyecto para bajar de peso otra vez. Una vez que mi cerebro había sanado por segunda ocasión, tuve una experiencia típica con el programa, mi energía regresó por completo y padecí muy pocos antojos. A medida que perdía peso, me sentía mucho más exuberante y, después de eso, seguí mi plan alimenticio con precisión, sin pausas, por cerca de dos años.

Y luego, el 5 de diciembre de 2005, mientras estaba en una clase de yoga en donde la maestra hacía una demostración, de pronto me desmayé sin aviso y me fui de espaldas, como un roble.* Cuando llegué a la sala de emergencia, recuperaba y perdía la conciencia constantemente, y cuando volvía en mí preguntaba: "¿Qué pasó? ¿Dónde estoy?", y mi mamá me explicaba, y luego caía en coma otra vez por un rato, y luego volvía en mí y de nuevo preguntaba: "¿Qué pasó? ¿Dónde estoy?" Mi cerebro se inflamaba con el paso de las horas.

Aparentemente, en medio de todo esto, les dije a los doctores, a los enfermeros y a los asistentes: "Soy una adicta en recuperación. Por favor no me den ninguna droga". De acuerdo con mi madre y mi esposo, fui muy enfática. Lo decía una y otra vez: "No me pueden dar ninguna droga. Soy una adicta en recuperación".

Claro que cuando por fin recobré el conocimiento sentía un dolor insoportable. Le dije a la primera persona que vi: "¡¡¡Tengo muchísimo dolor!!! ¿Por qué no me han dado nada para esto?". Y ellos dijeron: "Bueno, pues es que nos pediste que no lo hiciéramos". Y yo contesté: "Eso es ridículo. ¡Cambio de opinión!". Finalmente terminaron por darme algo para el dolor. Gracias al cielo.

---

* Recientemente había dejado todos los condimentos y, lo que es más importante, la sal, en un intento por simplificar y purificar mi comida. Mi familia tiene antecedentes de baja presión sanguínea y, sin saberlo, mi presión arterial estaba en cerca de 75/50. También tengo un síndrome llamado síncope neurocardiogénico, lo que significa que soy propensa a los desmayos. La solución es simple, y ha sido recomendada por varios doctores. Debo de ponerle sal a mi comida. Mucha sal. Lección aprendida.

Cuando salí del hospital hice la cosa más extraña. Fui directo al supermercado y compré comida para atracarme. Mucha, mucha comida para atracarme. Mi esposo estaba furioso. Me había apoyado en los peores momentos de mi adicción a la comida, me había visto recuperar todo mi peso, perder todo mi peso, recuperar todo mi peso en Australia, y finalmente perderlo todo otra vez. En ese punto, había logrado abstenerme de consumir azúcar y harina durante dos años, por lo que la idea de echarlo todo por la borda y regresar a mis atracones de helado y pasteles era aterradora para él. Cuando me preguntó por qué lo hacía, le respondí obstinadamente: "Tengo hambre. Necesito comer. Voy a comer. Déjame en paz". No sólo compré helado y pasteles, también compré cigarros. Y durante las siguientes dos semanas y media me dediqué a comer y a fumar. Sin parar. Fue horrible.

Luego fui a mi consulta de seguimiento con el neurocirujano. Su primera pregunta fue: "¿Tienes problemas para controlar tus impulsos?".

Empecé a llorar.

Resulta que cuando mi cabeza golpeó el piso de madera a esa velocidad no sólo me fracturé la base del cráneo, mi cerebro se fue hacia atrás y luego rebotó hacia delante. En el rebote, hizo contacto con la parte frontal de mi cráneo, que está escarpado por dentro, como un arrecife de coral. Los lóbulos frontales se lastimaron mucho con el impacto. Estaban inflamados, paralizados y esencialmente sin funcionar.

Me dijo: "Tu corteza prefrontal aloja el control de impulsos, el juicio y la toma de decisiones, y en este momento no te sirve de nada. La inflamación cederá más o menos dentro de dos semanas, y cuando lo haga, encontrarás que todos los circuitos que has desarrollado en tus años de construir buenos hábitos seguirán ahí. Estarás bien. Pero en este momento simplemente no puedes acceder a esa parte de tu cerebro". Por supuesto, sabía perfectamente lo que era la corteza prefrontal, y esto hacía todo el sentido del mundo. Fue un gran alivio.

En efecto, dos semanas después de la consulta con el doctor, dejé de comer adictivamente. Fue como si un interruptor de pronto se encendiera. Retomé mis hábitos de pesar y medir mi comida, así como de apegarme a las reglas del programa *Libera tu cerebro*. Fue fácil.

Es notable que no haya consumido drogas o tomado alcohol durante ese periodo de tiempo. En ese punto, había estado limpia y sobria por más de 11 años y mi identidad, en su nivel más profundo, se había convertido en la de alguien que nunca, bajo ninguna circunstancia, consume drogas o alcohol. Incluso cuando algunas partes importantes de mi cerebro estaban fuera de circulación, otra parte se empeñó en proteger mi recuperación.

En contraste, "sólo" había dejado el azúcar y la harina por un poco más de dos años. Mi identidad más profunda aún no se había establecido como la de alguien que no come azúcar ni harina bajo ninguna circunstancia. Es interesante la cantidad de tiempo que toma lograr un cambio radical de identidad.

También es interesante que, hacia el final de esos terribles días de atracones y fumar, me cayó el veinte, en algún punto, de que ni siquiera podía saborear la comida. En lo más mínimo. La científica en mí se llenó de curiosidad, así que fui a la tienda, compré algunos suministros, e hice algunas pruebas de sabor con los ojos vendados. ¿Helado de chocolate *vs.* helado de vainilla? No, no podía distinguir la diferencia. ¿Queso brie *vs.* crema de cacahuate? No. Sabían igual.

Aparentemente había perdido mi sentido del gusto en el accidente.

¿Eso evitó los atracones?

Para nada.

Comía sin cesar, y el hecho de que no pudiera saborear la comida era irrelevante. Fue ahí cuando internalicé el hecho de que no comemos en exceso por la palatabilidad de los alimentos o por la sensación que nos provocan en la boca, o porque nos encante hacerlo, comemos de más para satisfacer una necesidad de nuestro cerebro. Podríamos inyectarnos azúcar y harina en las venas y sería exactamente lo mismo.

El neurocirujano confirmó que había perdido mi sentido del olfato en el accidente, y con él casi todo mi sentido del gusto. Le pregunté si alguna vez lo recuperaría. Él me dijo que no podía asegurarlo. Las

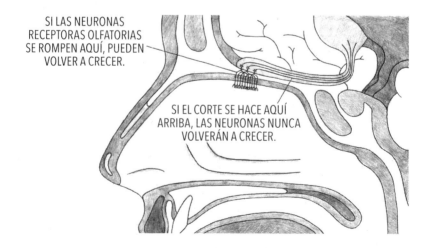

SI LAS NEURONAS RECEPTORAS OLFATORIAS SE ROMPEN AQUÍ, PUEDEN VOLVER A CRECER.

SI EL CORTE SE HACE AQUÍ ARRIBA, LAS NEURONAS NUNCA VOLVERÁN A CRECER.

neuronas que iban desde mi nariz hasta el cerebro se habían separado por completo; si la ruptura era baja en el camino neuronal, los nervios volverían a crecer, pero si estaba más arriba, no lo harían. Me dijo que mis probabilidades eran 50/50.

Me da gusto reportar que a lo largo de los siguientes años mis sentidos del olfato y del gusto gradualmente regresaron. Claro que nunca seré una crítica de comida, y no me preguntes si un cuarto huele raro. Sólo tengo una idea muy vaga.

Durante los siguientes seis años,me apegué a mis reglas sin excepción. Ni una zanahoria baby a las tres de la tarde, ni morder, lamer o probar nada fuera del plan. Y lo que me resulta interesante de ese tiempo es que algunas de las experiencias más dolorosas e intensas de mi vida sucedieron durante esos seis años. Todo empezó cuando me diagnosticaron infertilidad y nos sometimos a rondas y rondas de tratamientos para contrarrestarla. Eventualmente, logramos embarazarnos —con gemelas—. La fecha estimada para el parto era el 16 de agosto. Pero comencé el trabajo de parto el 25 de abril. Alexis y Zoe nacieron una semana después, con un peso de menos de un kilo (680 gramos) cada una. Estuvieron casi cuatro meses en la Unidad Neonatal de Cuidados Intensivos. Zoe estuvo a punto de morir en muchas ocasiones. Había una probabilidad de 4% de que ambas sobrevivieran y estuvieran sanas. Es un milagro que hayamos vencido esas probabilidades de 4% y que hoy ambas estén fabulosamente bien, pero fue una etapa muy difícil en nuestra vida, y no comí nada fuera de mi plan alimenticio.

El nacimiento de nuestra tercera hija, Maya, fue casi igual de horrible. Para mí, no para ella. Aunque nació a término, por cesárea, mi bloqueo raquídeo perdió efecto durante la cirugía. Lo que implicó cinco horas de sentir *todo*. Y la situación empeoró aún más. Pasé tres semanas con un dolor de cabeza espinal peor que cualquier migraña; es causado cuando el agujero en la inserción del bloqueo raquídeo no se cierra bien y tu líquido cefalorraquídeo se sale, y deja que tu cerebro se sacuda en el cráneo. También desarrollé úlceras sangrantes a causa de los medicamentos para el dolor y vomitaba sangre todos los días. Además, tenía dos niñas de tres años que corrían a mi alrededor, y mientras atendía sus necesidades también tenía una recién nacida que no me dejaba dormir por las noches.

Aun así no comí fuera de mi plan. Ni una sola vez. Había veces que, debido a mis úlceras, mi comida consistía de 4 cuatro onzas (113 gramos) de arroz blanco y ocho onzas (227 gramos) de leche entera para cubrir mi estómago, pero todo lo medía con precisión, incluso cuando estaba doblada del dolor. Eso era todo lo que comía, ni un bocado más. ¿Cómo?

Había construido una base sólida. Tenía las proverbiales "reservas en el banco". La automaticidad funcionaba a toda marcha, y mi cerebro sólo hacía lo que sabía hacer. Anotar lo que voy a comer la noche anterior. Comprometerme con ello. Comer eso y sólo eso. Lavar. Enjuagar. Repetir.

Así que, sí es posible apegarse a las reglas durante años y años, sin importar qué nos depare el destino.

Romper nuestras reglas

Para ayudarte a entender la filosofía detrás de romper las reglas necesito darte un poco de contexto sobre los programas a los que asistí y que hoy conforman la parte medular de *Libera tu cerebro*. Como he mencionado anteriormente, el primer programa de 12 pasos que tomé para superar mi adicción a la comida no tenía una postura clara sobre el azúcar, la harina o cualquier otro alimento adictivo. Nos reuníamos para hablar sobre nuestra forma de comer compulsivamente y para apoyarnos mutuamente en nuestros esfuerzos individuales por *no* comer en exceso, pero cada quien operaba de manera autónoma en cuanto a qué significaba todo esto para ellos. No había reglas claras. En las reuniones hablábamos abiertamente sobre lo que habíamos comido en exceso, cómo nos habíamos desviado de nuestro plan, y qué nuevo plan íbamos a intentar a continuación. Ésa era parte de la cultura. Experimenté mucha ternura, camaradería y crecimiento espiritual, pero ninguna recuperación física. Esto también era cierto para muchos de los otros participantes. Dejé ese programa igual o más enferma con la comida de lo que había estado antes de unirme. Y ciertamente, mucho más pesada. Ésos fueron ocho años de mi vida.

Eventualmente encontré otro programa de 12 pasos, que lidiaba específicamente con la adicción a la comida. Daba muchos consejos precisos sobre pesar y medir la comida y reglas sobre no comer azúcar o harina. Éstas eran claras: tan pronto como las rompías, no podías hablar en una reunión por 90 días. No podías hacer ningún tipo de servicio. Tenías que dejar de apadrinar a otros y tenías que abandonar tu grupo de trabajo de 12 pasos.

Esa severidad servía para silenciar la narrativa de discutir abiertamente, en el contexto de la comunidad, lo que significaba romper las reglas y luego regresar. Vi cómo las personas que tenían dificultades para mantenerse sin desviarse de su plan se acercaban cada vez más a las sombras y se sentían más marginalizadas porque no tenían una voz. Y me imagino que también se sentían aisladas, avergonzadas y excluidas.

En *Libera tu cerebro* creamos un ambiente que incluye lo mejor de ambos mundos. Celebramos la fuerza en nuestro compromiso compartido de apegarnos a reglas claras. Un compromiso imparable y sin excepciones. Esto nos ofrece la recuperación física que buscamos —una pérdida de peso sostenible y una salud vibrante— y también brinda mucha libertad y felicidad. Esto es lo que resulta tan contraintuitivo para la gente que no necesita el programa. Tener una estructura clara puede resultar en mucha libertad.

Sin embargo, también entendemos y celebramos las lecciones que aprendemos de los momentos de imperfección y aceptamos esa narrativa y esa experiencia en nuestra comunidad. Si rompes tu abstinencia, no te aislamos. En vez de eso, tenemos una comunidad de soporte única que te ayudará a retomar el camino. Otros han experimentado lo mismo que tú, y te pueden ayudar a encontrar la lección en tu experiencia. Hay mucha fuerza e intuición, sabiduría y sanación que emergen cuando eliminamos todos los juicios de la comunidad y fomentamos sólo el amor, la aceptación y un fuerte compromiso con el crecimiento sostenido.

Componentes clave para superar el rompimiento de una regla

Piensa en todas las dietas "sube y baja" que se realizan todos los días. Toda la gente que pierde una gran cantidad de peso tan sólo para recuperarlo poco tiempo después.

Hay una lección ahí: lo más importante de cualquier intento es cómo respondes cuando te equivocas.

Hay una gran diferencia entre una respuesta exitosa, útil y adaptativa ante el quebrantamiento de una regla y una ineficaz, inútil y maladaptativa. Es la diferencia entre vivir el resto de tu vida feliz, delgado y libre y refugiarte en las sombras para comer con vergüenza, con otro fracaso anotado en tu columna de pérdidas personales.

Existen cuatro componentes clave para enfrentar un rompimiento de tus reglas de una forma exitosa, adaptativa y enriquecedora.

1. Velocidad

La primera es qué tan rápido podemos hacer lo que en *Libera tu cerebro* llamamos "reenfocar". No querrás ser víctima del efecto "qué más da". Éste es un término técnico en la literatura de la psicología de la alimentación[1] para el fenómeno mental que sucede cuando las personas que hacen dieta crónicamente la rompen. No es inusual pensar: "Bueno, ya que desobedecí, qué más da si me como todo lo que tengo a mi alrededor. Empezaré de nuevo el lunes". O "comí un pedazo de pizza, así que qué más da si me como toda la pizza y medio litro de helado ya que estoy en eso. Empezaré mi dieta otra vez después".

No. Retomemos el camino. Ahora. No mañana temprano. No el lunes, no el 1 de enero. Ahora.

Velocidad.

Para ser justos, sé que no cualquier momento se presta para un "reenfoque". A veces somos presas de nuestra adicción a la comida y simplemente no estamos dispuestos —o no somos capaces— a dejar de comer. Y eso está bien. Pero incluso en esos momentos podemos vislumbrar, de una forma desinteresada y calculada, una oportunidad que nos permitirá retomar nuestro camino. Podemos rezar por tener voluntad. Y podemos implementar los otros tres componentes. Éstos nos ayudarán a volver al ruedo.

2. Diálogo interior

¿Podríamos ser amorosos en nuestro diálogo interior? En lugar de autoflagelarnos, ¿podríamos tratar de hablarnos como le hablaríamos a un amigo que pasa por una crisis? Utiliza el mismo tono de voz contigo mismo que el que utilizarías con una mejor amiga que se acaba de esguinzar el tobillo durante una caminata. Le conseguirías ayuda. Reunirías recursos. Te asegurarías de que descansara y se relajara. Un ejemplo de un pensamiento útil es: "Me acabo de comer una gran cantidad de azúcar, por lo que sé que mis pensamientos van a ser sumamente negativos e irracionales durante un día o dos, o tal vez tres. Mi cabeza va a intentar hacerme sentir desesperada por todo esto". Sin salirse de control. Sentir vergüenza por comer de más lleva a comer de más. Sólo sé gentil, amable y alentador. No eres una mala persona. Sólo tienes un cerebro que funciona incorrectamente.

3. Apoyo social

En mi experiencia, lo primero que surge tras romper una regla es un profundo deseo de *aislarse* de los demás. Esto se manifiesta en no querer pedirle ayuda a nadie. Sólo quieres esconderte, comer y lidiar con el problema por tu cuenta. Pero ésa no es una buena idea. La vergüenza prospera en el silencio. La acción más efectiva que puedes tomar después de romper una regla es pedir ayuda a otras personas que siguen *Libera tu cerebro* y que recorren este camino contigo. Déjales saber qué pasó y cómo te sientes. Deja que te ayuden a construir un plan para retomar tu camino. Es probable que ellos puedan ver lo que necesitas mucho mejor que tú en ese momento.

Tal vez necesites un amigo o un grupo maestro. Yo necesitaba comprometerme con mi comida todos los días, con un ser humano, en el teléfono, durante un largo tiempo. Si no has obtenido el suficiente apoyo social hasta ahora, te recomiendo volver a leer la sección sobre los amigos y los grupos maestros en el capítulo 10 para comenzar a formar un grupo de seguidores.

Si rompes tus reglas constantemente y sientes que no puedes ver la salida, si eres un 10 en la escala de susceptibilidad y te sientes completamente impotente, ésa es una señal de que necesitas intentar algo diferente y radical. Considera contratar a un entrenador de *Libera tu cerebro*. Examina qué has hecho hasta ahora, relee este libro, y descifra cómo vas a mejorar tu juego. Tú puedes.

4. Busca la lección

Mi amigo Pat Reynolds dice: "Cada desliz puede convertirse en un descubrimiento". Y tiene razón. Casi siempre hay una lección poderosa que aprender al romper una regla. Si nos sumimos en la vergüenza y el aislamiento, probablemente perdamos la oportunidad de aprender de ese lapsus. Después de cada rompimiento deberás hacer un inventario de tu vida, del estado mental, el pensamiento y la conducta que te llevaron a dar la primera mordida. Es probable que no utilices todas las herramientas que tienes a la mano. ¿Estás demasiado ocupado? ¿No te permites descansar? ¿No te tomas tus medicamentos? ¿No utilizas tu lista nocturna de requisitos? ¿O es algo más, como que no puedes decir que no cuando la gente te ofrece comida en situaciones sociales? No importa cuál sea la razón, es una oportunidad para crecer.

Plan de acción
"El permiso de ser humano"

El plan de acción "El permiso de ser humano" es un proceso de 10 preguntas que te ayudará a encontrar la lección y la oportunidad de crecimiento tras romper tus reglas. También tendrá un efecto positivo y tranquilizador en el pensamiento negativo que puede surgir tras un rompimiento. Las 10 preguntas se incluyen al final de este libro en la sección de recursos. Creo que descubrirás que esto puede ser un poderoso proceso de recompromiso, y te invito a que lo guardes junto con tu plan de acción de emergencia, o en algún lugar que esté a la mano, aunque eso signifique escribirlo en un papel, doblarlo y meterlo en tu cartera. Quiero que tengas acceso a él si estás en una fiesta o en otra situación social. Discúlpate para ir al baño y hazte estas preguntas mentalmente. Pero también te recomiendo, cuando puedas, ir a un lugar privado para *anotar* tus respuestas a esas 10 preguntas. Escribirlas a mano hará toda la diferencia. Tal vez incluso quieras publicar tus respuestas en la Comunidad de Soporte en Línea. Estoy segura de que otras personas obtendrían mucho de tu experiencia, y a nosotros nos encantaría apoyarte en el camino a tu recompromiso.

Quiero cerrar este capítulo con la siguiente reflexión: hay un amplio espectro de experiencias en lo que respecta a apegarse a las reglas. Es posible hacerlo desde el día 1, con lo cual me identifico, e incluso celebro y honro. En el momento en que dejé de consumir alcohol y drogas me comprometí a apegarme a esas reglas. Y luego, en el otro lado del espectro, se encuentra la lucha constante y la incapacidad de durar más de dos días en el programa. También me identifico con eso. En Sídney, Australia, cuando pasé de ser una talla 4 a una 24 en tres meses, hacía todo lo que estaba en mi poder para dejar de comer y simplemente no podía, hasta que el tsunami de la adicción a la comida se alejó. Tomó lo que tuvo que tomar. Ambas son experiencias diferentes que se dan al recorrer el mismo camino.

Casi todos nosotros, la mayor parte del tiempo, experimentamos algo a la mitad. Independientemente de eso, *Libera tu cerebro* es una comunidad para todos. Todo esa gama de experiencias es bienvenida y honrada aquí, y hay lecciones que aprender en todos los puntos del espectro. Típicamente, la gente que lucha para bajar de peso siente que todos los demás son más exitosos y que nadie más rompe sus reglas o es dominado por la comida como ellos. Y las personas que nunca han roto sus reglas sienten que todos los demás lo hacen y reenfocan y se preguntan si están solos en su firmeza. Pero en *Libera tu cerebro* ninguno de nosotros está solo. La realidad es que cualquier combinación posible del programa es experimentada plenamente, todos los días, por cientos —si no es que miles— de personas.

Pero si hoy sigues *Libera tu cerebro* y todo ha salido bien, protege eso. Tu saboteador, te garantizo, intentará convencerte de hacer una excepción aquí o allá. *No caigas.* Ese camino es resbaloso y doloroso. Saber que un reenfoque es posible no debería utilizarse como una excusa para desviarse un poco de las reglas y luego intentar retomar el programa. No funciona así. La primera cosa que sucede cuando quebrantas tus límites es que tu libertad se evapora, al instante. Y todo empeora a partir de ahí. No querrás vivir una vida llena del drama y la angustia de romper y reenfocar. La razón por la que honramos a estas reglas claras es porque encontramos que la consistencia y estructura nos hacen sentir felices, delgados y libres. Más que eso, nos permiten ser las personas que buscamos ser y hacer más de las cosas que queremos hacer en la vida. Nuestro enfoque va más allá de la comida; nos autorrealizamos y comprometemos con el mundo. *Eso* es lo que todos queremos para nuestra vida.

Dicho esto, si lees esta sección porque has roto tus reglas, no temas. Quiero que sepas que puedes regresar de eso, y que vivir feliz, delgado y libre aún es posible para ti. Porque en *Libera tu cerebro* el mandato no es ser perfectos. El mandato es ser imparables.

Caso de estudio: Colleen Egan

Pesó máximo: 89 kilos
Peso actual: 64 kilos
Estatura: 1.75 metros

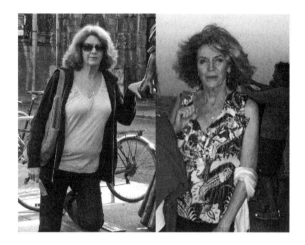

A los cinco años de edad me trepé a la barra de la cocina para sacar una caja de azúcar morena de la alacena. Cuando estaba en la primaria mi tío trabajaba para Frito-Lay y siempre que nos visitaba nos llevaba cartones de papas. Yo quería acabármelas todas, pero me conformaba con comer lo más que pudiera antes de que me las quitaran. Más tarde me escabullía para servirme un poco más.

Tenía 11 años cuando me di cuenta de que comer era un problema para mí. Comía más que todos y siempre quería continuar cuando todos los demás habían terminado. Era más alta que mi mamá, mis hermanas mayores, mi hermano y mis amigas. Un niño del vecindario me apodaba la alegre giganta verde y ese sobrenombre duró muchos años. En la preparatoria todas queríamos ser como Twiggy. Tratábamos de comer poco para poder estar igual de delgadas. ¡Eso no funcionó! Pero, dado que Twiggy era tan reverenciada en los medios, se convirtió en la modelo a emular. Yo internalicé que era enorme y un fracaso.

A medida que crecí empecé a esconder mi forma de comer, mientras me atracaba de azúcar y harina. También creo que la introducción comercial de los alimentos congelados y la comida rápida durante mi juventud tuvo un gran impacto en mí. Eran fáciles de conseguir y consumir. No había necesidad de prepararlos, sólo había que ponerlos en el horno, y, más adelante, en el microondas. Si uno no es suficiente, es fácil hacer otro. Después de todo, son pequeños. Recuerdo cuando cocinar dejó de ser popular. Los medios sólo mostraban los beneficios de los alimentos procesados.

Con el paso de los años empecé a invertir más y más energía en intentar bajar de peso. Compré múltiples libros y revistas y seguía sus planes alimenticios para obtener resultados de corto plazo. Probé algunos esquemas de pérdida de peso rápida como la dieta de la sopa de col. Incluso probé *sólo* comer helado, galletas dulces y pastel para tratar de desarrollar una aversión hacia ellos; no funcionó. Empecé a servirme mis comidas en platos más pequeños. Intenté poner mi tenedor en la mesa entre bocados y masticar mi comida por un largo y ridículo periodo de tiempo. Intenté beber un litro de agua antes de la cena. Comía una sola vez al día. Comía una manzana una hora antes de cenar. Empecé a comprar comidas procesadas bajas en grasa. Sólo comía alimentos empaquetados para medir mis calorías con exactitud; ¡qué asco! Leía todas las etiquetas e intentaba evitar los alimentos con un alto contenido de azúcar y aceites hidrogenados. Empecé a usar aceite de oliva, el aceite "saludable". Les hacía caso a personas que creía que tenían la respuesta e intentaba seguir sus consejos. Traté de comer sanamente. Me fui de vacaciones con una de mis hermanas, quien controla su peso, pero cuando intenté copiar su forma de comer me di cuenta de que simplemente no era suficiente comida para mí.

Desesperadamente intenté encontrar el balance. Nada funcionaba. Estaba cada vez más frustrada, enojada y desilusionada. Entonces, hace algunos años, justo después de año nuevo, decidí que no podía fijarme más metas para bajar de peso. Ya no podía hacer "dieta". ¡Regalé mi colección de más de 30 libros de dietas y nutrición! Nunca regresaría al programa de Weight Watchers o Jenny Craig. Simplemente no podía enfrentarme a más privación, a más rebotes o fracasos. Decidí aceptarme tal cual era; simplemente no me creía capaz de controlar mi forma de comer.

Al mismo tiempo sabía que tenía que mejorar mi salud en general. Tenía colesterol alto y prediabetes. Fue un momento de gran conflicto para mí. El doctor me dijo que si no bajaba de peso se vería obligado a aumentar mis medicamentos hasta que finalmente terminara por inyectarme insulina; pero yo no podía bajar de peso. Tras 40 años de hacer dieta, aún tenía más de 14 kilos encima. Decidí aprender a cocinar verduras en una clase de cocina en línea con Katie Mae, con la esperanza de que un mayor consumo de verduras me ayudaría… de alguna manera.

Esa clase de cocina vegana fue un momento crucial. Algunas semanas después de empezar el curso, Susan Peirce Thompson apareció como una de las invitadas especiales al programa. ¡Qué suerte! ¡Por fin sentí que alguien me entendía! La ciencia que presentó tenía sentido. Sabía que me ubicaba en la parte alta de la escala de susceptibilidad.

Por última vez intenté cambiar mi dieta y funcionó. ¡Aún la hago!

Cuando inicié el programa *Libera tu cerebro* mi A1C (hemoglobina glicosilada) había bajado a 5.2 desde 5.6, pero con metformina. En ese tiempo también tomaba simvastatina y tenía un colesterol total de 307 con triglicéridos de 126 y LDL (lipoproteína de baja densidad) de 216.

Dejé la metformina cuando empecé *Libera tu cerebro*. Seis meses después, tras perder 14 kilos, ¡mi A1C estaba en 4.9! También dejé de tomar simvastatina cuando inicié el programa. Seis meses después mi colesterol total era de 205 y un año después está en 193, con los triglicéridos abajo en 73 y la LDL en 113. Mi HDL (lipoproteína de alta densidad) permaneció sin cambios, y promedia entre 65 y 66.

Amo cómo me siento. Me encanta no tener que pelear con la ropa. Siento un nivel de seguridad que nunca antes había experimentado. Disfruto la variedad y cantidad de alimentos que como. ¡Soy capaz de tener visitas, cenar fuera, viajar y mantener mis reglas!

Lo mejor de todo, hoy me siento más calmada y acepto más las cosas. Soy más gentil y honesta conmigo misma y con otros. No estoy tan interesada en "hacerlo todo bien" y esto ha mejorado mis relaciones personales. Realmente siento que obtuve una segunda oportunidad en la vida.

Parte V

Peso objetivo, mantenimiento y más allá

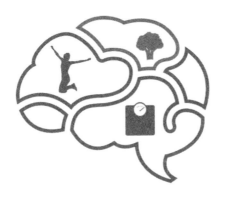

Capítulo 14

Llegar al peso objetivo

Quizá te sorprenda encontrar un capítulo entero sobre este tema. Tal vez pienses: "Sólo seguiré el plan alimenticio para bajar de peso hasta que adelgace y luego me cambiaré al plan de mantenimiento, ¡fácil!". En realidad es un poco más complicado que eso. El objetivo de este capítulo es garantizar una transición suave entre un plan y otro. No queremos que te alejes mucho de tu meta, o que la rebases tanto que la gente empiece a preguntarte si tienes cáncer. Esto ha sucedido con la suficiente frecuencia como para que me asegure de aclarar cómo frenar tu pérdida de peso. Para empezar, hablaremos de cómo descifrar cuál es tu peso objetivo.

Peso objetivo

De inmediato señalaré que tu peso objetivo probablemente será mucho menor de lo que crees. Ahora, para evitar malentendidos, mi intención no es obligarte a adelgazar más de lo que deseas o decirte que entre más delgado, mejor. Es sólo que, una y otra vez, he encontrado que la idea que la gente tiene sobre lo que es más saludable para ellos ha sido sesgada por años de sobrepeso y de intentar cambiar y no poder hacerlo. En este sentido, es comprensible que sean cautelosos sobre fijarse un objetivo ambicioso. Han perdido de vista lo que un cuerpo de tamaño normal es para ellos. Y eso está bien.

El punto es que *Libera tu cerebro* te devuelve la capacidad de elección sobre el tema. Tú eliges tu peso objetivo. Personalmente, he llegado a un punto en el que mi cuerpo ha desaparecido, en mi mente. Casi no pienso en ello. Cuando me siento no me pregunto si mis lonjas son visibles a los costados de mi cuerpo. Cuando me visto considero el color, el corte y el estilo —o la comodidad— de mi ropa en vez de preocuparme por ocultar bultos o protuberancias.

Si alguna vez has estado en un cuerpo de tamaño adecuado como adulto, aunque tengas que remontarte a tus tiempos en la preparatoria o la universidad, lo que pesabas en ese entonces probablemente sea tu peso objetivo. No importa si hoy tienes 70 años. Llegarás ahí. Anda y ríete. Lo he visto suceder miles de veces como para tener cualquier duda.

Si nunca has estado en un cuerpo de tamaño adecuado como adulto, puedes intentar utilizar una fórmula para tener una idea general de hacia dónde apuntar.[1] O no. Muchas veces mis campistas establecen un peso objetivo inicial, con la certeza de que es probable que reevalúen esto a medida que se acerquen a su meta. Pienso que ésta es una estrategia perfectamente razonable. A veces fijar la meta real hace que la gente se asuste. Recientemente trabajé con una mujer que mide 1.57 metros y que nunca ha pesado menos de 91 kilos en su vida adulta. La idea de que su peso objetivo podría estar entre los 50 y 52 kilos era demasiado extraña para ella. En realidad es muy probable que alcance esa meta, pero en un inicio fijó su peso objetivo en 63 kilos. Y eso está bien. Lo que parece imposible ahora en unos seis meses parecerá completamente alcanzable.

Entonces, una vez que has definido tu peso objetivo, ¿cómo lo consigues? En todos mis años de trabajar con gente que busca adelgazar he llegado a equiparar este proceso con el de aterrizar un avión. Durante un buen tiempo has viajado a una altitud óptima en el plan alimenticio para bajar de peso, y ahora necesitas realizar algunos cálculos meticulosos para llegar a tu destino. No puedes circular el aeródromo indefinidamente. Algunas cosas tienen que cambiar para aterrizar este avión. Y quieres que sea un buen aterrizaje. Yo voy a ser la controladora de vuelo que te ayudará a descender sobre la pista y a vivir en tu destino preferido para siempre.

Estancamientos en la pérdida de peso

Algunos individuos (con bajas tasas metabólicas basales) pueden experimentar estancamientos en su pérdida de peso. Pero no te asustes si tu peso no ha cambiado en una semana, un estancamiento significa no bajar nada de peso durante más de cuatro semanas seguidas, a pesar de cumplir las reglas de forma impecable. Si esto sucede, entonces se requiere menos comida. Para empezar, evita las nueces, las verduras con almidón y las proteínas grasosas. Si después de dos semanas todavía no has perdido nada de peso, realiza las siguientes modificaciones en secuencia, con una diferencia de dos semanas. Primero remplaza la fruta del desayuno y la comida con seis onzas (170 gramos) de verduras al vapor. Si es necesario, reduce las raciones de grasa de la comida y la cena a una cucharadita. También, si se requiere, ajusta todas las proteínas a una porción de ¾ (mujer) o una de ⅔ (hombre). Sigue tus reglas claras. Al inicio del mantenimiento los alimentos se restablecerán en el orden inverso en que fueron eliminados hasta que se alcance un peso objetivo estable.

Frenar tu pérdida de peso

Si tu pérdida de peso va por buen camino, entonces en algún punto tendrás que pasar a la etapa de mantenimiento. La idea general es agregar más comida a tu plan, de manera gradual, para frenar tu pérdida de peso hasta llegar a tu objetivo.

Es un proceso.

Primero, cuando estés a 4.5 kilos de tu meta necesitarás empezar a pesar tu comida por lo menos una vez a la semana. Hacerlo una vez al mes no es lo suficientemente frecuente para darte la información que necesitas. Hacerlo todos los días también está bien, pero para esta transición vale la pena que te enfoques en los datos semanales.

El factor clave para determinar tus siguientes pasos es descubrir, en promedio, qué tan rápido bajas de peso. Las opciones son: superrápido, rápido, moderado y lento. Superrápido equivale a entre 1.1 y 1.4 kilos (o más) por semana. Por lo general, los hombres suelen entrar dentro de esa categoría. Rápido es, en promedio, 900 gramos a la semana. Moderado es 700 gramos a la semana, y lento es 500 gramos (o menos) a la semana.

Si tu pérdida de peso se ha frenado con el tiempo, utiliza tu tasa actual de pérdida de peso. Cuando hayas definido tu categoría, puedes continuar con tu lectura. Mientras piensas en esto recuerda, como expliqué en el capítulo 8, que la idea de que no es saludable bajar de peso rápido es un mito. Tampoco debes desesperarte si eres más lento que otros para adelgazar. Todos estamos en el mismo camino para ser felices, delgados y libres y para todos nosotros la fase de mantenimiento es la más larga, por mucho. En todos los casos, la fase de pérdida de peso es preciada y relativamente corta. Algunas personas simplemente pasan de una fase a otra en menos tiempo. No es necesariamente una bendición. Cada trayectoria tiene sus beneficios.

Para hacer la transición a la fase de mantenimiento agrega comida en el orden sugerido a continuación. Ten en mente que si sientes aversión por algunos alimentos (como los cereales), los puedes sustituir al agregar porciones de otros alimentos (como verduras, grasas o proteínas).

Aquí están los pasos para agregar comida en la transición hacia el mantenimiento:	
1	Agrega 4 oz. (113 gramos) de cereal cocido a la comida
2	Aumenta el cereal para el desayuno a 1½ porciones
3	Aumenta la proteína para el desayuno a 2 porciones
4	Agrega 4 oz. (113 gramos) de cereal cocido a la cena
5	Agrega una fruta a la cena
6	Aumenta el cereal de la comida a 6 oz. (170 gramos)
7	Aumenta el cereal de la cena a 6 oz. (170 gramos)
8	Aumenta el cereal para el desayuno a 2 porciones
9	Aumenta las verduras de la comida a 8 oz. (227 gramos)
10	Aumenta la grasa para la cena a 2 porciones
11	Aumenta la grasa para la comida a 2 porciones
12	Aumenta el cereal de la comida a 8 oz. (227 gramos)
13	Aumenta el cereal de la cena a 8 oz. (227 gramos)
14	Agrega 1 oz. (28 gramos) de nueces al desayuno
15	Agrega 1 oz. (28 gramos) de nueces a la comida
16	Agrega 1 oz. (28 gramos) de nueces a la cena

UN PLAN DE MANTENIMIEN-TO ALIMENTICIO TÍPICO PARA UNA MUJER INCLUYE AUMENTOS DE 1-4.

UN PLAN DE MANTENIMIEN-TO ALIMENTICIO TÍPICO PARA UN HOMBRE INCLUYE AUMENTOS DE 1-8.

ALGUNOS ATLETAS E INDIVIDUOS ESPECIALMEN-TE ACTIVOS COMEN TODO ESTO ¡O MÁS!

Agregar comida de vuelta

Esto es lo que debes esperar, con base en las experiencias de cientos de personas:

1. Cambiar tu plan alimenticio puede asustarte. Te has comprometido por tanto tiempo a comer de una cierta manera que agregar comida puede parecer desatinado. Puede resultar muy incómodo. En un principio quizá te resistas un poco a hacerlo. Pero en este punto de transición añadir comida significa tomar una decisión saludable para ti. Así que apóyate en la Comunidad de Soporte en Línea o tu grupo maestro y respira durante todo el proceso.

2. Probablemente te aterre recuperar tu exceso de peso. Ésta también es una respuesta completamente natural ante el cambio después de meses de perder peso. Mientras respetes tus reglas eso no sucederá. No recuperarás el peso que has perdido.

3. Tu peso podría aumentar un poco cuando empieces a agregar alimentos. esto es normal. No dejes de comer esos alimentos, ni de ser preciso con tus pesos y mediciones. En el curso de una semana o dos, si no es que antes, tu peso deberá regresar a donde estaba. Luego, después de que tu cuerpo se haya estabilizado con la comida extra, deberías empezar a bajar de peso otra vez. Ahí es cuando agregas el nuevo elemento. Observa con atención. Si una semana después tu pérdida de peso continúa, agrega más comida. Si no, espera y observa. Es un proceso.

Pérdida de peso lenta

Tú la tienes más fácil. Sigue el plan alimenticio para bajar de peso hasta que llegues a tu objetivo. Luego agrega un elemento de comida. La tabla indica que la primera cosa que hay que añadir es cuatro onzas (113 gramos) de cereal en la comida, pero si por lo general te da más hambre antes de la comida que de la cena, podrías elegir aumentar tu desayuno primero. En cuyo caso agrega el #2 y luego el #3 para incrementar tu desayuno al nivel del mantenimiento. Recuerda tener en mente lo que dije arriba: tu peso puede aumentar un poco. Es temporal. Sólo resiste.

Algunas personas sí viven para siempre con el plan alimenticio para bajar de peso, porque resulta que equivale a la cantidad de comida adecuada para su cuerpo. Pero si has perdido peso y estás cerca de tu objetivo, entonces tal vez esto no aplica para ti. Probablemente necesitarás agregar algo más para estabilizarte.

Pérdida de peso moderada

Agrega tu primer elemento de comida —ya sea en la comida o el desayuno (ve arriba)— cuando estés a 900 gramos o 1.3 kilos de tu peso objetivo. Luego sigue las instrucciones para la pérdida de peso lenta. Cuando hayas incorporado suficientes elementos para frenar la pérdida de peso, entonces habrás encontrado tu plan de mantenimiento.

Pérdida de peso rápida y superrápida

Si tu pérdida de peso es rápida, agrega tu primer elemento de comida cuando estés a 2.3 kilos de tu objetivo. Si es superrápida, agrega tu primer elemento de comida cuando estés a 4.5 kilos de tu peso objetivo. Luego sigue las mismas instrucciones de arriba para encontrar tu plan de mantenimiento.

La danza del mantenimiento

Nota que, para muchos, si no es que para la mayoría de las personas, el peso objetivo puede fluctuar un poco, y vivir en mantenimiento es como una danza. Lo más probable es que no vayas a vivir con un solo plan alimenticio para siempre. Los cuerpos cambian, los metabolismos cambian, las nociones sobre lo que es el "peso objetivo" cambian, y probablemente tendrás que agregar o quitar comida de acuerdo con esto. Es recomendable pesarte por lo menos una vez a la semana durante el mantenimiento. Querrás y necesitarás esos datos para informar tu viaje.

¿Cómo te verás?

A medida que te acerques a tu meta es probable que te veas un poco demacrado, en especial alrededor de la cara y el cuello. Por lo general esto se revierte después de unos meses de estar en tu peso objetivo, incluso sin subir nada de peso. La pérdida de peso rápida simplemente parece funcionar de esta manera. Así que fija las expectativas de tu familia. Tranquilízalos y déjales saber que no has hecho nada que dañe tu salud y que tus mejillas sonrojadas regresarán.

Igualmente, prepárate para escuchar muchas opiniones y recibir muestras de preocupación de tus amigos, familia y conocidos sobre tu pérdida de peso. Espera a que hagan comentarios como: "No vas a bajar más, ¿verdad?" Tal vez digan esto cuando estés a nueve (¡o incluso 23!) kilos de tu peso objetivo. Sonríe, agradece su interés, y comparte tu opinión en la Comunidad de Soporte en Línea. De alguna manera los ojos de nuestra sociedad se han dañado y, dado que pasar de ser pesado a verdaderamente delgado es una anomalía cultural, a la gente le causa conflicto. No hagas caso. Tú estás bien. Trata este tema con tus amigos de *Libera tu cerebro*. Te entendemos. Además, después de estar en tu peso objetivo por un tiempo, la gente se relajará. En realidad sólo quieren asegurarse de que no seas anoréxico o que tu meta sea pesar 32 kilos.

Piel

Primero quiero asegurarte que no todos terminan con la piel floja. Tenemos veteranos del programa que han bajado más de 45 kilos, y su piel regresó a su estado natural. Otros sí han terminado con la piel floja, pero luego han esperado un año para ver qué pasa, y han decidido someterse a una cirugía para remover el exceso de piel. Esto no siempre lo cubre el seguro, pero a veces sí. Una mujer, Sharon, pudo lograr que el seguro cubriera su operación porque le salían llagas en donde el exceso de piel le rozaba y su doctor apeló a su favor. Algunos también recorren un camino de aceptación. Como decimos: "Gracias al cielo por la ropa".

Lo que invariablemente nos lleva a la conversación sobre si en verdad estaremos felices con nuestro cuerpo cuando alcancemos nuestro peso objetivo. En general es un enfático "¡Sí!" La gente suele amar cómo se ve después de hacer *Libera tu cerebro*. Pero seamos realistas: la mayoría de los cuerpos no se conforman al ideal que nos promueven las revistas aerografeadas y los anuncios mejorados con Photoshop. Quizá tengamos una piel floja; tal vez hayamos tenido hijos; quizá simplemente seamos mayores. Desde mi punto de vista, necesitamos desarrollar y mantener cierta humildad ante nuestro cuerpo a medida que envejecemos. Probablemente nunca nos veremos como modelos en bikini, y eso está bien. Nuestro cuerpo es mucho más que su apariencia. Y, en consecuencia, lo que muchos de los miembros del programa disfrutan más es su redescubierta agilidad y vitalidad. Las actividades que hace años no se permitían hacer ahora son posibles. Y las vidas que parecían truncadas ahora están llenas de posibilidades. Y he visto literalmente a cientos de personas alegrarse por su apariencia. Ambas son ciertas.

¿Tengo que hacer esto para siempre?

No mucho tiempo después de que naciera mi tercera hija mis dos hijas mayores llegaron a una edad en la que empecé a tener dudas sobre pesar y medir mi comida frente a ellas. He dado clases sobre la psicología de la alimentación y estoy familiarizada con las investigaciones que muestran cómo la neurosis de una madre sobre la comida puede heredarse a las hijas con mucha facilidad.

En mi clase, en la unidad dedicada a la alimentación de los niños, enseñé el libro de Ellyn Satter titulado *Los principios para comer competentemente (Principles of Competent Eating)*.[2] Como mencioné en el capítulo 11, ella cree que mientras mantengas la estructura de comer sólo tres veces al día te puedes dar permiso de comer, conscientemente, lo que quieras en las cantidades que quieras. El permiso es la clave para comer de manera competente, y todo lo demás es visto como algo muy neurótico.

En ese punto había trabajado los 12 pasos durante 18 años. Con toda seguridad puedo decir que no tenía ningún tema que tratar y ningún sentimiento reprimido que me llevara a comer. Mi estanque estaba libre de ondas. Recuerdo haber pronunciado las palabras: "En estos días ni siquiera puedo imaginar lastimarme con la comida. ¿Por qué haría eso? Simplemente ya no lo haría".

Así que decidí hacer un cambio. Me lo tomé muy en serio. Establecí un sistema de apoyo. Contraté a un entrenador e hice una lista de 20 o 30 personas en mi teléfono celular que me apoyarían en mi esfuerzo. Y con eso, después de seis años de apegarme inmaculadamente a mi plan alimenticio, me comí un *brownie*. Me lo comí conscientemente. Respiré varias veces. Saboreé cada bocado. Estaba delicioso. No quería comer otro. Lo consideré como un triunfo y salí al mundo para ser una comedora competente.

Lo que encontré fue que, de pronto, manejar mi comida se sentía como un trabajo otra vez, y poco a poco se convirtió en una carga. Mi peso empezó a aumentar, lo cual esperaba, pero no quería que se incrementara más. Así que ahora había vuelto al juego de tener que controlarlo. El juego mental de: ¿Acaso voy a hacer una excepción hoy? ¿Voy a comer menos a la hora de la comida porque voy a comer más en la cena? Necesito asegurarme de hacer ejercicio en la mañana porque ayer comí de más. Si salgo del trabajo y como pastel y helado en la comida, porque eso es lo que realmente quiero, ¿seré capaz de detenerme? ¿O acaso el permiso transformará una porción en cinco? Simplemente se volvió algo de locura. Y la locura comenzó a extenderse a otras partes de mi vida. Tenía tres pequeñas hijas y un trabajo de tiempo completo y, francamente, no tenía tiempo para esto. Mi vida rápidamente se volvió inmanejable. Con bastante rapidez me di cuenta de que comer competentemente no me funcionaría si no estaba dispuesta a engordar, y simplemente no lo estaba. Así que probé otras cosas. Después de todo, sólo "investigaba", así que, mientras lo hacía, probé todos los acercamientos que se me ocurrieron para manejar mi forma de comer y mi peso. Pero mis estándares eran muy, muy altos. Sabía que quería ser feliz, delgada y libre. No me conformaría con nada menos que eso. Pero nada funcionaba. No podía recapturar la libertad que había disfrutado por tanto tiempo. Y definitivamente no era el mejor ejemplo a seguir para mis hijas en mi relación con la comida. Tras unas 11 semanas de esfuerzo consciente y dedicado, ondeé la bandera blanca y me di el regalo de seguir *Libera tu cerebro* otra vez.

¿Qué sucedía en mi cerebro durante todo eso? Dado que las reglas claras me habían permitido sentirme como un 2 o 3 en la escala de susceptibilidad por muchos años, ¿por qué no había podido ser neutral cerca de la comida cuando dejé las reglas? ¿Por qué mi nivel de susceptibilidad inmediatamente había empezado a subir a 10, a pesar de que no comía para evadir conflictos internos o anestesiarme ante las "cargas" de la vida?

La explicación neurológica es que nuestras conductas diarias realmente crean "ríos" físicos en nuestro cerebro llamados tractos o fascículos cerebrales. Aunque después desviemos la energía neural en una nueva dirección y formemos nuevos fascículos cerebrales, lo que dejamos atrás es como el lecho de un río seco. Nunca desaparece. Nuestros nuevos hábitos desvían el agua para que fluya en otro lugar, pero es posible que esa agua retome su antiguo curso. Y eso es lo que encontré. El antiguo lecho de mi adicción a la comida seguía ahí, a la espera de mi regreso.

He dicho esto antes, aunque tal vez haga más sentido ahora: ésta es la razón por la que el cuestionario de la escala de susceptibilidad te pide recordar la peor época de tu vida en lo que se refiere a tus hábitos alimenticios. Fue ahí en donde creaste tus cauces de río más profundos. Tal vez hayas crecido mucho, y tus hábitos alimenticios probablemente hayan mejorado, pero aún eres físicamente susceptible a utilizar esos viejos canales. Tu cerebro aún los ve como caminos elegibles. Vale la pena recalcar que mi cerebro había llegado muy lejos en su camino a la adicción. Quizá otras personas no hayan tenido una experiencia tan intensa, y probablemente sean un 3 o 5 en la escala de susceptibilidad. Así que, a pesar de todo lo que he dicho aquí, tal vez decidas realizar tu propio experimento. Uno de mis dichos favoritos es que nunca le niegues a nadie su "investigación". Sólo Dios sabe que tuve que hacer la mía.

En esencia, tienes dos opciones: apégate al plan y disfruta tu nueva vida o intenta el experimento de desviarte del mismo para ver qué sucede. En mi experiencia, la mayoría de la gente encuentra que los beneficios de vivir feliz, delgada y libre desaparecen rápidamente cuando dejan de hacer las cosas que diariamente las hacían sentirse así.

Así que… si quieres vivir feliz, delgado y libre, y no sólo conseguir un éxito de corto plazo, seguido de un rebote desmoralizante, quizá encuentres, como yo, que una vez que llegas a tu peso objetivo sí es necesario que conserves los hábitos diarios que lo hicieron funcionar desde un principio. Para entonces, eso probablemente sonará como un muy buen trato.

Caso de estudio: Sharon M.

Peso máximo: 75 kilos
Peso actual: 50 kilos
Estatura: 1.60 metros

Desde que era niña he sufrido de sobrepeso. Hay algunas fotografías mías en las que aparezco feliz, pero lo que más recuerdo es la tristeza y el aislamiento que sentía en ese entonces. Mi padre era alcohólico, mi madre estaba atrapada en una situación con la que no podía lidiar,

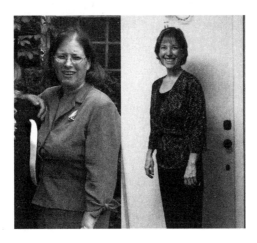

y mis hermanos y yo quedábamos en medio de todo. La comida se convirtió en algo reconfortante… en una amiga… algo a lo que recurrir cuando no había nadie con quien hablar. Mi padre también tenía serios problemas con el azúcar, por lo que los dulces y caramelos fueron algo normal en mi infancia. Mi primer recuerdo de un atracón fue sacar una caja de donas congeladas del congelador, esconderme y comer unas cuantas antes de darme cuenta de que no había forma de ocultar la "evidencia" de lo que había hecho. Me sentía avergonzada, pero no podía dejar de comer, incluso a los ocho años de edad.

Conforme crecía, mi peso aumentaba; niños, adultos e incluso maestros me trataban diferente a causa de ello. Nadie me "veía" o me daba la atención que un niño necesita para sentirse reconfortado o guiado. Así que la comida era mi único consuelo, a lo que recurría cuando estaba enojada, cansada, aburrida o triste. El hambre no era mi señal para comer. De hecho, pocas veces me sentía hambrienta, pero comía constantemente porque tenía mucha ansiedad. En mi adolescencia hice varias dietas convencionales: Weight Watchers, Atkins y tomé algunas pastillas, todo esto antes de mi cumpleaños 16. Tuve algo de éxito, pero mis problemas de soledad y de cómo mantener mi pérdida de peso nunca fueron tratados.

Más adelante fui capaz de utilizar el ejercicio y las dietas regulares como una forma de controlar mi peso. Pero con una estatura de 1.60 metros y un peso de 75 kilos, me sentía poco atractiva, masculina y vieja. También tenía un cabello extremadamente delgado. A esto le siguió una infinidad de dietas: Comedores Compulsivos Anónimos, CalorieKing, doctor McDougall y la de los alimentos integrales basados en plantas. Incluso consulté a una nutrióloga con doctorado y probé vitaminas, malteadas y programas de desintoxicación. Me volvían loca. ¿Por qué tenía esa necesidad de comer azúcar y alimentos refinados? ¿Por qué mandaba a mi esposo a comprarme comida a las siete de la noche cuando estaba demasiado cansada para hacerlo yo misma? ¿Por qué no podía resolver este misterio? Soy inteligente, tengo títulos en Enfermería y Administración de Empresas, estoy certificada como consejera nutricional y enseño yoga. ¿Por qué no podía vencer este problema?

Un verano cuidé a mis nietos durante una semana. Después de comer un "menú infantil" por tantos días, me sentía miserable. Al volar a casa entré en un estado de estupor por el exceso de azúcar. Luego mi esposo y yo nos detuvimos en un restaurante de comida rápida para cenar antes de llegar a casa y enfrentarnos al prospecto de un refrigerador vacío.

Esa noche, cansada del viaje y saturada de comida refinada, me sentía desesperada. Le pedí a Dios que me ayudara y esa misma noche, en un correo electrónico, una amiga compartió el video *Amigos y familia* de *Libera tu cerebro* para celebrar su más reciente logro. De inmediato busqué *Libera tu cerebro* en Google y leí todo lo que pude encontrar en internet. Me di cuenta de que era muy parecido a un programa de 12 pasos para la adicción a la comida, así que empecé al día siguiente. Nada de azúcar, nada de harina, tres comidas al día y cantidades medidas.

En el curso de unos días empecé a dormir y a sentirme mejor. Para cuando inició el campamento en octubre ya había bajado nueve kilos y me cuestioné si realmente necesitaba inscribirme. Pero mi amiga insistió en que esto era mucho más que una dieta, este programa tenía las herramientas que me ayudarían a conseguir un cambio significativo y de largo plazo. ¿Y no era eso lo que realmente necesitaba? ¿No sólo una nueva dieta sino también herramientas para la vida, e incluso tal vez el sueño de mantenerme en mi peso?

Mi pérdida de peso no fue rápida, pero se mantuvo constante con un promedio de dos kilos al mes. Hoy peso 50 kilos y me siento completamente cómoda con el programa de mantenimiento y el rango de mi peso objetivo. Me he comprometido a seguir el plan alimenticio de *Libera tu cerebro* para el resto de mi vida, un día a la vez. Ya no como azúcar o harina y en realidad ni siquiera los deseo. Este programa es suficiente para mí.

Mi cabello está más sano, mi piel está más limpia y mis uñas están mucho más fuertes. Me siento emocionada cuando me veo en una talla 4 o 6, ¡y ahora incluso puedo usar cinturón! Sé que mi cerebro está sano porque mis antiguos problemas de enojo y depresión han desaparecido. He sufrido de melancolía y ansiedad durante toda mi vida, por lo que simplemente asumí que ésa era mi forma de ser. Ahora me siento en equilibrio, con un estado de ánimo óptimo, y experimento una alegría real cada día. Duermo seis o siete horas por noche y me despierto descansada casi todas las mañanas. Mis antiguos dolores en la cadera y los dedos de los pies casi han desaparecido. Mi práctica de yoga es más profunda, ya que mis músculos se han alargado mucho más. Mi nivel de energía mejora todo el tiempo.

He adoptado este programa con los brazos abiertos. No lo cuestiono, sólo lo sigo. Ha sido mi salvación y sé que es la respuesta que tanto había buscado. ¡Un día a la vez!

Capítulo 15

Conclusión: vivir feliz, delgado y libre

En mi experiencia, lo mejor de vivir feliz, delgado y libre es que, más que un estado corporal, es un estado mental. He encontrado que muchos de mis campistas reportan sentirse felices, delgados y libres mucho antes de alcanzar su peso objetivo. Este nuevo y poderoso estado mental ocurre porque una transformación distinta tiene lugar en el cerebro cuando hacemos *Libera tu cerebro*, y en este último capítulo quiero darte una probadita de esa magia.

Feliz

Nosotros los científicos apenas empezamos a conocer los efectos que comer bien produce en el cerebro. Pero no necesitarás que la ciencia te lo diga: lo sentirás. Simplemente comenzarás a sentirte más contento. Mejor. Más radiante. Con ganas de brincar de alegría. Los obstáculos desaparecerán y sentirás que la vida finalmente funciona para ti.

De hecho, muchas personas encuentran que ya no necesitan antidepresivos u otras formas de medicación psiquiátrica tras algún tiempo de seguir *Libera tu cerebro*. Por supuesto, debes trabajar junto con tu(s) doctor(es); nada de lo que se presenta en este libro debe tomarse como consejo médico. Algunas personas definitivamente necesitan continuar con sus medicamentos. Pero, en mi experiencia, muchos —tal vez incluso la mayoría— terminan por dejarlos exitosamente.

¿Por qué sucede esto? Existen por lo menos cuatro razones.

La primera es que comer poco o nada de alimentos procesados resulta en un mejor estado de ánimo. El azúcar, en particular, es un depresivo comprobado.[1]

La segunda es que comer muchas frutas y verduras se correlaciona con un alto estado de ánimo y niveles bajos de ansiedad y depresión. En algunos estudios, los adolescentes que comían verduras durante un día reportaban sentirse felices inmediatamente después.[2] Los adultos que comen verduras todos los días tienen menos depresión y ansiedad que aquellos que las consumen con menos frecuencia,[3] e incrementar el número de raciones de fruta y verdura los hace más felices, respectivamente.[4]

La tercera es que conseguir el balance correcto de ácidos grasos omega-3 y omega-6 en nuestra dieta aumenta la felicidad y reduce la depresión. Tu cerebro está compuesto por un 60% de grasa, y estos ácidos grasos esenciales son las moléculas cruciales para determinar su capacidad de funcionar, actuar y sanar.[5] De manera crítica, los omega-6 deben superar a los omega-3 en una proporción no mayor a 5-1, pero idealmente 2-1 o incluso 1-1.[6] El omega-6 se ha vuelto increíblemente prevalente en la dieta estadounidense estándar, porque el aceite de soya, y otros aceites vegetales, se han metido en todo. Los alimentos empaquetados, como galletas saladas, galletas dulces, papas, aderezos para ensalada y mayonesa nos llenan de ácidos grasos omega-6 a niveles que no estamos preparados para manejar. En estos días la proporción de omega-6 a omega-3 en la mayoría de la gente es terriblemente alta: 15-1 o incluso 25-1.[7] Pero cuando dejamos de comer alimentos empaquetados ¡voilà! Disminuimos nuestro consumo de omega-6 dramáticamente, y eso hace que nuestra proporción regrese a la normalidad, lo que resulta en un mejor estado de ánimo. Si quieres facilitar este proceso, come cosas como salmón salvaje, semillas de chía y de linaza, que están llenas de omega-3. Pero con sólo eliminar toda el azúcar y la harina será suficiente.

Por último, la buena comida que consumimos en *Libera tu cerebro*, como mora azul, kale, y frutas y verduras en general, sin mencionar el hecho de masticar nuestros alimentos en lugar de ingerir calorías blandas, acelera un proceso preciado y superimportante llamado *neurogénesis* —la formación de nuevas neuronas en el cerebro— que las investigaciones indican que incrementa la serotonina y mejora el estado de ánimo.[8]

Delgado

Lo más importante que puedo decir sobre adelgazar —y que tal vez te sorprenda, dada la forma en que celebro bajar de peso—, es que pienso que ser delgado sin ser feliz y libre es totalmente inútil. Sé que muchos, muchos de nosotros sólo queremos estar delgados. Pero estar "delgado" no necesariamente significa estar "bien", ya que hay muchas formas de adelgazar —como tomar metanfetaminas o enfermarte— que para nada son las que queremos. Sin embargo, adelgazar es increíble cuando se hace de la manera correcta y cuando se acompaña de ser feliz y libre. Cuando con tu esfuerzo consigues ese cuerpo delgado, y cuando ves cómo te nutres y amas con la comida que introduces a tu boca todos los días, se siente muy, muy bien.

Una de las razones por las que *Libera tu cerebro* funciona tan bien para mantenerte delgado por el resto de tu vida es que establece una meta alta, y ésta no se mueve. Las conductas esperadas están perfectamente definidas, y no cambian. No hay cómo engañarte sobre si cumples con ellas o no. Una vez que has vivido unos días bajo este programa tienes una fórmula que sabes que funciona. Después de alcanzar tu peso objetivo, si subes unos cuantos kilos puedes hacer un balance rápido, ver en dónde te desviaste del camino y realizar los ajustes necesarios.

Para mí, después de tantos años de volcar todo mi esfuerzo a bajar de peso y nunca acercarme a un objetivo, de pronto estar delgada y mantenerme así se sentía como si un hada madrina hubiera agitado su varita mágica y me hubiera convertido en Cenicienta en la noche del baile. Era el paraíso. Y, de cierta manera, aún lo es. Hay tantas cosas buenas de estar delgada. La ropa no sólo me queda, sino que se me ve bien. ¡Incluso los pantalones! ¡Incluso los trajes de baño! Ya no tengo que esconder ropa al fondo del clóset porque no me queda. Ahora uso mi ropa favorita durante años hasta que se desgasta. Me encanta ir a la alberca con mis hijas y sentirme segura. Me encanta arreglarme para ocasiones especiales, ponerme algo ceñido, y saber que me veo muy bien. Me encanta poder tocar los dedos de mis pies y atarme las agujetas sin esfuerzo ni ayuda. Me encanta poder rodar en el piso con mis hijas y abrazar mis rodillas al pecho. Me encanta que, cuando tengo tiempo de hacer pesas, los resultados se muestran en seguida porque no hay capas de grasa que oculten mis músculos. Me encanta que mi apariencia exterior concuerda con cómo me siento en mi interior. Me encanta salir al mundo en un cuerpo de tamaño adecuado. O asistir a una entrevista de trabajo o evento y no preocuparme por cómo me veo o si seré juzgada negativamente por mi tamaño. Me encanta pararme junto a mi esposo, conocer a sus amigos y colegas, y no preocuparme porque mi apariencia lo hace ver mal a él. Y me encanta *no tene*r que pensar en bajar de peso, por lo que soy libre de hacer lo que estoy destinada a hacer en este mundo. Y eso nos lleva a…

Libre

De vez en cuando alguien que se ubica muy por debajo de la escala de susceptibilidad me pregunta: "¿Qué significa eso de 'libre'?" Cuando eso sucede, deseo intercambiar cerebros con ellos por un momento. Libre significa completa libertad ante la obsesión por comer. Libertad de pensar constantemente en tu peso. Libertad de tener una conversación incesante en tu cabeza sobre lo que comiste, el tipo de persona que eres de acuerdo con eso, lo que comerás en un futuro y eso en qué te convertirá; ese ciclo agotador e interminable de vergüenza ante la comida y los planes alimenticios.

No podemos subestimar el espacio que este diálogo sobre nuestro peso ocupa en nuestro cerebro. Literalmente es una pérdida de tiempo en nuestra vida. Tengo tantas cosas maravillosas y retadoras en las que pensar y enfocarme, desde mi trabajo, mi matrimonio y mis amigos, hasta mis hijas. Sé que tú también las tienes. No quiero desperdiciar ni un segundo más de mi vida en usar el espacio de mi cerebro para hacer intercambios, tratos, planes y repasar las cifras una y otra vez. Sin importar que esas cifras sean kilos, calorías o kilómetros, es una conversación tóxica. Y termina aquí.

Otro gran beneficio de adoptar los hábitos de *Libera tu cerebro* es que te harás más resistente al agotamiento de la fuerza de voluntad. Tu fuerza de voluntad inicial no mejorará, pero *tu cerebro* fortalecerá su funcionamiento aun cuando se enfrente con todas las cosas que lo agotan. Y lo que es increíble de esto es que esa nueva fuerza se extenderá a muchas otras áreas de tu vida. Lavarás tu ropa con más frecuencia, dejarás de fumar, verás que ya no quieres ni necesitas cafeína, que no pierdes tanto el tiempo, y que de pronto tus clósets están limpios. Las investigaciones apoyan esto[9] y yo lo he visto una y otra vez en los campamentos.

Al haber bajado de peso, ordenado tu vida y dejado a un lado otros malos hábitos, entrarás en una nueva realidad. Más ligero. Más libre. Tendrás más tiempo en tus manos, espacio en tu cerebro, y nuevas e increíbles avenidas de propósito y sentido se abrirán ante ti. Serás la mejor versión de ti mismo, capaz de perseguir los deseos más codiciados y hace tiempo abandonados de tu corazón. Y ése, querido amigo, es el objetivo de *Libera tu cerebro*: liberar el potencial humano que está atrapado bajo el sobrepeso que atormenta a 2 mil millones de personas en este planeta.

El futuro de una pérdida de peso sostenible

El objetivo de *Libera tu cerebro* es llegar al mayor número de personas posible y ser reconocido científicamente como el programa de pérdida de peso más efectivo del mundo. Pero eso requiere datos a largo plazo. Ahora mismo monitoreamos a nuestros graduados y no podemos esperar a ver en dónde se encontrarán dentro de 10 o 20 años.

Las cifras que tenemos ahora se basan en muestras relativamente pequeñas y autoseleccionadas, porque sólo tenemos información de la gente que ha llenado nuestros cuestionarios en línea. De aquí que los números que estoy a punto de presentar no puedan extrapolarse a la población en general. Dicho eso, lo que ya vemos difiere, de forma dramática, de los resultados típicos de otros programas. Un estudio que aborda el programa de Weight Watchers[10] y otro estudio que utiliza las comidas preparadas gratuitas de Jenny Craig[11] mostraron que después de *dos años* de seguir los programas, la gente tenía pérdidas netas de entre 8 y 9% de su peso de inicio. Por ejemplo, un sujeto que empezó con 73 kilos bajaría un total de 6.3 kilos a lo largo de dos años.

En contraste, durante un periodo típico de *dos meses* en el campamento de *Libera tu cerebro*, los encuestados bajan, en promedio, 10% de su peso inicial, u 8.6 kilos. Eso es más peso, 12 veces más rápido. Y este promedio incluye a aquellos que se unen al campamento para tratar un desorden alimenticio y subir de peso.

Al finalizar el campamento, 87% de los encuestados mantienen su pérdida de peso o continúan a la baja. En el curso de un año, 28% están en su peso objetivo y muchos otros bajan más. En su peso objetivo, en promedio, el grupo ha bajado cerca de 25% de su peso inicial. Así que, para alguien que empieza con 73 kilos, baja, en promedio, 18 kilos. Por supuesto, muchos otros bajan mucho más.

De aquellos que llegan a su peso objetivo, hasta el momento 84% aún lo mantienen. ¡84%! Me encantaría decirte qué tanto más alto es esto con respecto a otros programas, pero no puedo, porque no hay ningún otro programa alimenticio en el planeta que tenga resultados como éstos.

Esto es lo que muestran nuestras investigaciones: la gente que tiene éxito es aquella que está comprometida con eliminar el azúcar y la harina de su sistema. La gente que utiliza todas las herramientas de *Libera tu cerebro* se mantiene firme en su camino.

Como he dicho antes, no soy la policía de este programa. No voy a aparecerme en tu casa para ver si apuntas tu comida o usas tu lista nocturna de requisitos. Pero los datos son claros. Aquellos que se comprometen con el programa, a seguirlo al pie de la letra, sanan su cerebro y siguen adelante en cuerpos de tamaño adecuado como ningún otro grupo de personas a dieta.

El futuro de la investigación sobre la pérdida de peso

Estoy superemocionada de saber que *Libera tu cerebro* sí funciona y que cientos de personas experimentan la profunda transformación que ha significado tanto en mi vida. Sin embargo, esto es sólo el comienzo. La visión general es cambiar dramáticamente el futuro de la obesidad, la pérdida de peso y la salud alrededor del mundo. Dar cuerda al reloj. Ampliar los límites. Cambiar la narrativa. Para siempre.

Para 2040 me gustaría saber que un millón de personas viven en su peso objetivo gracias a *Libera tu cerebro*. Ésa es nuestra meta Everest.

Y como científica esto es lo que sé: va a requerir de mucha investigación.

Tenemos que demostrar que *Libera tu cerebro* funciona durante décadas, estudiar los factores más cruciales para su éxito, solicitar que los seguros médicos en los Estados Unidos (incluidos Medicare y Medicaid) cubran los costos del campamento para que los más pobres y necesitados tengan acceso completo a *todas* las herramientas, e incorporar innovaciones tecnológicas a medida que estén disponibles.

Actualmente en *Libera tu cerebro* realizamos investigaciones y nos asociamos con académicos y otros grupos. Y la fundación sin fines de lucro de investigación que cofundé, el Instituto para la Pérdida de Peso Sostenible, hoy busca colaborar con científicos alrededor del mundo para responder a la siguiente fase de preguntas, que incluye las que se muestran más abajo.

Pérdida de peso de largo plazo y beneficios de salud relacionados

¿Cuántas personas son capaces de seguir *Libera tu cerebro* a largo plazo? ¿Cuántas se mantienen en su peso objetivo indefinidamente? ¿Cuál es el impacto en sus prescripciones de medicamentos psiquiátricos, presión arterial, enfermedad cardiaca y diabetes?

Neurobiología de la adicción

¿Cuánto tiempo tardan los receptores de dopamina en el núcleo accumbens en reponerse cuando la gente deja de comer azúcar y harina? ¿Por qué el pan satisface una necesidad en algunos cerebros, mientras que los dulces hacen lo mismo en otros? ¿Por qué la crema de cacahuate y el tocino son alimentos comúnmente utilizados en los atracones si no contienen azúcar o harina? ¿Qué papel juega la escala de susceptibilidad en todo esto? ¿Acaso el cerebro de la gente delgada con un alto nivel de susceptibilidad se parece al de la gente obesa?

Nutrición y pérdida de peso

¿Cómo es que la grasa y la proteína animal afectan la salud y la pérdida de peso? Ahora mismo, la mayoría de las personas que comen mucha proteína animal también comen azúcar y harina, como la mayoría de los veganos. Me gustaría enfrentar la dieta omnívora con la vegana —dentro de los seguidores de *Libera tu cerebro*— a largo plazo para ver si cuando el azúcar y la harina son eliminadas de la ecuación, y la dieta incluye muchas verduras, pequeñas cantidades de carne, lácteos y grasa, tienen un menor impacto en la salud.

Alegría

Nunca me habría imaginado, cuando caminaba lentamente alrededor de uc Berkeley con malvaviscos en mi bolsillo, que sería una de esas personas que se sienten bien en un bikini. Que pasaría la mayor parte de mis treintas con mucha energía y sin ser retenida por mi propio cuerpo, y que llegaría a mis cuarentas exactamente igual. Feliz. Productiva y en camino. Estoy tan agradecida por haber descubierto una forma de comer que me catapultó a esta nueva dimensión de la vida. Y de que fui capaz de reconstruir la ciencia para explicarme a mí misma y a cientos de otros el porqué.

Honestamente, la emergencia y el crecimiento de *Libera tu cerebro* se siente como un milagro. Un milagro tan grande, o incluso más grande, que la transformación personal de pérdida de peso que experimenté hace más de una década, y que dio inicio a todo esto. Ahora que escribo esta última sección del libro, en la oscuridad, pasada la medianoche, en el asiento del copiloto de una camioneta *pick-up* Ford F-150 mientras mi esposo maneja y mis tres hijas duermen en la parte trasera en un viaje en carretera a lo largo de Estados Unidos, estoy asombrada. Gracias al poder de internet, en un periodo relativamente corto de tiempo, con tan sólo una lista de correos electrónicos, un blog semanal y un simple curso de dos meses en línea, cientos de personas, de más de 75 países del mundo han bajado en conjunto más de 136 mil kilos. Y hace poco más de un año esos números eran 50 países y 45 360 kilos. Crecemos increíblemente rápido. En cada momento del día estamos en línea y desde ahí nos apoyamos, nos amamos y nos sentimos conectados. Compartimos toda nuestra alegría, celebración y libertad entre nosotros.

Y no me queda la menor duda: lo mejor está por venir.

En donde quiera que leas esto hoy, no importa qué tan a futuro, no importa qué sientas en tu corazón, no importa qué tan cansado estés de la lucha y la decepción, quiero que no pierdas la *esperanza*.

No estás solo. Hay una salida. Hay un mapa de ruta y funciona.

Para finalizar te voy a pedir que visualices un futuro no muy lejano, en donde te hayas comprometido con el programa *Libera tu cerebro*, y hayas perdido todo tu peso de más.

En serio.

Cierra los ojos y visualiza esto.

Imagina que despiertas una mañana, agradecido por estar vivo y te sientes simplemente maravilloso. Tus dos pies tocan el piso y te estiras. Tus brazos caen a tus costados y tus codos tocan la delgadez de tu torso. No tienes dolor en ninguna de tus extremidades. Te agachas. Tus manos tocan los dedos de tus pies y, mientras te meces ahí por un momento, te sientes ligero y flexible.

Tienes seguridad en ti mismo. Sabes que envejeces de la mejor manera posible y que cuidas mucho tu salud. Tu estado de ánimo es óptimo y estable.

Caminas hacia tu clóset. Toda tu ropa es del mismo tamaño, y todo te queda. Absolutamente cada pieza. Sabes que cuando te vistas te sentirás y verás muy bien. Eres un anuncio de carne y hueso. La gente con frecuencia te pregunta: "¿Cómo es que estás tan alegre?".

Todos los días son así. Te da gusto saludar al mundo y ser el orgullo de tus amigos y familia. Has encontrado una serie de nuevos amigos en el camino de *Libera tu cerebro*, y tu mundo es cada vez más grande y rico. Estás emocionado por los nuevos proyectos que has empezado, por tu nueva dirección en la vida. No hay barreras. Eres la persona que siempre habías querido ser.

Éste eres tú. Imparable.

Éste eres tú. Feliz, delgado y libre.

No es sólo un lema. Es una forma de vida.

Muestra de la lista nocturna de requisitos

En http://Book.BrightLineEating.com puedes descargar una versión de la lista nocturna de requisitos y modificarla por tu cuenta. En el mismo sitio web también puedes descargar el Compañero Diario de Libera tu cerebro, con la lista nocturna de requisitos más poderosa e interactiva del mundo.

Lista nocturna de requisitos:

LUNES: _____	MARTES: _____	MIÉRCOLES: _____	JUEVES: _____
Me comprometí con mi comida del día.	Me comprometí con mi comida del día.	Me comprometí con mi comida del día.	Me comprometí con mi comida del día.
Pedí fuerza para respetar las reglas de *Libera tu cerebro*.	Pedí fuerza para respetar las reglas de *Libera tu cerebro*.	Pedí fuerza para respetar las reglas de *Libera tu cerebro*.	Pedí fuerza para respetar las reglas de *Libera tu cerebro*.
Me pesé sólo una vez. _____ Cambiar _____	Me pesé sólo una vez. _____ Cambiar _____	Me pesé sólo una vez. _____ Cambiar _____	Me pesé sólo una vez. _____ Cambiar _____
Hice mi cama.	Hice mi cama.	Hice mi cama.	Hice mi cama.
Leí algo espiritual o inspirador.	Leí algo espiritual o inspirador.	Leí algo espiritual o inspirador.	Leí algo espiritual o inspirador.
Medité durante ____ minutos.	Medité durante ____ minutos.	Medité durante ____ minutos.	Medité durante ____ minutos.
Usé mi Compañero Diario de *Libera tu cerebro*.	Usé mi Compañero Diario de *Libera tu cerebro*.	Usé mi Compañero Diario de *Libera tu cerebro*.	Usé mi Compañero Diario de *Libera tu cerebro*.
Anoté lo que comeré mañana en mi diario de alimentación.	Anoté lo que comeré mañana en mi diario de alimentación.	Anoté lo que comeré mañana en mi diario de alimentación.	Anoté lo que comeré mañana en mi diario de alimentación.
Escribí en mi diario de gratitud.	Escribí en mi diario de gratitud.	Escribí en mi diario de gratitud.	Escribí en mi diario de gratitud.
Escribí en mi diario de cinco años.	Escribí en mi diario de cinco años.	Escribí en mi diario de cinco años.	Escribí en mi diario de cinco años.
Me acosté a tiempo para dormir entre 7 y 8 horas.	Me acosté a tiempo para dormir entre 7 y 8 horas.	Me acosté a tiempo para dormir entre 7 y 8 horas.	Me acosté a tiempo para dormir entre 7 y 8 horas.
¡Hoy respeté mis reglas! Día _____	¡Hoy respeté mis reglas! Día _____	¡Hoy respeté mis reglas! Día _____	¡Hoy respeté mis reglas! Día _____

VIERNES:	SÁBADO:	DOMINGO:
Me comprometí con mi comida del día.	Me comprometí con mi comida del día.	Me comprometí con mi comida del día.
Pedí fuerza para respetar las reglas de *Libera tu cerebro*.	Pedí fuerza para respetar las reglas de *Libera tu cerebro*.	Pedí fuerza para respetar las reglas de *Libera tu cerebro*.
Me pesé sólo una vez. _____ Cambiar _____	Me pesé sólo una vez. _____ Cambiar _____	Me pesé sólo una vez. _____ Cambiar _____
Hice mi cama.	Hice mi cama.	Hice mi cama.
Leí algo espiritual o inspirador.	Leí algo espiritual o inspirador.	Leí algo espiritual o inspirador.
Medité durante ____ minutos.	Medité durante ____ minutos.	Medité durante ____ minutos.
Usé mi Compañero Diario de *Libera tu cerebro*.	Usé mi Compañero Diario de *Libera tu cerebro*.	Usé mi Compañero Diario de *Libera tu cerebro*.
Anoté lo que comeré mañana en mi diario de alimentación.	Anoté lo que comeré mañana en mi diario de alimentación.	Anoté lo que comeré mañana en mi diario de alimentación.
Escribí en mi diario de gratitud.	Escribí en mi diario de gratitud.	Escribí en mi diario de gratitud.
Escribí en mi diario de cinco años.	Escribí en mi diario de cinco años.	Escribí en mi diario de cinco años.
Me acosté a tiempo para dormir entre 7 y 8 horas.	Me acosté a tiempo para dormir entre 7 y 8 horas.	Me acosté a tiempo para dormir entre 7 y 8 horas.
¡Hoy respeté mis reglas! Día _____	¡Hoy respeté mis reglas! Día _____	¡Hoy respeté mis reglas! Día _____

PLAN DE ACCIÓN "EL PERMISO DE SER HUMANO"

Aprender a VIVIR FELIZ, DELGADO Y LIBRE es un proceso. No existe una vía directa hacia el éxito. Es un viaje: por momentos vamos cuesta arriba, en otros cuesta abajo y a veces llegamos a una planicie. Hay paisajes hermosos y tormentas terribles. Te saldrán ampollas. Verás amaneceres. Caminarás hasta sentir que no puedes dar un paso más… y luego reanudarás la marcha. Muy pronto serás un excursionista experimentado.

* Algo que puede desviarnos de nuestro curso es pensar que tenemos que ser perfectos.
* No hay perfección.
* Pero sí hay crecimiento.

El plan de acción "El permiso de ser humano" se ofrece con amor como un mapa de ruta a seguir, en caso de que hayas transgredido tus reglas y desees retomar el curso.

Hazte las siguientes preguntas:

1. ¿Cuál fue la situación? ¿Qué sucedió?

2. ¿Qué fue lo que me llevó a ello? ¿Cómo me sentía?

3. ¿Qué pensamientos de autosabotaje tuve antes de dar ese bocado?

4. ¿Cómo me siento ahora que he roto mis reglas?

5. ¿Anoté lo que comería ayer en la noche?

6. ¿He utilizado la lista nocturna de requisitos y otras herramientas?

7. ¿Tomé alguna acción para proteger mis reglas antes de comer?

8. ¿Qué cambiaría la próxima vez?

9. ¿Qué he aprendido?

10. ¿Con qué acción me puedo comprometer AHORA MISMO que me ayudará en mi viaje de Libera tu cerebro?

Notas

Prefacio

1. M. Ng, T. Fleming, M. Robinson, B. Thomson, N. Graetz, C. Margono, … E. Gakidou (2014). "Global, regional, and national prevalence of overweight and obesity in children and adults during 1980-2013: A systematic analysis for the global burden of disease study 2013" [Prevalencia global, regional y nacional de sobrepeso y obesidad en niños y adultos durante 1980-2013: Un análisis sistemático para el estudio de la carga global de la enfermedad 2013]. *The Lancet, 384*(9945), 766781.

2. Marketdata Enterprises Inc. (10 de enero de 2012). "Number of American Dieters Soars to 108 Million" [Número de estadounidenses a dieta crece a 108 millones] (comunicado de prensa). Disponible en http://www.marketdataenterprises.com/wp-content/uploads/2014/01/Diet%20Market%202012%20Forecasts.pdf.

3. "72 developing countries have reached the 2015 MDG 1 target of halving the proportion of hungry people. (2015)" [72 países en desarrollo han alcanzado el Objetivo de Desarrollo del Milenio 1 del 2015 de reducir a la mitad el número de personas que padecen hambre]. Roma: Organización de las Naciones Unidas para la Alimentación y la Agricultura (FAO). De acuerdo con la FAO, cerca de 12.9% de las poblaciones de los países en desarrollo padecen desnutrición (http://www.fao.org/hunger/key-messages/en/). Según el artículo de *Lancet* que se menciona arriba, aproximadamente 32% de la población de los países en desarrollo padece sobrepeso u obesidad.

4. International Diabetes Federation (2015). *IDF DIABETES ATLAS* [Atlas de diabetes de la Federación Internacional de Diabetes (IDF)], (7ª ed., p. 79). Disponible en http://www.indiaenvironmentportal.org.in/les/le/IDF_Atlas%202015_UK.pdf.

5. N. Al Humaid (enero de 2015). "Saudi Soft Drinks Market Continues to Fizz. Farrelly & Mitchell Food and Agri-Business Specialists. *Insights*" [Mercado de refrescos de Arabia Saudita continúa en efervescencia. Especialistas en comida y agronegocios Farrelly & Mitchell. Hallazgos] (panfleto). Disponible en http://farrellymitchell.com/wp-content/uploads/2015/01/Insights-January-2015-.pdf.

6. D. E. Bloom, E. T. Caero, E. Jané-Llopis, S. Abrahams-Gessel, L. R. Bloom, Fathima, … C. Weinstein (2011). "The Global Economic Burden of Noncommunicable Diseases" [La carga económica global de las enfermedades no infecciosas]. Ginebra: Foro Económico Mundial, 5. Disponible en http://www3.weforum.org/docs/WEF_Harvard_HE_GlobalEconomicBurdenNonCommunicableDiseases_2011.pdf.

7. D. E. Bloom, E. T. Caero, E. Jané-Llopis, S. Abrahams-Gessel, L. R. Bloom, Fathima, … C. Weinstein (2011). "The Global Economic Burden of Noncommunicable Diseases" [La carga económica global de las enfermedades no infecciosas]. Ginebra: Foro Económico Mundial, 6. Disponible en http://www3.weforum.org/docs/WEF_Harvard_HE_GlobalEconomicBurdenNonCommunicableDiseases_2011.pdf.

8. A. Fildes, J. Charlton, C. Rudisill, P. Littlejohns, A. Prevost y M. Gulliford (2015). "Probability of an obese person attaining normal body weight: Cohort study using electronic health records" [Probabilidad de que una persona obesa consiga un peso corporal normal: Estudio de cohorte que utiliza expedientes médicos electrónicos]. *American Journal of Public Health*, 105(9), e54-e59. doi: 10.2105/AJPH.2015.302773.

9. Marketdata Enterprises Inc. (5 de mayo de 2011). "Diet Market Worth $60.9 Billion in U.S. Last Year, but Growth Is Flat, Due to the Recession" [El mercado dietético tuvo un valor de 60.9 mil millones de dólares en Estados Unidos el año pasado, pero el crecimiento es plano debido a la recesión] (comunicado de prensa). Disponible en http://www.marketdataenterprises.com/wp-content/uploads/2014/01/DietMarket2011PR.pdf.

10. C. S. Rand y A. M. Macgregor (1991). "Successful weight loss following obesity surgery and the perceived liability of morbid obesity" [Pérdida de peso exitosa después de una cirugía para la obesidad y los riesgos percibidos de la obesidad mórbida]. *International Journal of Obesity*, 15(9), 577.

Capítulo 1

1. B. J. Casey, L. H. Somerville, I. H. Gotlib, O. Ayduk, N. T. Franklin, M. K. Askren, … Y. Shoda (2011) (2012). "Behavioral and neural correlates of delay of gratification 40 years later". *Proceedings of the National Academy of Sciences of the United States of America* [Correlaciones conductuales y

neurales del retraso de la gratificación 40 años después. Procedimientos de la Academia Nacional de Ciencias de los Estados Unidos de América], *108*(36), 14998-15003. doi:10.1073/pnas.1108561108.

2. J. Tierney (17 de agosto de 2011). "Do You Suffer From Decision Fatigue?" [¿Sufres de fatiga de decidir?], *The New York Times Magazine*. Disponible en http://www.nytimes.com/2011/08/21/magazine/do-you-suffer-from-decision-fatigue.html.

3. R. F. Baumeister, E. Bratslavsky, M. Muraven y D. M. Tice (1998). "Ego depletion: Is the active self a limited resource?" [Agotamiento del ego: ¿acaso el yo activo es un recurso limitado?]. *Journal of Personality and Social Psychology, 74*(5), 1252-1265. doi: 10.1037/0022-3514.74.5.1252.

4. K. D. Vohs, R. F. Baumeister, B. J. Schmeichel, J. M. Twenge, N. M. Nelson y D. M. Tice (2008). "Making choices impairs subsequent self-control: A limited-resource account of decision making, self-regulation, and active initiative" [Decidir debilita el autocontrol subsecuente: Un relato de la limitación de recursos en la toma de decisiones, la autorregulación y la iniciativa activa]. *Journal of Personality and Social Psychology, 94*(5), 883-898. doi: 10.1037/0022-3514.94.5.883.

5. S. Danziger, J. Levav, L. Avnaim-Pesso y D. Kahneman (2011). "Extraneous factors in judicial decisions". *Proceedings of the National Academy of Sciences of the United States of America* [Factores extraños en las decisiones judiciales. Procedimientos de la Academia Nacional de Ciencias de los Estados Unidos de América], *108*(17), 6889-6892. doi: 10.1073/pnas.1018033108.

6. M. T. Gailliot, R. F. Baumeister, C. N. DeWall, J. K. Maner, E. A. Plant, D. M. Tice, ... B. J. Schmeichel (2007). "Self-control relies on glucose as a limited energy source: Willpower is more than a metaphor" [El autocontrol depende de la glucosa como un recurso energético limitado: La fuerza de voluntad es más que una metáfora]. *Journal of Personality and Social Psychology, 92*(2), 325-336. doi: 10.1037/0022-3514.92.2.325.

7. W. Hofmann, R. F. Baumeister, G. Förster y K. D. Vohs (2012; 2011). "Everyday temptations: An experience sampling study of desire, conflict, and self-control" [Tentaciones cotidianas: Un estudio del muestreo de experiencias de deseo, conflicto y autocontrol]. *Journal of Personality and Social Psychology, 102*(6), 1318. doi: 10.1037/a0026545.

8. R. F. Baumeister (2014). "Self-regulation, ego depletion, and inhibition" [Autorregulación, agotamiento del ego e inhibición]. *Neuropsychologia*, 65, 313-319. doi: 10.1016/j.neuropsychologia.2014.08.0.

9. M. T. Gailliot y R. F. Baumeister (2007). "The physiology of willpower: Linking blood glucose to self-control" [La fisiología de la fuerza de voluntad. La vinculación del azúcar en la sangre con el autocontrol]. *Personality and Social Psychology Review, 11*(4), 303-327. doi: 10.1177/1088868307303030.

10. M. E. McCullough y B. L. B. Willoughby (2009). "Religion, self-regulation, and self-control: Associations, explanations, and implications" [Religión, autorregulación y autocontrol: Asociaciones, explicaciones e implicaciones]. *Psychological Bulletin*, 135(1), 69-93. doi: 10.1037/a0014213.

11. E. Luders, A. W. Toga, N. Lepore y C. Gaser (2009). "The underlying anatomical correlates of long-term meditation: Larger hippocampal and frontal volumes of gray matter" [Las correlaciones anatómicas subyacentes de la meditación a largo plazo: Mayores volúmenes frontales y del hipocampo de la materia gris]. *Neuroimage*, 45(3), 672-678. doi: 10.1016/j.neuroimage.2008.12.061.

12. J. McKellar, E. Stewart y K. Humphreys (2003). "Alcoholics anonymous involvement and positive alcohol-related outcomes: Cause, consequence, or just a correlate? A prospective 2-year study of 2,319 alcohol-dependent men" [Involucramiento en Alcohólicos Anónimos y resultados positivos relacionados con el alcohol: ¿Causas, consecuencias o sólo correlaciones? Un estudio prospectivo de 2 años a 2,319 hombres dependientes del alcohol]. *Journal of Consulting and Clinical Psychology*, 71(2), 302-308. doi: 10.1037/0022-006X.71.2.302.

13. S. Greer, A. Goldstein y M. Walker (2013). "The impact of sleep deprivation on food desire in the human brain" [El impacto de la privación del sueño en el deseo de comer en el cerebro humano]. *Nature Communications*, 4, 2259. doi: 10.1038/ncomms3259.

14. D. DeSteno, Y. Li, L. Dickens y J. S. Lerner (2014). "Gratitude: A tool for reducing economic impatience" [Gratitud: Una herramienta para reducir la impaciencia económica]. *Psychological Science*, 25(6), 1262-1267. doi: 10.1177/0956797614529979.

15. B. Wansink y J. Sobal (2007). "Mindless eating: The 200 daily food decisions we overlook" [Comer sin conciencia: Las 200 decisiones diarias sobre la comida que pasamos por alto]. *Environment and Behavior*, 39(1), 106-123.doi: 10.1177/0013916506295573.

Capítulo 2

1. A. G. Dulloo y J. Jacquet (1998). "Adaptive reduction in basal metabolic rate in response to food deprivation in humans: A role for feedback signals from fat stores" [Reducción adaptada de la tasa metabólica basal en respuesta a la privación de comida en los humanos: Un rol para las señales de retroalimentación de las reservas de grasa]. *The American Journal of Clinical Nutrition*, 68(3), 599.

2. J. R. Speakman y K. R. Westerterp (2013). "A mathematical model of weight loss under total starvation: Evidence against the thrifty-gene

hypothesis" [Un modelo matemático de la pérdida de peso bajo completa inanición: Evidencia en contra de la hipótesis del gen ahorrador]. *Disease Models & Mechanisms, 6*(1), 236-251. doi: 10.1242/dmm.010009.

3. M. Rosenkilde, P. Auerbach, M. H. Reichkendler, T. Ploug, B. M. Stallknecht y A. Sjödin (2012). "Body fat loss and compensatory mechanisms in response to different doses of aerobic exercise—a randomized controlled trial in overweight sedentary males" [Pérdida de grasa corporal y mecanismos de compensación en respuesta a distintas dosis de ejercicio aeróbico: una prueba aleatoria comprobada en hombres sedentarios con sobrepeso]. *American Journal of Physiology: Regulatory, Integrative and Comparative Physiology, 303*(6), 571-579. doi: 10.1152/ajpregu.00141. 2012.

4. "An fMRI shows differences between lean and obese after eating" [Una resonancia magnética muestra diferencias en el cerebro de la gente delgada y obesa después de comer]. N. Puzziferri, J. M. Zigman, B. P. Thomas, P. Mihalakos, R. Gallagher, M. Lutter, ... C. A. Tamminga (2016). "Brain imaging demonstrates a reduced neural impact of eating in obesity" [Las imágenes cerebrales comprueban el impacto neural reducido de comer en la obesidad]. *Obesity, 24*(4), 829-836. doi: 10.1002/oby.21424.

5. E. M. Satter (2005), *Your Child's Weight: Helping Without Harming* [El peso de tu hijo: ayudar sin dañar], Madison, WI: Kelsey Press.

6. B. Wansink, J. Painter y J. North (2005). "Bottomless bowls: Why visual cues of portion size may influence intake" [Platos sin fondo: Por qué las señales visuales del tamaño de las porciones pueden influir en el consumo]. *Obesity Research, 13*(1), 93-100. doi: 10.1038/oby.2005.12.

7. D. J. Lisle y A. Goldhamer (2003), *The Pleasure Trap.* [La trampa del placer]. Summertown, TN: Healthy Living Publications.

8. W. J. Malaisse, A. Vanonderbergen, K. Louchami, H. Jijakli y F. Malaisse-Lagae (1998). "Effects of artificial sweeteners on insulin release and cationic fluxes in rat pancreatic islets" [Efectos de los edulcorantes artificiales en la liberación de insulina y los flujos catiónicos en los islotes pancreáticos de ratas]. *Cellular Signalling, 10*(10), 727-733. doi: 10.1016/S0898-6568(98)00017-5.

9. W. J. Malaisse, A. Vanonderbergen, K. Louchami, H. Jijakli y F. Malaisse-Lagae (2011). "Intake of high-intensity sweeteners alters the ability of sweet taste to signal caloric consequences: Implications for the learned control of energy and body weight regulation" [Consumo de edulcorantes de alta intensidad altera la habilidad del sabor dulce para señalar las consecuencias calóricas: Implicaciones para el control aprendido de la energía y la regulación del peso corporal]. *The Quarterly Journal of Experimental Psychology, 64*(7), 1430-1441. doi: 10.1080/17470218. 2011.55 2729.

10. A. M. Ingalls, M. M. Dickie y G. D. Snell (1996). "Obese, a new mutation in the house mouse" [Obesidad, una nueva mutación en el ratón doméstico]. *Obesity Research*, 4(1), 101-101. doi: 10.1002/j.1550-8528.1996.tb 00519.x.

11. Y. Zhang, R. Proenca, M. Maffei, M. Barone, L. Leopold y J. M. Friedman (diciembre de 1994). "Positional cloning of the mouse obese gene and its human homologue" [Clonación posicional del gen de la obesidad en ratones y su homólogo humano]. *Nature*, 372(6505), 425-432. doi: 10.10 38/372425a0.

12 B. Stavro (5 de septiembre de 1995). "With fat-loss drug, Amgen takes on a weighty challenge: Pharmaceuticals: Biotech firm faces much risk and expense in getting the medication from the laboratory to the marketplace" [Amgen asume un reto pesado con medicamento para adelgazar: Farmacéuticos: Empresa de biotecnología se enfrenta a grandes riesgos y gastos por llevar el medicamento del laboratorio al mercado]. *Los Angeles Times*. Disponible en http://articles.latimes.com/1995-09-05/business/-42478_1_fat-drug.

13. H. Münzberg y M. G. Myers (2005). "Molecular and anatomical determinants of central leptin resistance" [Determinantes moleculares y anatómicos de la resistencia central a la leptina]. *Nature Neuroscience*, 8(5), 566-570. doi: 10.1038/nn1454.

14. R. H. Lustig (2006). "Childhood obesity: Behavioral aberration or biochemical drive? Reinterpreting the first law of thermodynamics" [Obesidad infantil: ¿Aberración conductual o impulso bioquímico? Reinterpretación de la primera ley de la termodinámica]. *Nature Clinical Practice Endocrinology & Metabolism*, 2(8), 447-458. doi: 10.1038/ncpendmet0220.

15. O. Pinhas-Hamiel, L. Lerner-Geva, N. Copperman y M. Jacobson (2007). "Lipid and insulin levels in obese children: Changes with age and puberty" [Niveles de lípidos e insulina en niños obesos: Cambios con la edad y la pubertad]. *Obesity*, 15, 2825-2831. doi: 10.1038/oby.2007.335.

16. H. Grill, M. Schwartz, J. Kaplan, J. Foxhall, J. Breininger y D. Baskin (2002). "Evidence that the caudal brainstem is a target for the inhibitory effect of leptin on food intake" [Evidencia de que el tronco encefálico caudal es blanco del efecto inhibitorio de la leptina en el consumo alimenticio]. *Endocrinology*, 143(1), 239-246. doi: 10.1210/en.143.1.239.

Capítulo 3

1. S. Ng, M. Slining y B. Popkin (2012). "Use of caloric and noncaloric sweeteners in US consumer packaged foods, 2005-2009" [Uso de edulcorantes calóricos y no calóricos en alimentos empaquetados para el consumidor

estadounidense, 2005-2009]. *Journal of the Academy of Nutrition and Dietetics, 112*(11), 1828-1834. doi: 10.1016/j.jand.2012.07.009.

2. J. M. Hanna y C. A. Hornick (1977). "Use of coca leaf in southern Peru: Adaptation or addiction" [Uso de la hoja de coca en el sur de Perú: Adaptación o adicción]. *Bulletin on Narcotics, 29*(1), 63.

3. K. Verebey y M. S. Gold (1988). "From coca leaves to crack: The effects of dose and routes of administration in abuse liability" [De la hoja de coca al crack: Los efectos de la dosis y las vías de administración en el riesgo de abuso]. *Psychiatric Annals*, 18, 513-520. doi: 10.3928/0048-5713-19 880901-06.

4. P. J. Kenny y P. M. Johnson (2010). "Dopamine D2 receptors in addiction-like reward dysfunction and compulsive eating in obese rats" [Receptores de dopamina D2 en la disfunción de la recompensa adictiva y el comer compulsivo en ratas obesas]. *Nature Neuroscience, 13*(5), 635-641. doi: 10.1038/nn.2519.

5. M. Lenoir, F. Serre, L. Cantin y S. Ahmed (2007). "Intense sweetness surpasses cocaine reward" [Dulzura intensa supera la recompensa de la cocaína]. *PLOS One, 2*(8), e698. doi:10.1371/journal.pone.0000698.

6. M. Hyman (2014). *The Blood Sugar Solution 10-Day Detox Diet.* [La dieta de 10 días de desintoxicación "La solución del azúcar en la sangre"]. Nueva York: Little, Brown and Company, 29.

7. Cabe señalar que existe variabilidad en la adaptación de las ratas a los toques eléctricos en los pies. Esto podría requerir que los sujetos se agruparan en sensibles o resistentes a los toques eléctricos en los pies. Por ejemplo, véase B. T. Chen, H.-J. Yau, C. Hatch, I. Kusumoto-Yoshida, S. L. Cho, F. W. Hopf y A. Bonci (2013). "Rescuing cocaine-induced prefrontal cortex hypoactivity prevents compulsive cocaine seeking" [Rescatar la hipoactividad de la corteza prefrontal inducida por la cocaína previene la búsqueda compulsiva de cocaína]. *Nature*, 496, 359. doi:10.1038/nature12024.

8. P. J. Kenny y P. M. Johnson (2010). "Dopamine D2 receptors in addiction-like reward dysfunction and compulsive eating in obese rats" [Receptores de dopamina D2 en la disfunción de la recompensa adictiva y el comer compulsivo en ratas obesas]. *Nature Neuroscience, 13*(5), 635-641. doi: 10.1038/nn.2519.

9. D. A. Kessler (2009). *The End of Overeating; Taking Control of the Insatiable American Appetite* [El fin de comer en exceso; Retomar el control del insaciable apetito estadounidense]. Nueva York: Rodale; M. Moss (2014). *Salt Sugar Fat: How the Food Giants Hooked Us* [Sal Azúcar Grasa: Cómo nos engancharon los gigantes de la comida]. Nueva York: Random House.

10. D. Bolhuis, A. Costanzo, L. Newman y R. Keast (2016). "Salt promotes passive overconsumption of dietary fat in humans" [La sal promueve el

consumo excesivo y pasivo de grasa dietética en los humanos]. *Journal of Nutrition*, *146*(4), 838-845. doi:10.3945/jn.115.226365.

11. E. Stice, K. Burger y S. Yokum (2013). "Relative ability of fat and sugar tastes to activate reward, gustatory, and somatosensory regions" [Habilidad relativa de los sabores grasosos y azucarados de activar las regiones de la recompensa, gustativas y somatosensoriales]. *The American Journal of Clinical Nutrition*, *98*(6), 1377-1384. doi: 10.3945/ajcn.113.069443.

12. E. Schulte, N. Avena y A. Gearhardt (2015). "Which foods may be addictive? The roles of processing, fat content, and glycemic load" [¿Qué alimentos pueden ser adictivos? Los roles del procesamiento, el contenido de grasa y la carga glucémica]: E0117959. *PLOS One*, *10*(2). doi: 10.1371/journal.pone.0117959.

13. R. Lustig (8 de mayo de 2012). "The Skinny on Obesity (ep. 4): Sugar— A Sweet Addiction" [La verdad sobre la obesidad (ep. 4): Azúcar: Una dulce adicción]. Disponible en http://www.uctv.tv/shows/The-Skinny-on-Obesity-Ep-4-Sugar-A-Sweet-Addiction-23717.

14. J. E. Stewart, C. Feinle-Bisset, M. Golding, C. Delahunty, P. M. Clifton y R. S. J. Keast (2010). "Oral sensitivity to fatty acids, food consumption and BMI in human subjects" [Sensibilidad oral a los ácidos grasos, consumo alimenticio e Índice de Masa Corporal en sujetos humanos]. *British Journal of Nutrition*, *104*(1), 145-152. doi: 10.1017/S0007114510000267.

15. E. Espel (8 de mayo de 2012). "The Skinny on Obesity (ep. 4): Sugar— A Sweet Addiction" [La verdad sobre la obesidad (ep. 4): Azúcar: Una dulce adicción]. Disponible en http://www.uctv.tv/shows/The-Skinny-on-Obesity-Ep-4-Sugar-A-Sweet-Addiction-23717; E. Stice, S. Spoor, C. Bohon, M. G. Veldhuizen y D. M. Small (2008). "Relation of reward from food intake and anticipated food intake to obesity: A functional magnetic resonance imaging study" [Relación de la recompensa del consumo alimenticio y de la anticipación del mismo con la obesidad: Un estudio de imágenes por resonancia magnética funcional]. *Journal of Abnormal Psychology*, *117*(4), 924-935. doi: 10.1037/a0013600.

Capítulo 4

1. J. Y. Khokhar, C. S. Ferguson, A. Z. X. Zhu y R. F. Tyndale (2010). "Pharmacogenetics of drug dependence: Role of gene variations in susceptibility and treatment" [Farmacogenética de la dependencia a las drogas: El rol de las variaciones genéticas en la susceptibilidad y el tratamiento]. *Annual Review of Pharmacology and Toxicology*, *50*(1), 39-61. doi:10.1146/annurev.pharmtox.010909.105826.

2. H. Hausenblas (25 de noviembre de 2015). "Does the holiday season equal weight gain?" [¿Las vacaciones equivalen a subir de peso?]. *US News & World Report*. Disponible en http://health.usnews.com/health-news/blogs/eat-run/2015/11/25/does-the-holiday-season-equal-weight-gain.

3. K. Pursey, P. Stanwell, A. Gearhardt, C. Collins y T. Burrows (2014). "The prevalence of food addiction as assessed by the Yale Food Addiction Scale: A systematic review" [La prevalencia de la adicción a la comida analizada según la Escala de Adicción a la Comida de Yale: Una revisión sistemática]. *Nutrients*, 6(10), 4552-4590. doi:10.3390/nu6104552.

4. S. B. Flagel, T. E. Robinson, J. J. Clark, S. M. Clinton, S. J. Watson, P. Seeman, ... H. Akil (2010). "An animal model of genetic vulnerability to behavioral disinhibition and responsiveness to reward-related cues: Implications for addiction" [Un modelo animal de vulnerabilidad genética a la desinhibición conductual y la capacidad de respuesta a señales relacionadas con la recompensa: Implicaciones para la adicción]. *Neuropsychopharmacology*, 35(2), 388-400. doi: 10.1038/npp.2009.142.

5. S. B. Flagel, S. J. Watson, T. E. Robinson y H. Akil (2007). "Individual differences in the propensity to approach signals vs goals promote different adaptations in the dopamine system of rats" [Diferencias individuales en la propensión a acercarse a señales *vs.* objetivos promueve diferentes formas de adaptación en el sistema de dopamina de las ratas]. *Psychopharmacology*, 191(3), 599-607. doi:10.1007/s00213-006-0535-8.

6. S. B. Flagel, T. E. Robinson, J. J. Clark, S. M. Clinton, S. J. Watson, P. Seeman, ... H. Akil (2010). "An animal model of genetic vulnerability to behavioral disinhibition and responsiveness to reward-related cues: Implications for addiction" [Un modelo animal de vulnerabilidad genética a la desinhibición conductual y la capacidad de respuesta a señales relacionadas con la recompensa: Implicaciones para la adicción]. *Neuropsychopharmacology*, 35(2), 388-400. doi: 10.1038/npp.2009.142.

7. A. M. Lomanowska, V. Lovic, M. J. Rankine, S. J. Mooney, T. E. Robinson y G. W. Kraemer (2011). "Inadequate early social experience increases the incentive salience of reward-related cues in adulthood" [Una experiencia social inadecuada a temprana edad incrementa la asignación de relevancia del incentivo de las señales relacionadas con la recompensa en la adultez]. *Behavioural Brain Research*, 220, 91-99. doi: 10.1016/j.bbr.2011.01.033.

8. P. Anselme, M. Robinson y K. Berridge (2013). "Reward uncertainty enhances incentive salience attribution as sign-tracking" [La incertidumbre de la recompensa aumenta la asignación de relevancia del incentivo como una búsqueda de señales]. *Behavioural Brain Research*, 238, 53-61. doi: 10.1016/j.bbr.2012.10.006.

Capítulo 5

1. M. S. Gazzaniga (1967). "The split brain in man" [El cerebro dividido en el hombre]. *Scientific American, 217*(2), 24-29. doi: 10.1038/scienticame rican0867-24.
2. M. S. Gazzaniga (2011). *Who's in charge?: Free will and the science of the brain* [¿Quién manda aquí?: Libre albedrío y la ciencia del cerebro] (1ª ed.). Nueva York: HarperCollins, 82.
3. M. S. Gazzaniga y J. E. LeDoux (1978). *The integrated mind.* [La mente integrada]. Nueva York: Plenum Press.
4. D. J. Bem (1972). "Self-perception theory" [La teoría de la autopercepción]. *Advances in Experimental Social Psychology, 6,* 2-62.

Capítulo 6

1. Y. Li, N. Burrows, E. Gregg, A. Albright y L. Geiss (2012). "Declining rates of hospitalization for nontraumatic lower-extremity amputation in the diabetic population aged 40 years or older: U.S., 1988-2008" [Disminución de las tasas de hospitalización por amputación de miembros inferiores no traumáticos en la población diabética de 40 años o más: Estados Unidos, 1988-2008]. *Diabetes Care, 35*(2), 273-277. doi: 10.2337/dc11-1360; http://www.diabetes.org/diabetes-basics/statistics/.
2. R. F. Baumeister y J. Toerney (2011). *Willpower: Rediscovering the greatest human strength.* [Fuerza de voluntad: Redescubrir la mayor fortaleza humana]. Nueva York: Penguin Group.
3. Mientras que los edulcorantes artificiales estimulan las papilas gustativas, también afectan el cerebro. Por ejemplo, el aspartame puede reducir la producción de dopamina. P. Humphries, E. Pretorius y H. Naudé (2008). Ambos son efectos celulares directos e indirectos del aspartame en el cerebro]. *European Journal of Clinical Nutrition, 62*(4), 451-462. doi: 10. 1038/sj.ejcn.1602866). La falta de una recompensa de nutrientes cuando se prueba la sacarina resulta en la reducción de las oleadas de dopamina después del condicionamiento. Mark, G. P., Blander, D. S., y Hoebel, B. G. (1991). Un estímulo condicionado disminuye la dopamina extracelular en el núcleo accumbens después del desarrollo de una aversión aprendida al sabor. *Brain Research, 551*(1), 308-310. doi: 10.1016/0006-8993(91) 90946-S). Como los edulcorantes artificiales, Stevia no es nutritivo y podría causar bajos niveles de dopamina a largo plazo.
4. J. Suez, T. Korem, D. Zeevi, G. Zilberman-Schapira, C. Thaiss, O. Maza, ... Elinav (2014). "Artificial sweeteners induce glucose intolerance by altering the gut microbiota" [Los edulcorantes artificiales crean intole-

rancia a la glucosa al alterar la microbiota intestinal]. *Nature*, *514*(7521), 181. doi:10.1038/nature13793.

5. Q.-P. Wang *et al.* (2016) "Sucralose promotes food intake through NPY and a neuronal fasting response" [La sucralosa promueve el consumo alimenticio a través del neuropéptido Y y una respuesta neuronal al ayuno]. *Cell Metabolism*, *24*(1), 75-90.

6. K. Juntunen, L. Niskanen, K. Liukkonen, K. Poittanen, J. Holst y H. Mykkanen (2002). "Postprandial glucose, insulin, and incretin responses to grain products in healthy subjects" [Respuestas de la glucosa posprandial, la insulina y la incretina a los cereales en sujetos sanos]. *The American Journal of Clinical Nutrition*, *75*(2), 254.

7. E. Schulte, N. Avena y A. Gearhardt (2015). "Which foods may be addictive? The roles of processing, fat content, and glycemic load" [¿Qué alimentos pueden ser adictivos? Los roles del procesamiento, el contenido de grasa y la carga glucémica]: E0117959. *PLOS One*, 10(2) doi: 10.1371/journal.pone.0117959.

8. K. Reid, K. Baron y P. Zee (2014). "Meal timing influences daily caloric intake in healthy adults" [El horario de las comidas influye en el consumo calórico diario en adultos sanos]. *Nutrition Research*, *34*(11), 930-935. doi:10.1016/j.nutres.2014.09.010.

9. S. Gill y S. Panda (2015). "A smartphone app reveals erratic diurnal eating patterns in humans that can be modulated for health benefits" [Una aplicación móvil revela patrones alimenticios matutinos erráticos en humanos que pueden modularse en beneficio de la salud]. *Cell Metabolism*, *22*(5), 789-798. doi:10.1016/j.cmet.2015.09.005.

10. M. Alirezaei, C. C. Kemball, C. T. Flynn, M. R. Wood, J. L. Whitton y W. B. Kiosses (2010). "Short-term fasting induces profound neuronal autophagy" [Ayuno de corto plazo induce una profunda autofagia neuronal]. *Autophagy*, *6*(6), 702-710. doi: 10.4161/auto.6.6.12376

11. C. R. Marinac, S. H. Nelson, C. I. Breen, S. J. Hartman, L. Natarajan, J. P. Pierce, … R. E. Patterson (2016). "Prolonged nightly fasting and breast cancer prognosis" [Ayuno nocturno prolongado y pronóstico de cáncer de mama]. *JAMA Oncology*, *2*(8), 1049.

12. E. Parks y M. McCrory (2005). "When to eat and how often?" [¿Cuándo comer y con cuánta frecuencia?]. *American Journal of Clinical Nutrition*, *81*(1), 3-4.

13. H. Kahleova, L. Belinova, H. Malinska, O. Oliyarnyk, J. Trnovska, V. Skop, … T. Pelikanova (2014). "Eating two larger meals a day (breakfast and lunch) is more effective than six smaller meals in a reduced-energy regimen for patients with type 2 diabetes: A randomised crossover study" [Realizar dos comidas grandes al día (desayuno y comida) es más efectivo que seis comidas pequeñas en un régimen de energía reducida para los

pacientes con diabetes tipo 2: Un estudio aleatorio cruzado]. *Diabetologia*, *57*(8), 1552-1560. doi: 10.1007/s00125-014-3253-5.

Capítulo 7

1. P. Lally, C. Van Jaarsveld, H. Potts y J. Wardle (2010). "How are habits formed: Modelling habit formation in the real world" [¿Cómo se forman los hábitos?: Modelar la formación de hábitos en el mundo real]. *European Journal of Social Psychology*, *40*(6), 998-1009. doi: 10.1002/ejsp.674.
2. J. Pilcher, D. Morris, J. Donnelly y H. Feigl (2015). "Interactions between sleep habits and self-control" [Interacciones entre los hábitos del sueño y el autocontrol]. *Frontiers in Human Neuroscience*, *9*, 284. doi: 10.3389/fnhum.2015.00284.
3. K. I. Erickson, M. W. Voss, R. S. Prakash, C. Basak, A. Szabo, L. Chaddock, ... F. Gage (2011). "Exercise training increases size of hippocampus and improves memory". *Proceedings of the National Academy of Sciences of the United States of America* [La práctica del ejercicio incrementa el tamaño del hipocampo y mejora la memoria. Procedimientos de la Academia Nacional de Ciencias de los Estados Unidos de América], *108*(7), 3017-3022. http://doi.org/10.1073/pnas.1015950108.
4. K. Erickson, A. Weinstein y O. López (2012). "Physical activity, brain plasticity, and Alzheimer's disease" [Actividad física, plasticidad cerebral y la enfermedad de Alzheimer]. *Archives of Medical Research*, *43*(8), 615-621. doi: 10.1016/j.arcmed.2012.09.008.
5. N. Walsh, M. Gleeson, D. Pyne, D. Nieman, F. Dhabhar, R. Shephard, ... A. Kajeniene (2011). "Position statement. Part two: Maintaining immune health" [Argumento de posición. Parte dos: Mantener la salud inmunitaria]. *Exercise Immunology Review*, *17*, 64.
6. W. Kemmler, D. Lauber, J. Weineck, J. Hensen, W. Kalender y K. Engelke (2004). "Benefits of 2 years of intense exercise on bone density, physical fitness, and blood lipids in early postmenopausal osteopenic women" [Beneficios de 2 años de ejercicio intenso en la densidad ósea, el bienestar físico y los lípidos en la sangre de mujeres osteopénicas posmenopáusicas tempranas]. *Archives of Internal Medicine*, *164*(10), 1084.
7. S. Elavsky (2010). "Longitudinal examination of the exercise and self-esteem model in middle-aged women" [Examinación longitudinal del modelo de ejercicio y autoestima en mujeres de mediana edad]. *Journal of Sport & Exercise Psychology*, *32*(6), 862-880.
8. T. M. Penhollow y M. Young (2004). "Sexual desirability and sexual performance: Does exercise and fitness really matter?" [Deseo sexual y desempeño sexual: ¿El ejercicio y el bienestar físico en verdad importan?].

Electronic Journal of Human Sexuality, 7. http://www.ejhs.org/volume7/tness.html.

9. C. R. Mikus, S. N. Blair, C. P. Earnest, C. K. Martin, A. M. Thompson y T. S. Church (2009). "Changes in weight, waist circumference and compensatory responses with different doses of exercise among sedentary, overweight postmenopausal women" [Cambios en el peso, la circunferencia de la cintura y las respuestas compensatorias con diferentes dosis de ejercicio entre mujeres sedentarias, posmenopáusicas con sobrepeso]. *PLOS One*, 4(2), e4515. doi: 10.1371/journal.pone.0004515.

10. E. Fothergill, J. Guo, L. Howard, J. C. Kerns, N. D. Knuth, R. Brychta, ... K. D. Hall (2016). "Persistent metabolic adaptation 6 years after 'The biggest loser' competition" [Adaptación metabólica persistente 6 años después de la competencia "El mayor perdedor"]. *Obesity*, 24(8), 1612-1619. doi: 10.1002/oby.21538.

11. D. Larson-Meyer, L. Redman, L. Heilbronn, C. Martin y E. Ravussin (2010). "Caloric restriction with or without exercise: The fitness versus fatness debate" [Restricción calórica con o sin ejercicio: El debate del bienestar físico versus la gordura]. *Medicine and Science in Sports and Exercise*, 42(1), 152.

Capítulo 8

1. A. Greene (18 de julio de 2011). "7 things you didn't know about your taste buds" [7 cosas que no sabías sobre tus papilas gustativas]. *Woman's Day*. Disponible en: http://www.womansday.com/health-tness/wellness/a5789/7-things-you-didnt-know-about-your-taste-buds-119709/.

2. M. K. Badman y J. S. Flier (2005). "The gut and energy balance: Visceral allies in the obesity wars" [El balance del intestino y la energía: Aliados viscerales en las guerras de la obesidad]. *Science*, 307(5717), 1909-1914. doi: 10.1126/science.110995.

3. Seguir el plan para bajar de peso de *Libera tu cerebro* típicamente resulta en tasas de pérdida de peso de entre 450 gramos y 1.3 kilos por semana. Estas tasas son consideradas deseables. G. Blackburn (1995). "Effect of degree of weight loss on health benefits" [Efecto del grado de pérdida de peso en los beneficios a la salud]. *Obesity Research*, 3, 211S-216S. Con respecto a la cifra del 10%, véase National Institutes of Health (U.S.), NHLBI Obesity Education Initiative, North American Association for the Study of Obesity, y National Heart, Lung, and Blood Institute. (2000). *The practical guide: Identification, evaluation, and treatment of overweight and obesity in adults.* [La guía práctica: Identificación, evaluación y tratamiento del sobrepeso y la obesidad en adultos]. Bethesda, MD.: National

Institutes of Health, National Heart, Lung, and Blood Institute, NHLBI Obesity Education Initiative, North American Association for the Study of Obesity.

4. R. Voelker (2015). "Partially hydrogenated oils are out" [Los aceites parcialmente hidrogenados están fuera]. *JAMA, 314*(5), 443.

5. Un ejemplo de la falta de consenso puede encontrarse en el estudio L. Schwingshackl y G. Hoffmann (2013). "Comparison of effects of long-term low-fat vs high-fat diets on blood lipid levels in overweight or obese patients: A systematic review and meta analysis" [Comparación de los efectos a largo plazo de las dietas bajas en grasa *vs.* las dietas altas en grasa en los niveles de lípidos en la sangre en pacientes con sobrepeso u obesos: Una revisión sistemática y metanálisis]. *Journal of the Academy of Nutrition and Dietetics, 113*(12), 1640-1661. doi: 10.1016/j.jand.2013.07. 010.

6. R. M. Reynolds, P. L. Padeld y J. R. Seckl (2006). "Disorders of sodium balance" [Trastornos del balance de sodio]. *BMJ: British Medical Journal, 332*(7543), 702-705. doi: 10.1136/bmj.332.7543.702.

7. T. C. Campbell y T. M. Campbell (2006). *The China study: The most comprehensive study of nutrition ever conducted and the startling implications for diet, weight loss, and long-term health.* [El estudio de China: El estudio más completo jamás realizado sobre nutrición y las asombrosas implicaciones sobre la alimentación, la salud y la pérdida de peso a largo plazo] (1ª ed. BenBella Books) Dallas, TX: BenBella Books.

8. World Cancer Research Fund/American Institute for Cancer Research (2007). *Food, nutrition, physical activity, and the prevention of cancer: A global perspective.* [Alimentación, nutrición, actividad física y prevención del cáncer: Una perspectiva global]. Washington, DC: AICR, 117.

Capítulo 9

1. K. O. Hwang, A. J. Ottenbacher, A. P. Green, M. R. Cannon-Diehl, O. Richardson, E. V. Bernstam y E. J. Thomas (2010). "Social support in an internet weight loss community" [Apoyo social en una comunidad en línea de pérdida de peso]. *International Journal of Medical Informatics, 79*(1), 5-13. doi: 10.1016/j.ijmedinf.2009.10.003.

2. The National Weight Control Registry, consultado el 28 de marzo de 2016. http://www.nwcr.ws/.

3. S. N. Kreitzman, A. Y. Coxon y K. F. Szaz (1992). "Glycogen storage: Illusions of easy weight loss, excessive weight regain, and distortions in estimates of body composition" [Almacenamiento de glucógeno: Ilusiones de una pérdida de peso sencilla, una recuperación excesiva de peso y las distorsiones en las estimaciones de la composición corporal]. *The American Journal of Clinical Nutrition, 56*(Supl. 1), 292S.

4. C. R. Pacanowski y D. A. Levitsky (2015). "Frequent self-weighing and visual feedback for weight loss in overweight adults" [Pesarse con frecuencia y buscar retroalimentación visual para la pérdida de peso en adultos con sobrepeso]. *Journal of Obesity, 2015,* 1-9. doi: 10.1155/2015/763680.

Capítulo 10

1. Para mayores referencias sobre el poder de la oración y la meditación de reponer la fuerza de voluntad, véase M. E. McCullough y B. L. B. Willoughby (2009). "Religion, self-regulation, and self-control: Associations, explanations, and implications" [Religión, autorregulación y autocontrol: Asociaciones, explicaciones e implicaciones]. *Psychological Bulletin, 135*(1), 69-93. doi: 10.1037/a0014213, y R. F. Baumeister y J. Tierney (2011). *Willpower: Rediscovering the greatest human strength.* [Fuerza de voluntad: Redescubrir la mayor fortaleza humana]. Nueva York: Penguin Group, 180.
2. E. Luders, N. Cherbuin y F. Kurth (2015). "Forever young(er): Potential age-defying effects of long-term meditation on gray matter atrophy" [Por siempre joven: Posibles efectos antiedad de la meditación a largo plazo en la atrofia de la materia gris]. *Frontiers in Psychology, 5:1551.* doi: 10.3389/fpsyg.2014.01551.
3. J. A. Brewer, P. D. Worhunsky, J. R. Gray, Y. Tang, J. Weber y H. Kober (2011). "Meditation experience is associated with differences in default mode network activity and connectivity" *Proceedings of the National Academy of Sciences of the United States of America* [La experiencia de la meditación se asocia con diferencias en la actividad y conectividad de la red neuronal por defecto]. Procedimientos de la Academia Nacional de Ciencias de los Estados Unidos de América], *108*(50), 20254-20259. http://doi.org/10.1073/pnas.1112029108.
4. M. Goyal, S. Singh, E. M. S. Sibinga, N. F. Gould, A. Rowland-Seymour, R. Sharma, ... J. A. Haythornthwaite (2014). "Meditation programs for psychological stress and well-being: A systematic review and meta-analysis" [Programas de meditación para el estrés psicológico y el bienestar: Una revisión sistemática y metanálisis]. *JAMA Internal Medicine, 174*(3), 357-368. doi: 10.1001/jamainternmed.2013.13018.
5. M. D. Mrazek, M. S. Franklin, D. T. Phillips, B. Baird y J. W. Schooler (2013). "Mindfulness training improves working memory capacity and GRE performance while reducing mind wandering" [El entrenamiento consciente mejora la capacidad de la memoria y el desempeño en la prueba GRE, al tiempo que reduce la dispersión de la mente]. *Psychological Science, 24*(5), 776-781.

6. Y. Tang, R. Tang y M. I. Posner (2013). "Brief meditation training induces smoking reduction". *Proceedings of the National Academy of Sciences of the United States of America* [Entrenamiento breve en meditación ayuda a reducir el hábito de fumar. Procedimientos de la Academia Nacional de Ciencias de los Estados Unidos de América], *110*(34), 13971-13975. doi: 10.1073/pnas.1311887110.

7. V. A. Barnes, H. C. Davis, J. B. Murzynowski y F. A. Treiber (2004). "Impact of meditation on resting and ambulatory blood pressure and heart rate in youth" [Impacto de la meditación en la presión arterial en reposo y ambulatoria y en el ritmo cardiaco en jóvenes]. *Psychosomatic Medicine*, *66*(6), 909-914. doi: 10.1097/01.psy.0000145902.91749.35.

8. B. R. Schienker, D. W. Dlugolecki y K. Doherty (1994). "The impact of self-presentations on self-appraisals and behavior: The power of public commitment" [El impacto de las autopresentaciones en las autoevaluaciones y la conducta: El poder del compromiso público]. *Personality and Social Psychology Bulletin*, *20*(1), 20-33. doi: 10.1177/0146167294201002.

9. P. U. Nyer y S. Dellande (2010). "Public commitment as a motivator for weight loss" [El compromiso público como un motivador para la pérdida de peso]. *Psychology and Marketing*, *27*(1), 1-12. doi: 10.1002/mar.20316.

10. M. Seligman (2011). "Find three good things each day" [Encuentra tres cosas buenas cada día]. Disponible en http://www.actionforhappiness.org/take-action/nd-three-good-things-each-day.

11. A. E. Kazdin (1974). "Reactive self-monitoring: The effects of response desirability, goal setting, and feedback" [Automonitoreo reactivo: Los efectos del deseo de respuesta, el establecimiento de objetivos y la retroalimentación]. *Journal of Consulting and Clinical Psychology*, *42*(5), 704-716. doi: 10.1037/h0037050.

12. R. F. Baumeister, C. N. DeWall, N. J. Ciarocco y J. M. Twenge (2005). "Social exclusion impairs self-regulation" [La exclusión social afecta la autorregulación]. *Journal of Personality and Social Psychology*, *88*(4), 589-604. doi: 10.1037/0022-3514.88.4.589.

13. M. E. McCullough y B. L. B. Willoughby (2009). "Religion, self-regulation, and self-control: Associations, explanations, and implications" [Religión, autorregulación y autocontrol: Asociaciones, explicaciones e implicaciones]. *Psychological Bulletin*, *135*(1), 69-93. doi: 10.1037/a0014213.

14. K. McGonigal (2012). *The willpower instinct: How self-control works, why it matters, and what you can do to get more of it.* [El instinto de la fuerza de voluntad: Cómo funciona el autocontrol, por qué importa y qué puedes hacer para tener más]. Nueva York: Penguin Group, 25.

15. D. DeSteno, Y. Li, L. Dickens y J. S. Lerner (2014). "Gratitude: A tool for reducing economic impatience" [Gratitud: Una herramienta para reducir la impaciencia económica]. *Psychological Science*, *25*(6), 1262-1267. doi: 10.1177/0956797614529979.

16. K. Gray (2010). "Moral transformation: Good and evil turn the weak into the mighty" [Transformación moral: El bien y el mal convierten al débil en fuerte]. *Social Psychological and Personality Science, 1*(3), 253-258. doi: 10.1177/1948550610367686.

17. N. Hill (1937). *Think and grow rich*. [Piense y hágase rico]. Meriden, CT: The Ralston Society.

Capítulo 11

1. National Research Council (U.S.). Committee on National Monitoring of Human Tissues (1991). *Monitoring human tissues for toxic substances.* [Monitoreo de tejidos humanos para sustancias tóxicas]. Washington, DC: National Academy Press, 64.

2. J. Lim, H. Son, S. Park, D. Jacobs y D. Lee (2011). "Inverse associations between long-term weight change and serum concentrations of persistent organic pollutants" [Asociaciones inversas entre el cambio de peso de largo plazo y las concentraciones séricas de contaminantes orgánicos persistentes]. *International Journal of Obesity, 35*(5), 744-747. doi: 10.1038/ijo.2010.188.

3. A. G. Dulloo y J. Jacquet (1998). "Adaptive reduction in basal metabolic rate in response to food deprivation in humans: A role for feedback signals from fat stores" [Reducción adaptada de la tasa metabólica basal en respuesta a la privación de comida en los humanos: Un rol para las señales de retroalimentación de las reservas de grasa]. *The American Journal of Clinical Nutrition, 68*(3), 599.

4. P. Sumithran, L. A. Prendergast, E. Delbridge, K. Purcell, A. Shulkes, A. Kriketos y J. Proietto (2011). "Long-term persistence of hormonal adaptations to weight loss" [Persistencia de largo plazo en las adaptaciones hormonales a la pérdida de peso]. *The New England Journal of Medicine, 365*(17), 1597-1604. doi: 10.1056/NEJMoa1105816.

5. E. Satter (2007). "Eating competence: Definition and evidence for the Satter eating competence model" [Competencia alimentaria: Definición y evidencia para el modelo de competencia alimentaria de Satter]. *Journal of Nutrition Education and Behavior, 39*(5), S142-S153. doi: 10.1016/j.jneb.2007.01.006.

6. P. J. Kenny y P. M. Johnson (2010). "Dopamine D2 receptors in addiction-like reward dysfunction and compulsive eating in obese rats" [Receptores de dopamina D2 en la disfunción de la recompensa adictiva y el comer compulsivo en ratas obesas]. *Nature Neuroscience, 13*(5), 635-641. doi: 10.1038/nn.2519.

7. E. Satter (2008). *Secrets of feeding a healthy family: How to eat, how to raise good eaters, how to cook* [Los secretos de alimentar a una familia saludable:

Cómo comer, como criar buenos comedores, cómo cocinar]. Madison, WI: Kelcy Press, 82.

8. M. Camilleri, L. Colemont, S. Phillips, M. Brown, G. Thomforde, N. Chapman y A. Zinsmeister (1989). "Human gastric emptying and colonic filling of solids characterized by a new method" [Vaciamiento gástrico humano y llenado colónico de sólidos caracterizado por un nuevo método]. *The American Journal of Physiology*, 257(2, Pt. 1), G284.

Capítulo 12

1. R. R. Wing y S. Phelan (2005). "Long-term weight loss maintenance" [Mantenimiento de pérdida de peso de largo plazo]. *The American Journal of Clinical Nutrition*, 82(Supl. 1), 222S.

Capítulo 13

_1. C. P. Herman y D. Mack (1975). "Restrained and unrestrained eating" [Comer con y sin restricciones]. *Journal of Personality*, 43(4), 647.

Capítulo 14

1. Existen muchas fórmulas para calcular el "peso ideal", y puedes encontrarlas en internet. Una de las más antiguas fue proporcionada por P. P. Broca (1871/1877). *Mémoires d'anthropologie* [Memorias de antropología], París, el mismo doctor Broca que descubrió el área de Broca. Son aproximadamente 45 kilos (mujeres) o 50 kilos (hombres) por los primeros 1.52 metros de estatura más 2.3 kilos para cada 2.54 centímetros arriba de eso. Para cubrir las variaciones en la composición corporal, Broca sugirió que el peso deseado estaría dentro del 15% del número calculado.

2. E. Satter (2007). "Eating competence: Definition and evidence for the Satter eating competence model" [Competencia alimentaria: Definición y evidencia para el modelo de competencia alimentaria de Satter]. *Journal of Nutrition Education and Behavior*, 39(5), S142-S153. doi: 10.1016/j.jneb. 2007.01.006.

Capítulo 15: Conclusión

1. T. Popa y M. Ladea (2012). "Nutrition and depression at the forefront of progress" [Nutrición y depresión a la vanguardia del progreso]. *Journal of Medicine and Life*, 5(4), 414-419.

2. B. White, C. Horwath y T. Conner (2013). "Many apples a day keep the blues away—daily experiences of negative and positive affect and food consumption in young adults" [Muchas manzanas al día, de la tristeza te alejarían: experiencias diarias de afecto negativo y positivo en el consumo de alimentos en adultos jóvenes]. *British Journal of Health Psychology*, *18*(4), 782.

3. F. Gómez-Pinilla y T. T. J. Nguyen (2012). "Natural mood foods: The actions of polyphenols against psychiatric and cognitive disorders" [Alimentos naturales para el estado de ánimo: Las acciones de los polifenoles contra los desórdenes psiquiátricos y cognitivos]. *Nutritional Neuroscience*, *15*(3), 127.

4. R. Mujcic y A. J. Oswald (2016). "Evolution of well-being and happiness after increases in consumption of fruit and vegetables" [Evolución del bienestar y la felicidad tras incrementar el consumo de frutas y verduras]. *American Journal of Public Health*, *106*(8), 1504-1510.

5. C. Chang, D. Ke y J. Chen (2009). "Essential fatty acids and human brain" [Ácidos grasos esenciales y el cerebro humano]. *Acta Neurologica Taiwanica*, *18*(4), 231.

6. A. P. Simopoulos (2002). "The importance of the ratio of omega-6/omega-3 essential fatty acids" [La importancia de la proporción de ácidos grasos esenciales omega-6/omega-3]. *Biomedicine & Pharmacotherapy*, *56*(8), 365-379. doi: 10.1016/S0753-3322(02)00253-6.

7. G. L. Russo (2009). "Dietary n-6 and n-3 polyunsaturated fatty acids: From biochemistry to clinical implications in cardiovascular prevention" [Los ácidos grasos poliinsaturados n-6 y n-3 dietéticos. De la bioquímica a las implicaciones clínicas en la prevención cardiovascular]. *Biochemical Pharmacology*, *77*(6), 937-946. doi: 10.1016/j.bcp.2008.10.020.

8. D. Stangl y S. Thuret (2009). "Impact of diet on adult hippocampal neurogenesis" [El impacto de la dieta en la neurogénesis del hipocampo en adultos]. *Genes and Nutrition*, *4*(4), 271-282. doi: 10.1007/s12263-009-0134-5.

9. R. Baumeister y J. Tierney (2011). "Willpower: Rediscovering the greatest human strength" [Fuerza de voluntad: Redescubrir la mayor fortaleza humana]. Nueva York: Penguin Press, 136.

10. M. R. Lowe, T. V. E. Kral y K. Miller-Kovach (2008). "Weight-loss maintenance 1, 2 and 5 years after successful completion of a weight-loss programme" [Mantenimiento de la pérdida de peso 1, 2 y 5 años después de completar un programa de pérdida de peso exitosamente]. *British Journal of Nutrition*, *99*(4), 925-930. doi: 10.1017/S0007114507862416; Z. W. Chaudhry, J. M. Clark, R. S. Doshi, K. A. Gudzune, D. K. Jacobs, A. K. Mehta *et al.* (2015). "Efficacy of commercial weight-loss programs: An updated systematic review" [Eficacia de los programas comerciales para

bajar de peso: Una revisión sistemática actualizada]. *Annals of Internal Medicine, 162*(7), 501. doi: 10.7326/M14-2238.

11. C. L. Rock, S. W. Flatt, N. E. Sherwood, N. Karanja, B. Pakiz y C. A. Thomson (2010). "Effect of a free prepared meal and incentivized weight loss program on weight loss and weight loss maintenance in obese and overweight women: A randomized controlled trial" [Efecto de una comida preparada libremente y de un programa de incentivos para bajar de peso en la pérdida de peso y el mantenimiento de la pérdida de peso en mujeres obesas y con sobrepeso: Una prueba aleatoria controlada]. *JAMA, 304*(16), 1803-1810. doi: 10.1001/jama.2010.1503.

Agradecimientos

Sé que mi editor dirá que mis agradecimientos son demasiado largos, pero no me importa. Si el libro puede tener cientos de páginas, con seguridad más de una o dos pueden utilizarse para expresar la profunda gratitud que siento por todos los que han contribuido, crítica o momentáneamente, a esta extraordinaria aventura llamada *Libera tu cerebro*. Después de todo, es más que un libro; es un movimiento.

Por lo que debo agradecer...

Primero, a los miembros de *Libera tu cerebro*, los fundadores, aquellos que se inscribieron al mero principio. Gracias por atreverse a dar el salto. Estoy muy agradecida por su confianza en mí y tan impresionada por la disponibilidad, el fervor y la devoción con que han aprendido esta nueva forma de vida, la han aplicado, y la han utilizado para liberarse. Ustedes son la razón por la que me levanto todas las mañanas.

Mis queridos seguidores, que han elegido permanecer cerca de la nave nodriza tras finalizar el campamento. Me impresiona ver cuánto amor y apoyo brindan a nuestra comunidad y a mi corazón. Cuando tengo algún problema, lo comparto con ustedes y me ayudan a superarlo. Gracias por permitirme ser humana. Me llena de humildad saber que soy una más del grupo y me siento privilegiada de poder entrenarlos en la mágica y eterna danza del mantenimiento.

¡La tribu! Los cientos de miles de personas que realizaron la prueba de susceptibilidad, leyeron el reporte gratuito, se suscribieron para recibir noticias de la lista de correos de *Libera tu cerebro*, probaron el reto de 14 días, se inscribieron en el campamento, experimentaron la sanación con sus reglas, asistieron a la reunión familiar anual del programa, vieron los videoblogs semanales, hicieron comentarios, dieron retroalimentación y corrieron la voz. Gracias por subirse al tren, por ser brillantes y por demostrarme tanto amor.

Mi grupo maestro de las grandiosas genios: Linden Morris Delrio, Marianne Marsh y Cathy Cox. Muchas gracias por la profundidad y constancia de su apoyo, y por su amor incondicional. Hemos creado algo verdaderamente extraordinario a partir de nuestra reunión de 90 minutos cada semana. No podría hacer nada de lo que hago, en ningún nivel, sin ustedes.

Mi maravilloso equipo aquí en Bright Line Eating Solutions. Ma-ra-vi-llo-so. Alucinantemente increíble. Y no me apena gritarlo a los cuatro vientos. Los emprendedores en línea siempre se quejan de los problemas que enfrentan con su equipo. Yo no. Tener un equipo es la mejor parte, no la más difícil. La dedicación, responsabilidad, pasión, lealtad, creatividad, consistencia y genialidad que todos ustedes aportan a nuestra misión me sorprende todos los días. Cuando empecé esto, nunca imaginé que tendría un empleado, mucho menos docenas de ellos, pero ustedes se han convertido, en buena medida, en el punto focal de mi vida. No hay palabras para expresar todo lo que significan para mí. Estoy comprometida con hacer de Bright Line Eating Solutions el mejor lugar para trabajar en el planeta hasta que ya no pueda más. Por ustedes. Steven Gómez, Chris Davis, Julia Harold, Jenn Moon, Linden Morris Delrio, Marianne Marsh, Tracy Stroh, Darcy Shepherd, Nancy Wolf, Chris Foti, David Lewis, Simone Simms, Molly Larkin, Arianna Hillis, Lynn Coulston, Crystal Gómez, Kaitlyn Moon, Bill Wilson, Nadia Briones, Malaki Ward, Benjamin Schaefer, Jeff Pehrson y Lori Lang, me inclino ante ustedes en gratitud. ¿Pueden creer lo que hemos creado juntos? ¿Y cuán divertido ha sido? ¡Los amo tanto que no lo puedo soportar! Y a todos los futuros miembros del equipo, sepan que les doy la bienvenida, que los amo, y que estoy sumamente agradecida de que hayan decidido agregar su inteligencia a la mezcla. Lo mejor está por venir.

Nuestros fenomenales líderes de casa y modelos VIP hacen que nuestra Comunidad de Soporte en Línea sea extraordinaria, un refugio para la sanación y transformación profunda. Ustedes encauzan y encarnan el amor que profesamos aquí en Bright Line Eating Solutions, y brindan el cuidado y la aceptación que son críticas para el éxito de nuestros campistas. Michelle Elsbree, te abrazo y te doy las gracias por tu importante servicio, y Johannes Bockwoldt de Take On Film Productions, gracias por darle vida a los videos de *Liberarse de la comida*.

Las luminarias que me asesoraron y ayudaron a construir una plataforma para mis ideas. Jeff Walker, soy tan afortunada de que Product Launch Formula haya aparecido exactamente cuando buscaba un mapa de ruta en línea, y de que, de alguna manera, haya sabido que debía *seguirlo*. Gracias por mantenerte fiel a tu llamado y por acercar *Libera tu cerebro* a todas las personas que de otra manera no hubieran podido conocerlo. Además, es una bendición estar en tu grupo maestro Platino Plus con personas de gran corazón, brillantes, divertidas, generosas, y todos los días me siento afortunada de saber que ésta es la gente con la que me toca convivir.

Ryan Eliason, tu curso fue el primero que tomé en línea, y sentó las bases más sólidas y efectivas. Me enseñaste cómo elaborar un plan de negocios y un plan de éxito, y que dirigir una empresa no está peleado con cambiar el mundo. Nunca olvidaré el día en que me dijiste que lo que hacía no era construir un negocio, sino empezar un movimiento. Fue un movimiento bombilla.

Sage Lavine, me encanta que seamos hermanas del alma en este incierto y fantástico viaje de emprendimiento femenino. Gracias por enseñarme lo que se requiere para ser un buen líder. Tu ejemplo de autocuidado, construcción consciente de vida y servicio dedicado traza un camino a seguir para mí y para muchos otros. Hacer limpieza de primavera contigo es el antídoto para cualquier dificultad.

Justin Livingston, el genio incansable, siempre me esforzaré por estar presente en tus pláticas. Me apoyaste desde un inicio. Tu programa Mastermind LEAP ("El salto maestro") es un recurso único y poderoso; estoy muy agradecida por formar parte de él. Gracias por pensar de una manera tan profunda en las cosas que realmente importan.

Annie Pratt, eres una extraordinaria maestra del liderazgo. Tu sabiduría informa lo que hacemos aquí en Bright Line Eating Solutions, LLC en todos los niveles. Me enseñaste cómo organizar mi negocio, cómo crear un ambiente psicológicamente seguro en donde todos se sientan con la confianza de tratar temas difíciles, y cómo dejar que mis líderes brillen. Todo nuestro equipo se enriquece tanto con tu experiencia. Gracias por ser gloriosamente tú.

Mis entrenadores Clive Prout y Monica Leggett. Clive, has sido testigo de mi viaje con la comida casi desde el principio, y tus preguntas constantes y gentiles llegan a la raíz de cualquier tema. Gracias por animarme a construir una mejor calidad de vida. Eres la persona por la que más disfruto ser escuchada. Monica, no podría haber soportado esta tormenta sin ti. Hemos enfrentado todo tipo de cosas juntas y, de alguna manera, una conversación contigo es suficiente para ordenar el caos de mi agenda y prepararme para cumplir exitosamente con todos mis compromisos.

Mis socios afiliados. Son tan poderosos, tan brillantes y hacen cosas tan maravillosas en este mundo. Tengo la oportunidad de compartir su genialidad con mi tribu, y ustedes comparten *Libera tu cerebro* con la suya, y juntos hacemos del mundo un lugar mejor. Creyeron en mí desde un inicio. Gracias por eso. No hubiéramos sido capaces de correr la voz sin todos y cada uno de ustedes.

Y luego está la familia Robbins. ¿Por dónde empiezo? Ocean Robbins, me asombra tu integridad, sabiduría, intuición y ecuanimidad. Confío plenamente en ti; eres una gran persona, una líder visionaria, y una excelente amiga. Gracias por sacarme de la oscuridad y ofrecerme tu incomparable sociedad y asesoría en este viaje. Y John, la conexión en ciernes que tenemos es una luz brillante en mi vida. Gracias por escribir el hermoso prólogo de este libro, y por colocar al movimiento de *Libera tu cerebro* en el contexto histórico de toda la Revolución Alimentaria, para la cual has sido, y eres, un líder fundamental. Los quiero a ti, a Deo y a Michelle, y me siento agradecida por haber sido recibida en su familia con tanto amor.

Lucinda Blumenfeld, mi extraordinaria agente, no sólo eres una agente fenomenal y talentosa, sino también una gran amiga y dama. Siempre me haces sonreír. Estoy muy agradecida por tenerte a mi lado y, como una autora primeriza, debo decir que es un regalo adorar a tu agente tanto como yo. Ni yo misma lo puedo creer.

Patty Gift. Gracias por ver mis videos de *Liberarse de la comida* y amarlos. Gracias por creer en mí y en este proyecto. Saber que no sólo querías publicar mi libro con Hay House, sino también editarlo tú misma fue uno de los mejores momentos de mi vida. Y es una delicia trabajar contigo; ¿cómo no podría adorarte?

Reid Tracy, Sally Mason-Swaab, y toda la gente de Hay House, tengo tanto respeto por la cultura de su compañía y por lo que hacen en el mundo: publicar libros que realmente importan, libros que cambian la vida de las personas. Reid, gracias por apoyarme siempre —de verdad— y por ser un caballero y un sabio mentor. El resto de las editoriales no siguen su ejemplo en el mercado digital bajo su propio riesgo. Ustedes lo tienen todo en Hay House.

Cinzia Damonte, hiciste las ilustraciones más inquietantes y hermosas para este libro. La primera vez que vi tu obra me quedé boquiabierta y se me derritió el corazón. Este libro se siente diferente en las manos de los lectores gracias a la calidad y el cuidado de tus ilustraciones. Gracias.

Las 13 personas que se ofrecieron a corregir el libro, o apartados del mismo, en coyunturas clave: Karen Van Meenen, Janine de Villiers, Julia Galbus, Ginny Freyer, Joseph Fleischman (¡mi papá!), Eileen Lass, Sharon Cheek, Sunny St. Pierre, Jackie Montara, Chris Davis, Chris Foti, Benjamin Schaefer y Jenn Moon. No puedo creer la cantidad de erratas que encontraron. Gracias por su generoso servicio y sus agudos ojos.

Y ahora las dos personas sin quienes este libro, absoluta y categóricamente, no podría existir, al menos en esta década: el doctor Nathan Denkin y Nicola Kraus. Nat, rastreaste cientos y cientos de referencias para algunos estudios que había escuchado mencionar durante una conferencia hace algunos años, o estadísticas que había intercambiado en algunas cenas, de las cuales no podía recordar la fuente con exactitud. Gracias por tus prodigiosos esfuerzos y tu espíritu protector. Decidiste dedicar una buena parte de tu vida a asegurarte de que cada palabra fuera verdadera, objetiva y comprobable. No puedo expresar mi gratitud. Y querida Marilyn, gracias por prestármelo para este proyecto. Tu sacrificio no ha pasado desapercibido.

Nicola Kraus, tu apoyo en la creación de este trabajo ha sido incomparable. Estoy tan feliz de que me hayan recomendado contratarte como mi maestra de escritura (¡gracias, Lucinda!), y mucho más, dada la complejidad de mis horarios. Lo que hemos creado aquí, gracias a ti, es exactamente, precisamente, lo que esperaba que fuera. Recordaré, hasta el día que me muera, cómo nos sentábamos cómodamente en tu oficina de Brooklyn, lado a lado, para delinear las secciones y párrafos de este libro. Gracias por las manzanas del desayuno y las nueces tostadas, por la lámpara en forma de bola de discoteca en tu cuarto de visitas, y por tu infinita hospitalidad, gracia, servicio, ingenio, optimismo, valioso consejo y regalos considerados. Eres un sueño. Y David y Sophie, gracias por prestarme a mamá para este proyecto. No hubiera sido posible sin ella.

Ashley Bernardi, gracias a Ron Friedman sabía que eras una diosa y estrella de las relaciones públicas, pero lo que no esperaba era encontrar una maravillosa amiga y colaboradora que me llevaría, literalmente de la mano, en cada aparición en televisión. ¡Te adoro! Sharon Bially de Book Savvy PR, eres una increíble nueva integrante de nuestro equipo de RP, y me siento muy emocionada y afortunada de haberte encontrado y de que tú y Ashley trabajen tan bien juntas. Gracias a ambas por correr la voz entre todas las personas que necesitan esta información. Todo este gran trabajo importa poco si nadie lo conoce.

Michael Drew de Promote-A-Book. Estoy tan emocionada de trabajar contigo en este proyecto y confiar en tu ayuda y guía para hacer que este libro llegue a tantas manos como sea posible. Ha sido increíble conocerte como profesional y como amigo.

Nat Sims, Sarah Berliner, Brianne Baker y todos en Night & Day Studios, el equipo responsable de desarrollar la aplicación del Compañero Diario de *Libera tu cerebro*. Nunca había tenido una colaboración tan positiva con otra compañía. Soy su mayor fan y los alabaré hasta que todas las personas a mi alrededor sepan que deben acudir a ustedes si piensan desarrollar una plataforma móvil. Su pensamiento claro, su planificación y cumplimiento implacable de proyectos, su impecable ejecución y sus modos incisivos pero ligeros me han robado el corazón. Seremos socios hasta que el Compañero Diario de *Libera tu cerebro* se convierta en la principal experiencia de interconexión móvil para todas las personas alrededor del mundo que elijan vivir felices, delgadas y libres. Y con ustedes al volante, esto no tomará mucho tiempo.

A todos mis amigos y mentores en los programas de 12 pasos, gracias por salvarme la vida… y luego enseñarme qué hacer con ella. Su gracia y sabiduría sentaron las bases para estas páginas. No podría vivir sin ustedes, literalmente, y la realidad es que no querría hacerlo. Todo lo que tengo, hago o soy es por ustedes, y vivo mi vida al servicio de nuestro objetivo colectivo.

Y, por supuesto, a final de cuentas no podría haber hecho nada de esto sin el amor y el apoyo de mis extraordinarios amigos y familia. Supongo que todos piensan así, pero en verdad tengo los mejores amigos del mundo, personas que hacen de este alocado viaje al que llamamos vida algo por lo que vale la pena levantarse todos los días. Shiraz Nerenberg, Shira Coleman, Cathy Cox, Diane OHeron, Lionel Church, Ari Whitten, Jon Iuzzini (¡gracias también por apoyarme en la investigación!), Ron Friedman, Beth Wilson, Pat Kress, Gabe Enz, Robin Kulibert, Emily Brightman, Dana Oliver, Jenn Moon, Molly Larkin, Benjamin Schaefer, Darcy Shepherd, Marianne Marsh, Linden Morris Delrio, Chris Davis, Tracy Stroh, Julia Harold, Steven Gómez, Jeff Pehrson, Arin Wiscomb, Ian Ferguson, Katie Mae, Amy Fortoul, Pat Reynolds, Georgia Whitney, Khieta Davis, Amy Grigg, Erica Stuart, Marie Coppola, Bob y Debbie Rosenfeld, Glenn Egli, José DaCosta y Mary Kay

Osborne, ustedes me elevan, me levantan y me restauran. Gracias por estar dispuestos a escuchar la versión larga de cada historia.

Mis padres, Mariah Perkins y Joseph Fleischman. Mi mamá. Mi papá. Estoy presente en todo este movimiento gracias a ustedes. A lo largo de mi infancia me mostraron un amor devoto, abierto, honesto e incondicional y gracias a eso me convertí en alguien capaz de ponerse en las manos del universo, y confiar en que éste me cacharía. Gracias por siempre enseñarme a ser honesta y darme espacio para compartir lo que es real. Los amo. Son mis mayores animadores y las primeras dos personas a las que quiero llamar cuando la vida se pone interesante. Y a mis suegros, Hubert y Liliane Thompson, y mis padrastros, Gary Wolk y Emily Porzia, gracias por su amor y apoyo a lo largo del camino.

Lo que me lleva a mi esposo, David, y nuestras niñas. David, sabes que este libro no podría existir sin ti. La dulzura y constancia de tu amor me dejan sin aliento. En verdad creo que eres un regalo divino para mí. No conozco a nadie más constante, sabio o incisivo en los momentos críticos. Ni más ingenioso. ¡Vaya que si eres gracioso! Gracias al cielo que estás al timón, y que estabilizas el barco de *Libera tu cerebro*; somos un gran equipo. Gracias por haberte aventurado al nuevo y mágico mundo de nuestro amor después del Día del Trabajo. Es un privilegio tenerte como compañero, a través de todos los mundos de Dios.

Y mis dulces y hermosas hijas: Zoe, Alexis y Maya. A medida que crecen y se dan cuenta de cuánto tiempo le tomó a mamá hacer esto y cuánto de eso surgió de su niñez, sólo espero que haya valido la pena para ustedes. Espero que, mediante mi ejemplo, sepan que pueden crear, construir y alcanzar sus sueños; que cualquier meta grande, difícil y ambiciosa que quieran cumplir vale la pena ser explorada en su totalidad. Me siento muy orgullosa de las niñas que son y de las jovencitas en las que seguro se convertirán, y las amo con cada respiración que tomo.

Y, sobre todas las cosas, Dios. Mi gratitud no tiene límites. Gracias a ti he encontrado mi verdadero destino, y duermo tranquila al saber que velas por mí en todo momento. No pretendo entender el misterio de tu esencia, pero descanso en tu dulce refugio, siempre, y tu alabanza es el suspiro detrás de cada palabra.

Qué mundo sería si cada ser humano pudiera experimentar el milagro de ver cómo su dolor más profundo, su sufrimiento más largo, y su lucha más trágica y ridícula se convirtieran en un servicio para ayudar a otras personas. Mi creencia personal es que *Libera tu cerebro* se difunde tan rápido como lo hace porque millones de personas rezan por una solución todos los días, le piden a Dios que los ayude, y son esas oraciones las que crean este movimiento e impulsan la creación de toda esta empresa, y es al servicio de esos anhelos desesperados que me levanto cada mañana. Sólo espero ser digna de esta tarea.

Libera tu cerebro, de Susan Peirce Thompson,
se terminó de imprimir en marzo de 2018
en los talleres de
Litográfica Ingramex, S.A. de C.V.
Centeno 162-1, Col. Granjas Esmeralda,
C.P. 09810, Ciudad de México.